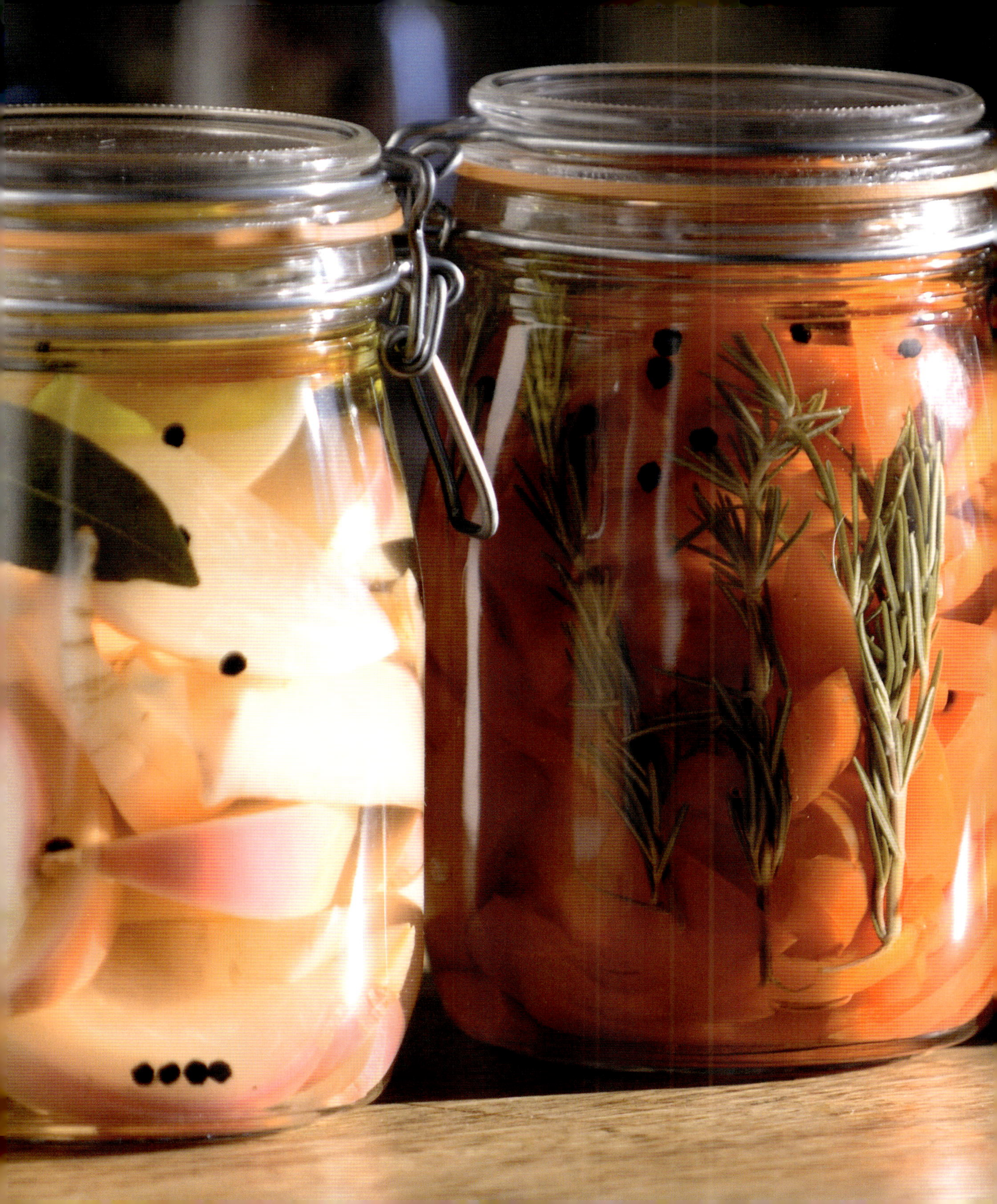

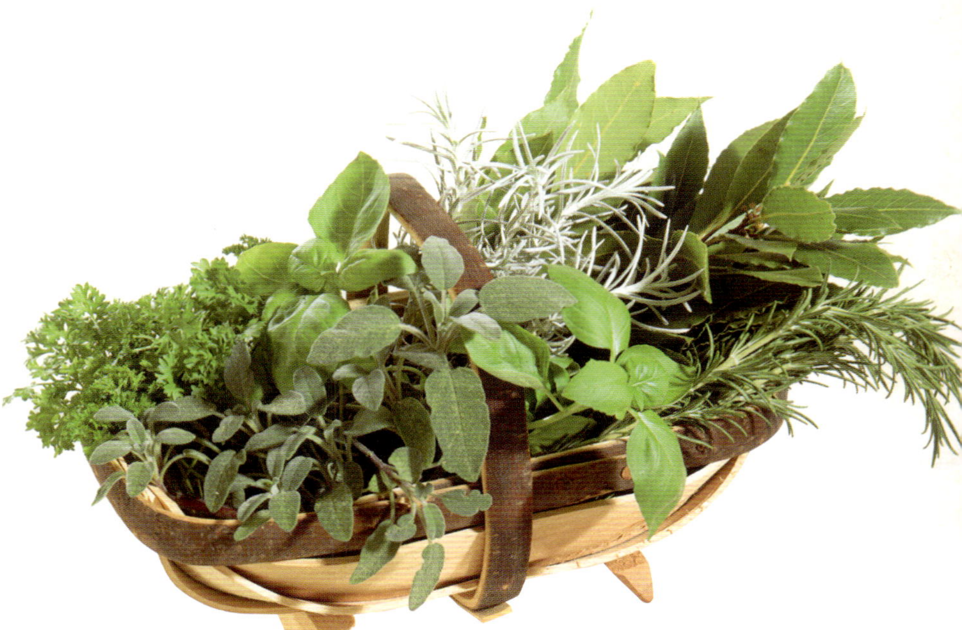

Guia Prático do Estilo de Vida Natural

Ideias, receitas e propostas para você viver de forma mais orgânica

SHEHERAZADE GOLDSMITH (ORG.)

PUBLIFOLHA

Um livro da Dorling Kindersley
www.dk.com

Título original: *A Slice of Organic Life*

COORDENAÇÃO DO PROJETO: PUBLIFOLHA
Editora-assistente: Paula Marconi de Lima
Coordenadora de produção gráfica: Soraia Scarpa
Produtora gráfica: Mariana Metidieri

PRODUÇÃO EDITORIAL: ESTÚDIO SABIÁ
Tradução: Dafne Melo
Revisão técnica: Roberta Sanalios, mestre em Biologia pela Universidade de São Paulo (USP)
Preparação de texto: Valéria Braga
Revisão: Paola Morsello e Hebe Lucas
Editoração eletrônica: Nobreart

EDIÇÃO ORIGINAL: DORLING KINDERSLEY
Editora do projeto: Susannah Steel
Editora: Zia Allaway
Diagramação: Claire Legemah
Fotografia: Peter Anderson
Colaboradora principal: Anne Gatti
Colaboradores: Daphne Lambert, Erica Bower, Pat Thomas, Matilda Lee, Rob Yarham
Editora-chefe: Anna Kruger
Diretor de arte: Alison Donovan
Diagramação: Louise Waller
Pesquisa de imagem: Lucy Claxton, Mel Watson
Gerente de produção: Rebecca Short

Consulte um médico antes de iniciar qualquer tipo de tratamento indicado neste livro. Gestantes, crianças e idosos devem tomar cuidado especial.
As fotos deste livro podem conter ingredientes ou acompanhamentos meramente ilustrativos.

Dados Internacionais de Catalogação na Publicação (CIP)
(Câmara Brasileira do Livro, SP, Brasil)

Guia Prático do Estilo de Vida Natural / Sheherazade Goldsmith (org.) ; [tradução Dafne Melo]. – São Paulo : Publifolha, 2011.

Título original: A slice of organic life
Bibliografia
ISBN 978-85-7914-198-0

1. Comida natural 2. Jardinagem orgânica 3.Proteção ambiental 4. Qualidade de vida 5. Vida orgânica I. Goldsmith, Sheherazade.

10-05724 CDD-640

Índices para catálogo sistemático:
1. Vida orgânica : Qualidade de vida : Vida familiar 640

A grafia deste livro segue as regras do Novo Acordo Ortográfico da Língua Portuguesa.

PUBLIFOLHA
Divisão de Publicações do Grupo Folha
Al. Barão de Limeira, 401, 6º andar
CEP 01202-900, São Paulo, SP
Tel.: (11) 3224-2186/2187/2197
www.publifolha.com.br

Impresso na Sheck Wah Tong, Hong Kong.

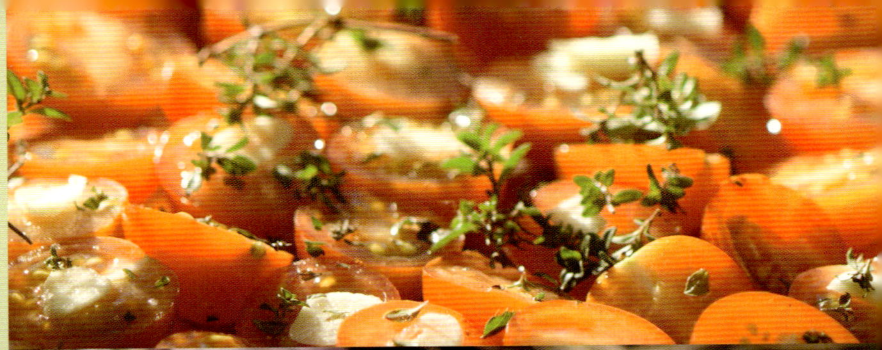
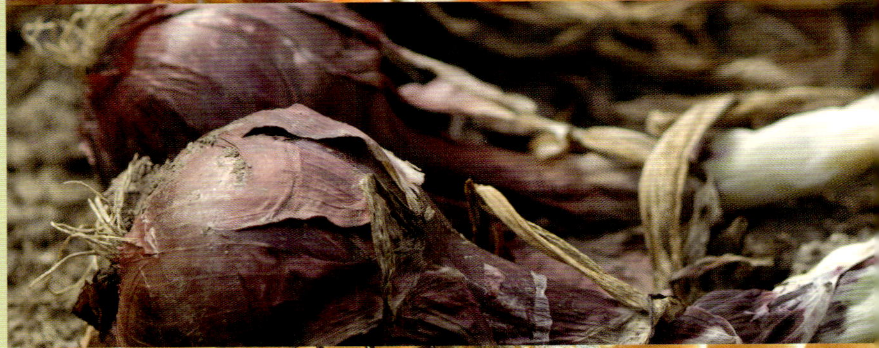
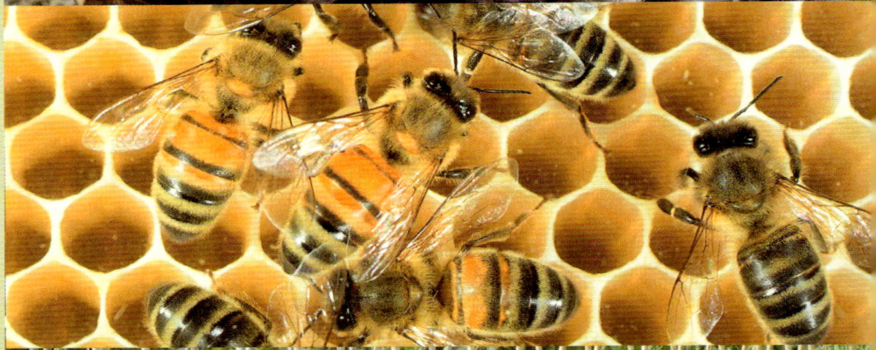
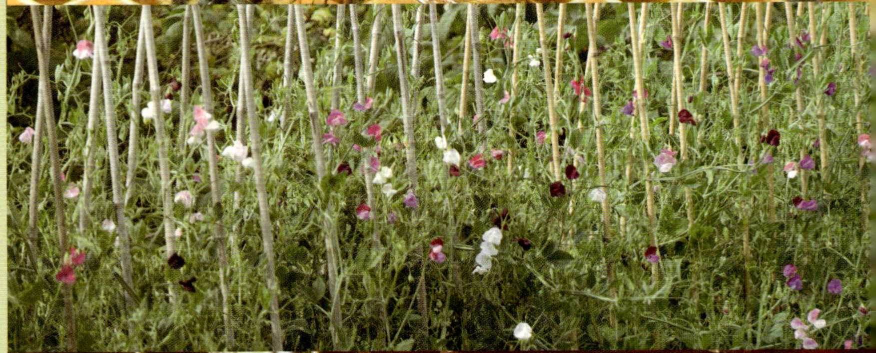
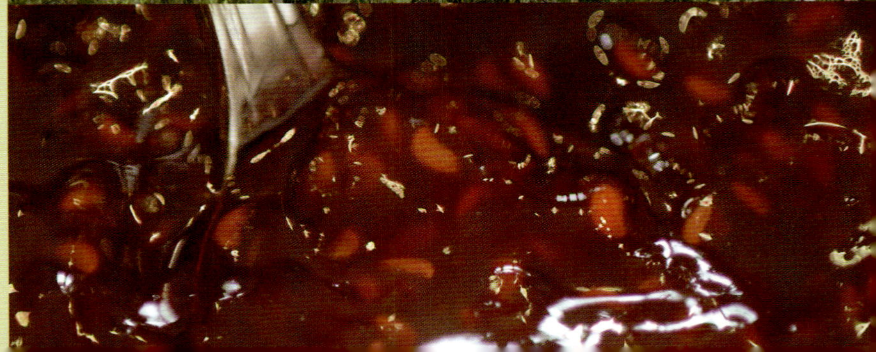

SUMÁRIO

INTRODUÇÃO

Até pouco tempo atrás, quem se preocupava com o meio ambiente era considerado alarmista. Os únicos que se envolviam em campanhas eram os ambientalistas, que, na época, pareciam um tanto excêntricos, pois como poderia algo tão rico e vasto como o planeta Terra ser afetado pelo estilo de vida das pessoas?

No entanto, essa percepção mudou rapidamente. É quase impossível abrir o jornal e não ver uma notícia sobre a degradação do planeta pelo homem. Extinção de espécies, geleiras derretendo, desastres ecológicos gerados pelas mudanças climáticas... um acontecimento mais assustador que o outro. Os estudos científicos apontam que estamos destruindo nosso planeta. Se todas as pessoas do mundo tivessem o nível de vida de um trabalhador comum, seriam necessários três planetas Terra para sustentar a demanda de consumo!

Até me tornar mãe, não estava preocupada com os rumos da consciência humana. Eu sabia que esses problemas existiam, mas não perdia meu sono com o assunto. Se algo chamava minha atenção, logo pensava que não havia tanto motivo para me preocupar, pois o mundo estava cheio de profissionais dedicados a evitar essas catástrofes. Mas preocupar-se é o que as mães fazem melhor e, com três filhos, as notícias sobre o aumento dos níveis dos oceanos, dos resíduos de pesticidas nos alimentos e os inúmeros casos de câncer infantil deixaram de ser tão abstratos para mim. Logo comecei a questionar meu estilo de vida e me conscientizei sobre a importância de encontrar formas alternativas para viver.

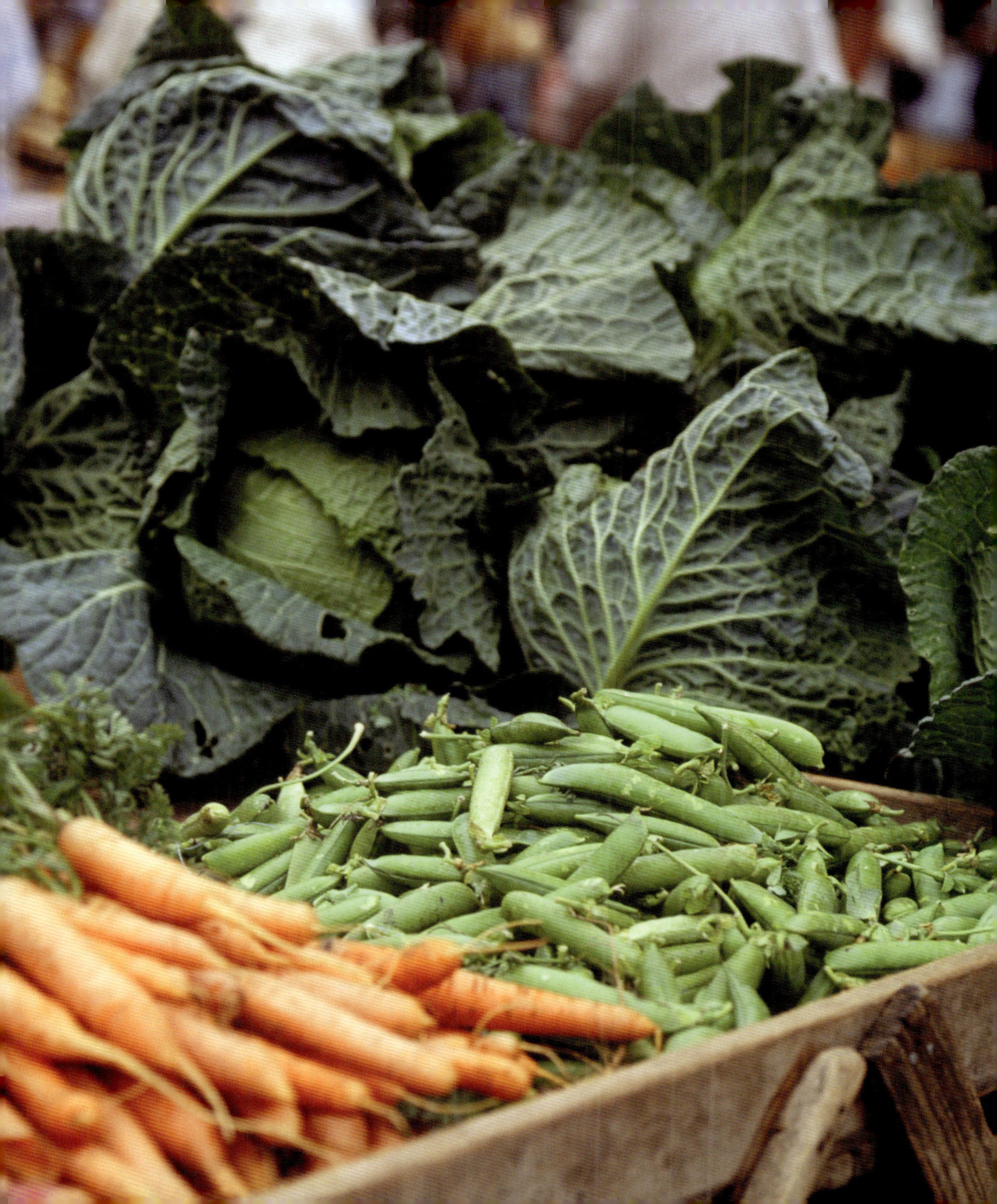

Os iroqueses, povo indígena da América do Norte, exigiam que os mais velhos tomassem decisões apenas após avaliar o impacto que elas teriam até a sétima geração futura. É exatamente disso que precisamos urgentemente. Sem esses cuidados, o mundo que deixaremos para as gerações futuras será insustentável, difícil de descrever.

Os efeitos danosos de uma visão restrita do planeta são óbvios, por isso muitas pessoas estão se conscientizando. A procura por produtos alternativos, por exemplo, deixou de ser uma preocupação apenas dos "naturebas", algumas roupas já estão sendo produzidas com algodão orgânico, e muitas empresas têm procurado se sobressair entre as demais tornando-se ecologicamente sustentáveis. Há uma certa urgência pelo meio ambiente e pelos "produtos verdes", e tanto a imprensa quanto os políticos são obrigados a abordar o assunto regularmente.

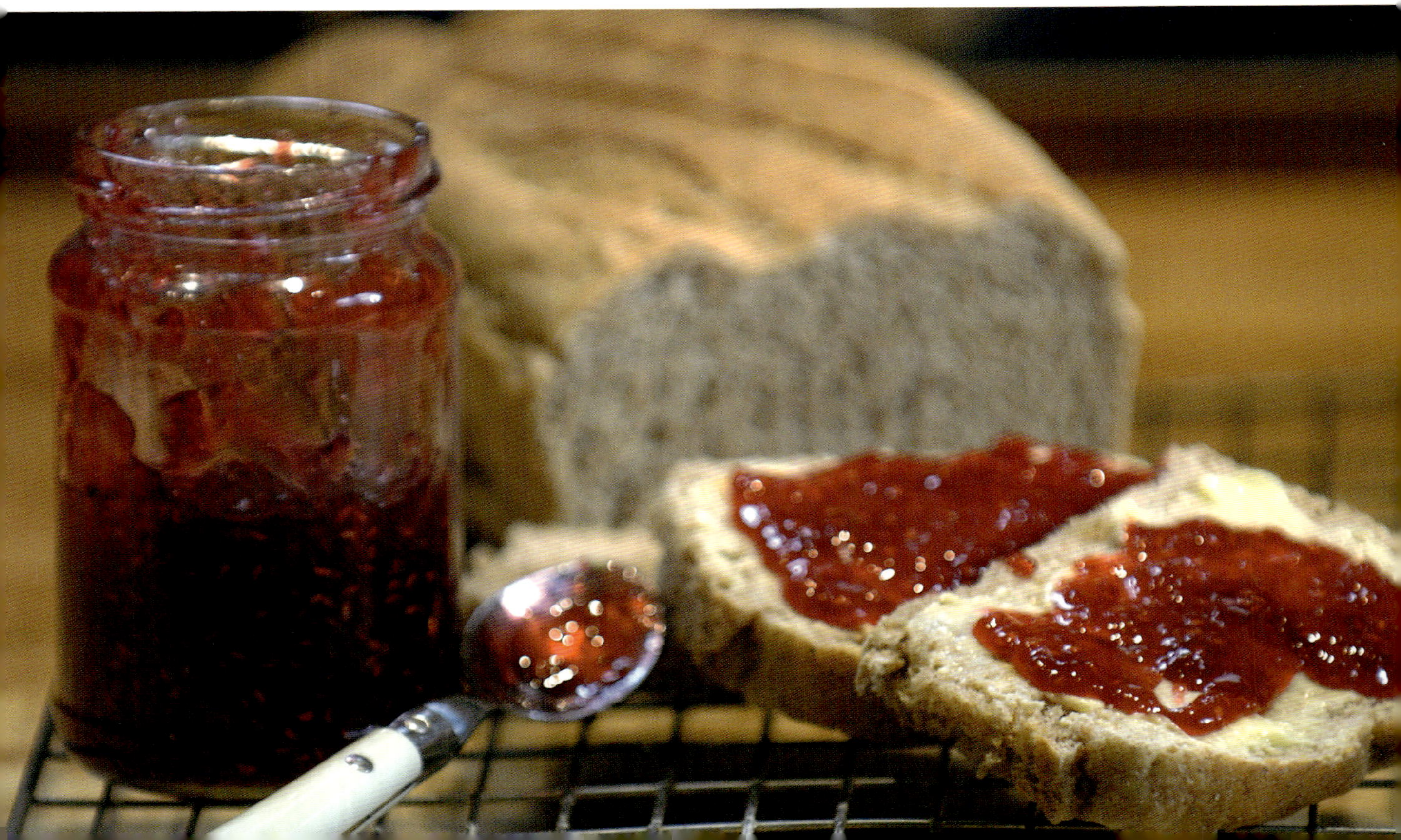

Está claro que devemos aprender a viver respeitando a natureza. Mesmo que não se esteja completamente convencido das dimensões do aquecimento global, prevenir seu alastramento é fundamental. O risco de não tomar nenhuma atitude pode ser um preço muito caro a pagar. É necessário agir.

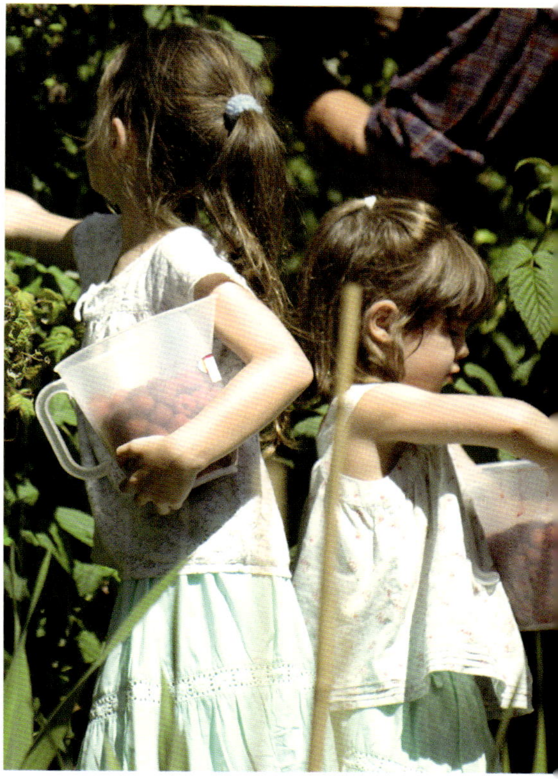

É possível contribuir apenas mudando alguns hábitos diários

A novidade é que, ao contrário do que sempre acreditamos, há diversas boas soluções, que não implicam na privação de certos prazeres. São medidas simples, financeiramente viáveis e que não demandam grandes esforços.

Antigamente, reciclar soava como uma tarefa entediante, hoje faz parte da vida de quase todo mundo. Escolher lâmpadas mais econômicas e duráveis, por exemplo, economiza energia. Da mesma forma, comprar alimentos frescos produzidos por pequenos agricultores, além de ser mais saudável, ajuda a manter a agricultura familiar e contribui para a diminuição da emissão de gases do efeito estufa (pense que os ingredientes de um simples almoço de domingo podem ter viajado o mundo até sua mesa, deixando um rastro de dióxido de carbono na atmosfera). Essas mudanças certamente não são um sacrifício.

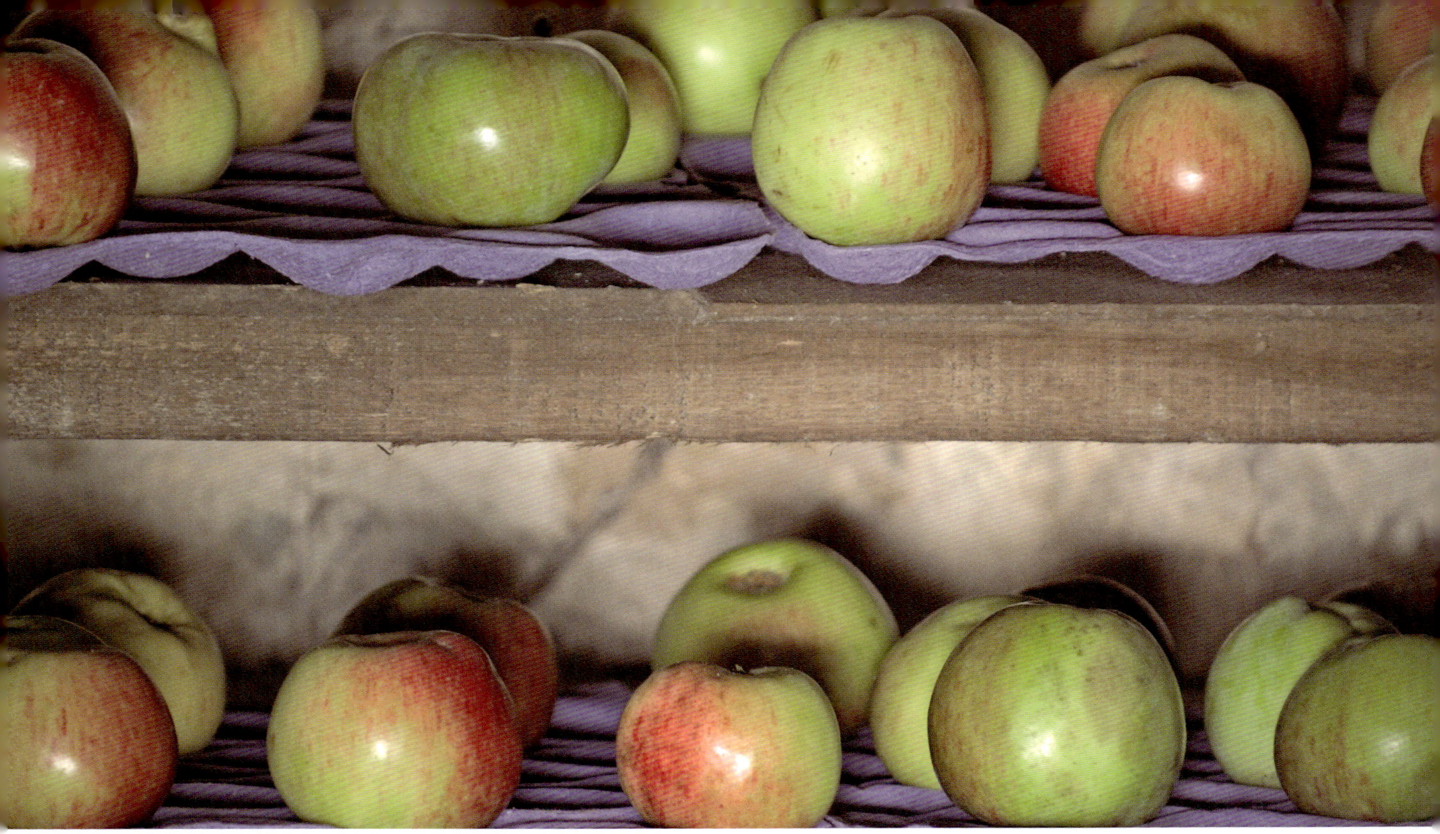

E mais importante: ao mudarmos o estilo de vida a fim de viver mais naturalmente, um novo mundo se descortina, pois a natureza é generosa, sábia e bela. Estar em contato com ela, seja na loja de produtos naturais, no jardim ou com seus vasos e plantas, é bastante prazeroso e gratificante.

Atuar a favor da natureza ajuda a deixar a vida mais simples e enriquecedora

Mudar a forma como vivemos pode fazer toda a diferença, mas nem todo mundo está preparado para isso, já que o custo adicional ainda é uma questão relevante. Por isso é fundamental divulgar e ajudar a difundir o assunto. É impressionante o que uma simples campanha em prol de uma vida natural pode fazer. É necessário deixar claro aos políticos que os cidadãos estão cada vez mais cientes dos problemas e das alternativas possíveis. Pode parecer óbvio, por exemplo, que o alimento orgânico seja mais barato do que o tratado com pesticidas – mas isso não é verdade!

Porém, se o verdadeiro preço dos alimentos com agrotóxicos (produzidos em larga escala) fosse considerado, veríamos que eles não são assim tão mais baratos. No Reino Unido, por exemplo, são gastos 250 milhões de libras esterlinas ao ano (cerca de 680 milhões de reais) – dinheiro vindo dos impostos pagos pelos cidadãos – para retirar os pesticidas dos lençóis freáticos subterrâneos. Assim, os consumidores pagam duas vezes por seu alimento: no preço e nos impostos.

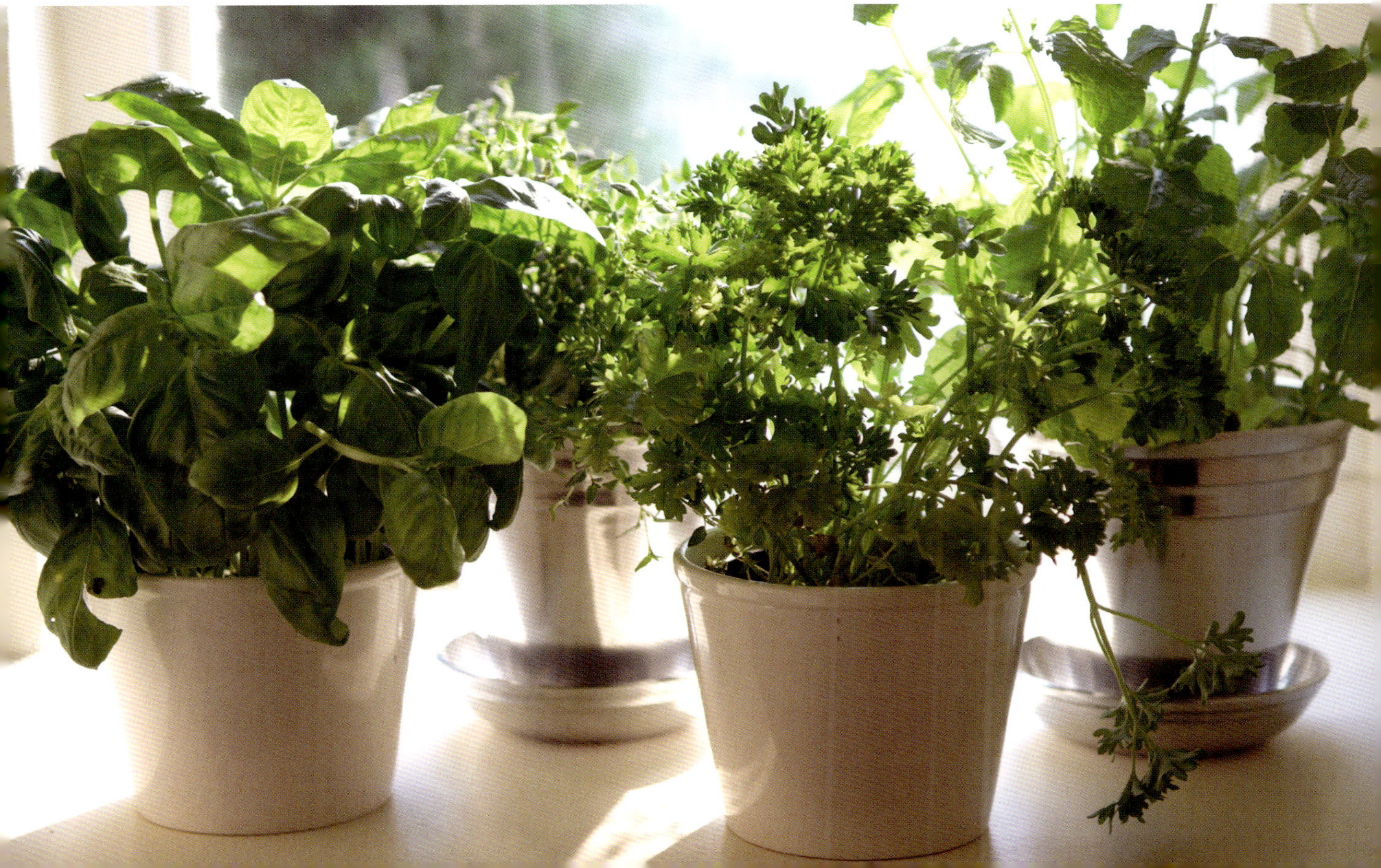

Espero que os benefícios de cultivar os próprios alimentos, usar produtos de limpeza naturais, entre outras medidas ecológicas mostradas neste livro, tornem as pessoas mais conscientes em relação à natureza. E isso não significa abrir mão das coisas; ao contrário, é uma redescoberta dos prazeres da vida, afinal um prato pronto reaquecido no micro-ondas não se compara com a satisfação de preparar um prato recheado de alimentos orgânicos que você mesmo cultivou, não é mesmo?

Em cada capítulo há ideias simples e bons exemplos para diminuir o impacto que causamos na natureza, melhorando também nossa qualidade de vida. A princípio, alguns tópicos podem parecer insignificantes, mas não são, pois o valor de uma pequena atitude faz toda a diferença. A parte mais difícil é, sem dúvida, mudar hábitos cotidianos, mas já que precisamos nos alimentar diariamente, a menor mudança que fizermos terá um grande significado.

Não se deve subestimar o valor da ação coletiva

Reverter o quadro crítico do nosso planeta depende de cada um de nós, seja desligando a tevê da tomada ou usando uma lareira. Tenho certeza de que saber que somos parte da solução e não do problema engrandece a alma. Com o tempo, a esperança de um mundo melhor vingará, conforme o número de pessoas decididas a mudar o jogo for aumentando. Finalmente, será possível retomar o otimismo.

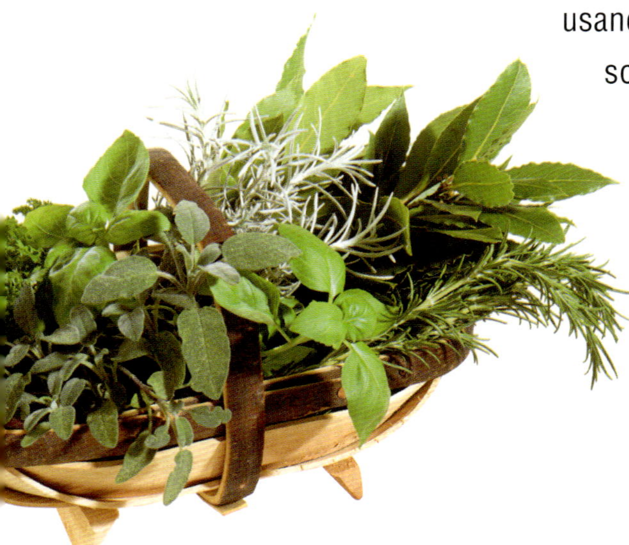

S. Goldsmith

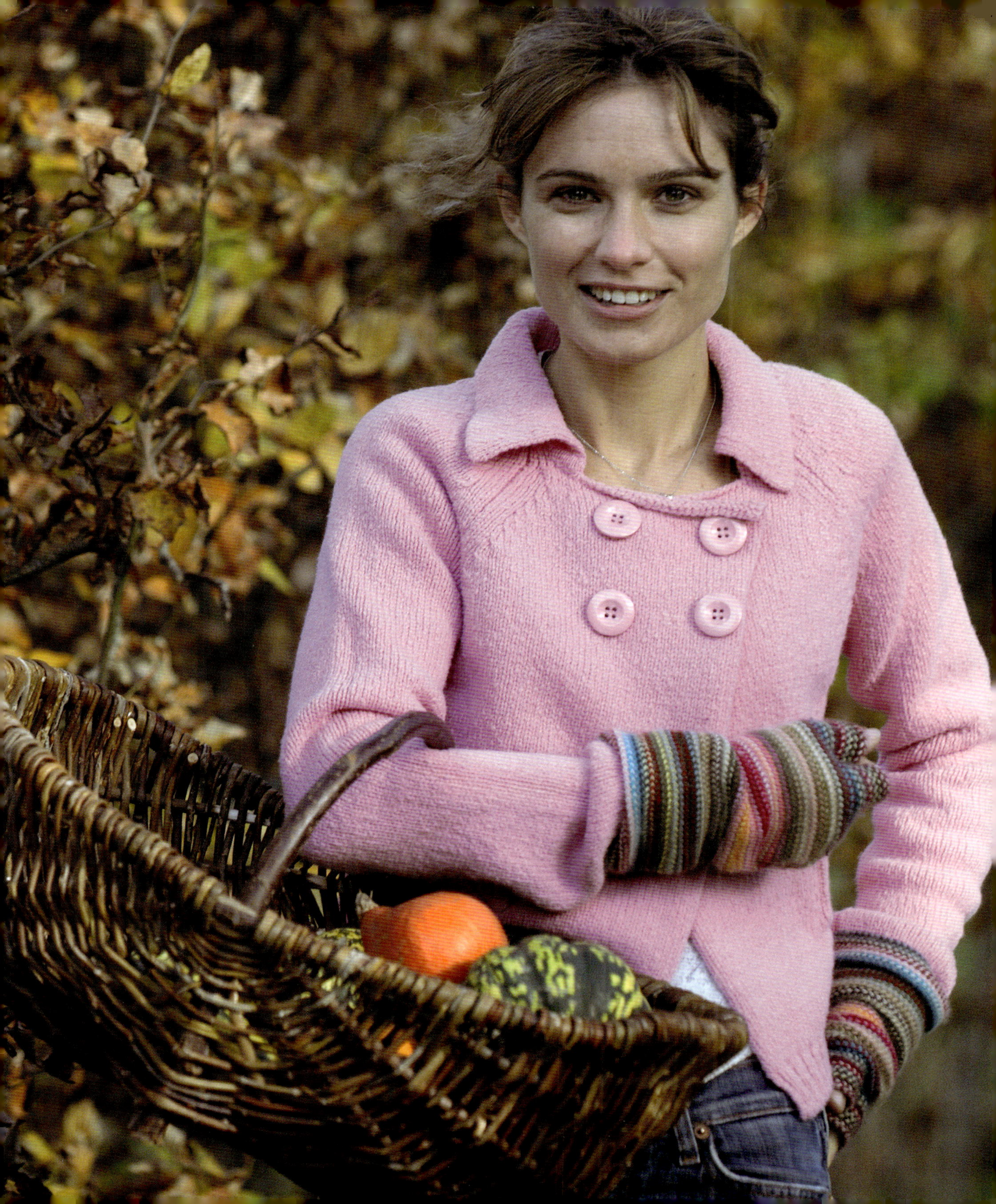

1 UMA VIDA MAIS NATURAL

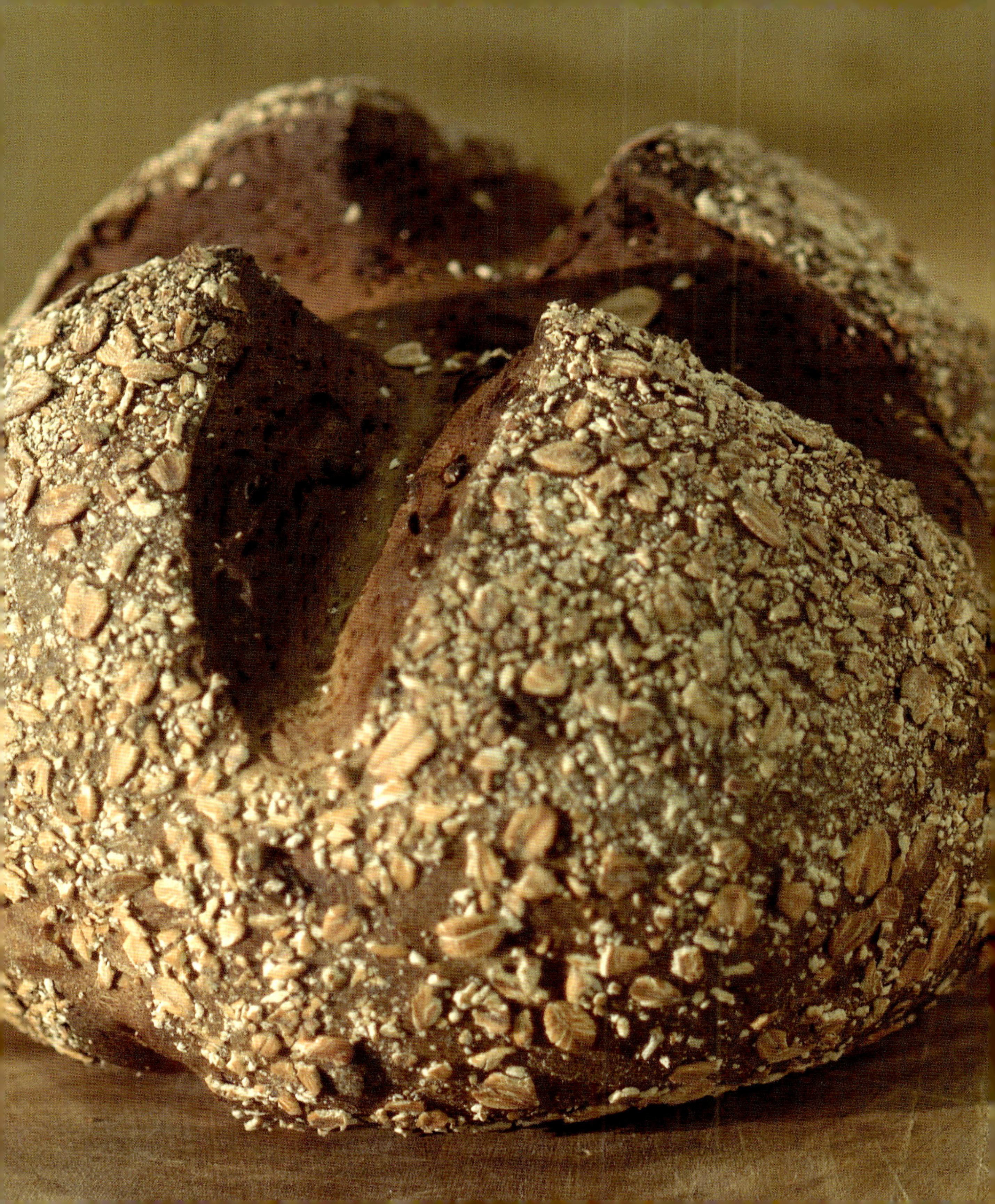

PLANTE VERDURAS EM VASOS

Tudo de que você precisa é um vaso grande, sementes e terra adubada. Ao cultivar folhas verdes, é possível montar uma bela salada, fazer refogados, tortas, sopas e muitos outros pratos, tudo sem sair de casa.

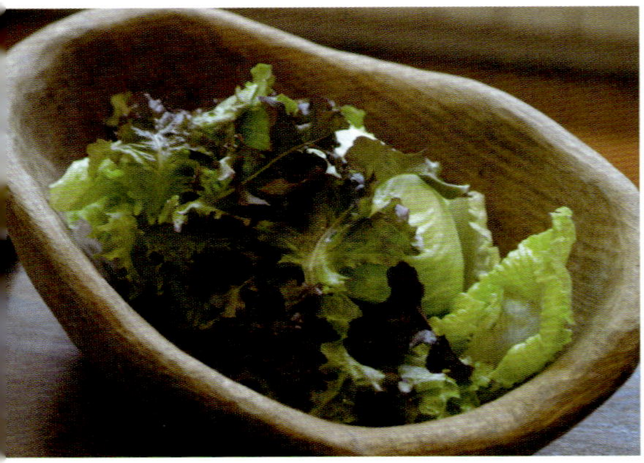

Escolha um local que receba luz natural para colocar o vaso, suspenso ou no chão. Prefira as verduras que não crescem muito, chamadas "baby", pois podem ser consumidas com 5-10 cm e brotam de novo rapidamente: apenas três semanas depois (é possível que elas renasçam de duas a quatro vezes, dependendo do tipo de planta). Além de serem nutritivas, as folhas "baby" têm o sabor mais doce e suave do que as variedades normais e, como as folhas são pequenas, não ocupam muito espaço, podendo ser plantadas próximas umas das outras, o que permite obter uma quantidade boa de folhas, mesmo em vasos menores.

Prepare o vaso

Quanto maior e mais largo o vaso, menor a probabilidade de ressecamento. Para que as plantas tenham um espaço para crescer, ele deve ter no mínimo 20 cm de largura e 15 cm de profundidade, com pedras embaixo e furos para drenar a água. Os de plástico são mais leves e práticos para transportar, mas se usar um de argila ou um cachepô de madeira, tome cuidado ao levantá-lo. Nunca deixe acumular água no pratinho do seu vaso; evite doenças como a dengue.

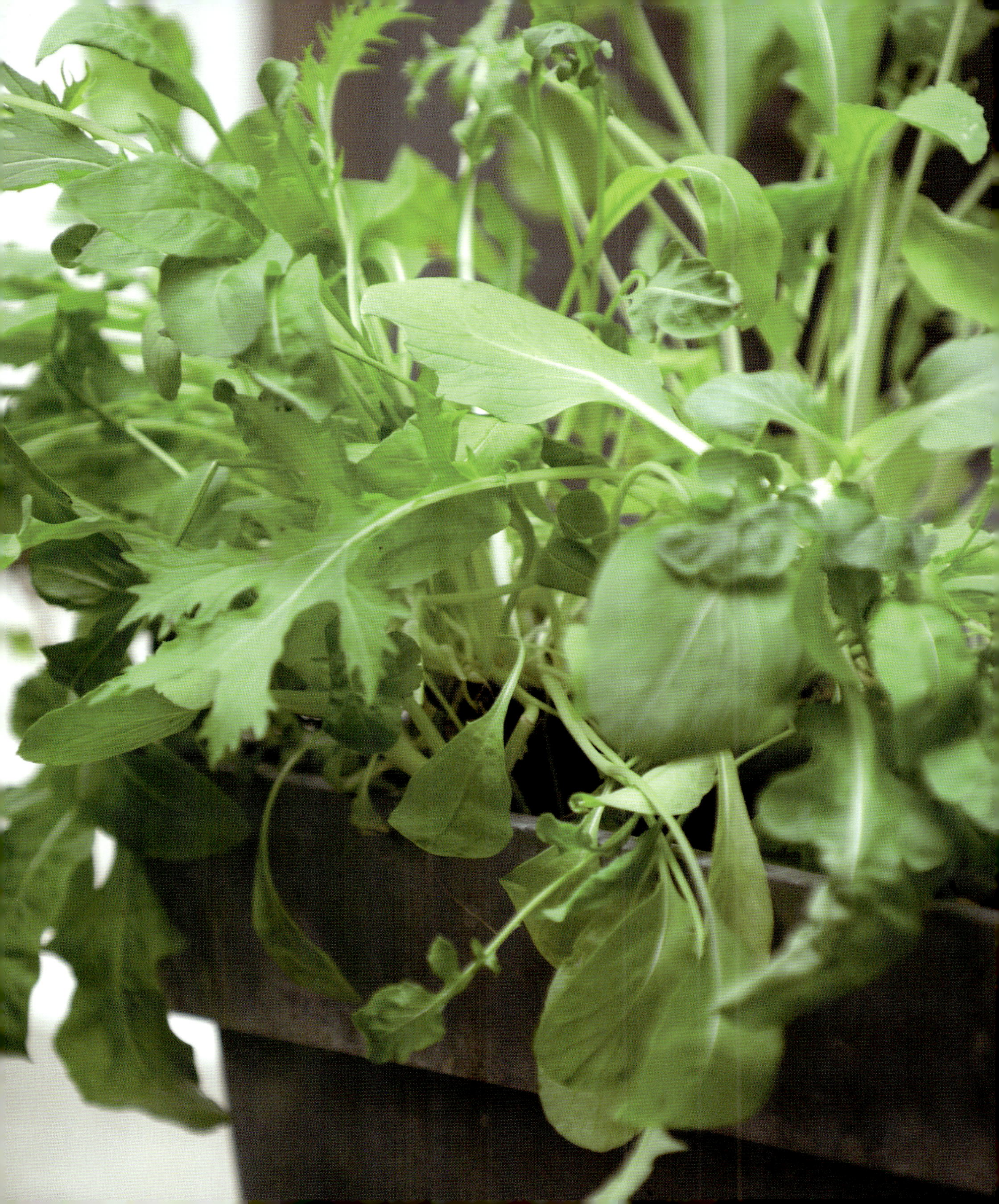

Plante sua salada

As verduras precisam de solo bem drenado, porém sempre úmido. Coloque uma camada de pedras na base do vaso e preencha com terra adubada de boa qualidade. Umedeça o solo, faça um furo com o dedo e coloque as sementes, cobrindo-as com uma camada fina de terra. Se viajar, peça a um amigo para regar ou instale algum sistema de irrigação, como uma garrafinha de ponta-cabeça com furos na tampa e o fundo cortado. Finque-a na terra e encha de água – assim, a água entrará lentamente na terra. Prenda um fio de cobre ao redor do vaso para evitar que lesmas e caramujos entrem nele. Quando as folhas atingirem o tamanho de um dedo, corte-as 3 cm acima do solo e deixe que renasçam.

Ao plantar folhas variadas, deixe um espaço de 3 cm entre as sementes.

Ao plantar rúcula, deixe as sementes a 15 cm umas das outras.

Ao plantar alface, coloque as sementes em um vaso e deixe germinar dentro de casa, depois transfira os brotos para um vaso maior, deixando um espaço de 20 cm entre eles.

Mix de folhas

Para diversificar a salada, experimente germinar sementes misturadas já prontas. Elas são selecionadas por crescerem bem juntas e podem ser colhidas ao mesmo tempo. Algumas incluem temperos e ervas, como manjericão ou cebolinha. A rúcula, muito apreciada pelo seu sabor picante, cresce rápido e pode chegar à floração com o uso de água quente. Se possível, cultive-a sozinha. Experimente também as variedades de alface-mimosa, crespa ou lisa, que podem ser colhidas com 10-15 cm de comprimento. Num vaso de 60 cm é possível plantar três variedades – elas darão folhas suficientes para todo o verão.

Inverno

Deixe o vaso dentro de casa durante a noite para as plantas se acostumarem com as baixas temperaturas (e somente durante o dia do lado de fora). Se o inverno for muito rigoroso, com geadas, proteja-o com um pano grosso. Boas opções resistentes ao frio são a rúcula e as folhas de nabo.

Escolha as folhas

As folhas cultivadas em casa são mais frescas e apetitosas do que as variedades embaladas encontradas em supermercados. Elas crescem o ano todo, embora de forma mais lenta no inverno.

Verão

- Agrião
- Alface-americana
- Alface-crespa
- Alface-frisée
- Alface-lisa
- Alface-mimosa
- Alface-romana
- Alface-roxa
- Chicória
- Escarola
- Mostarda
- Rúcula

Inverno

- Agrião
- Chicória
- Escarola
- Mostarda
- Rúcula

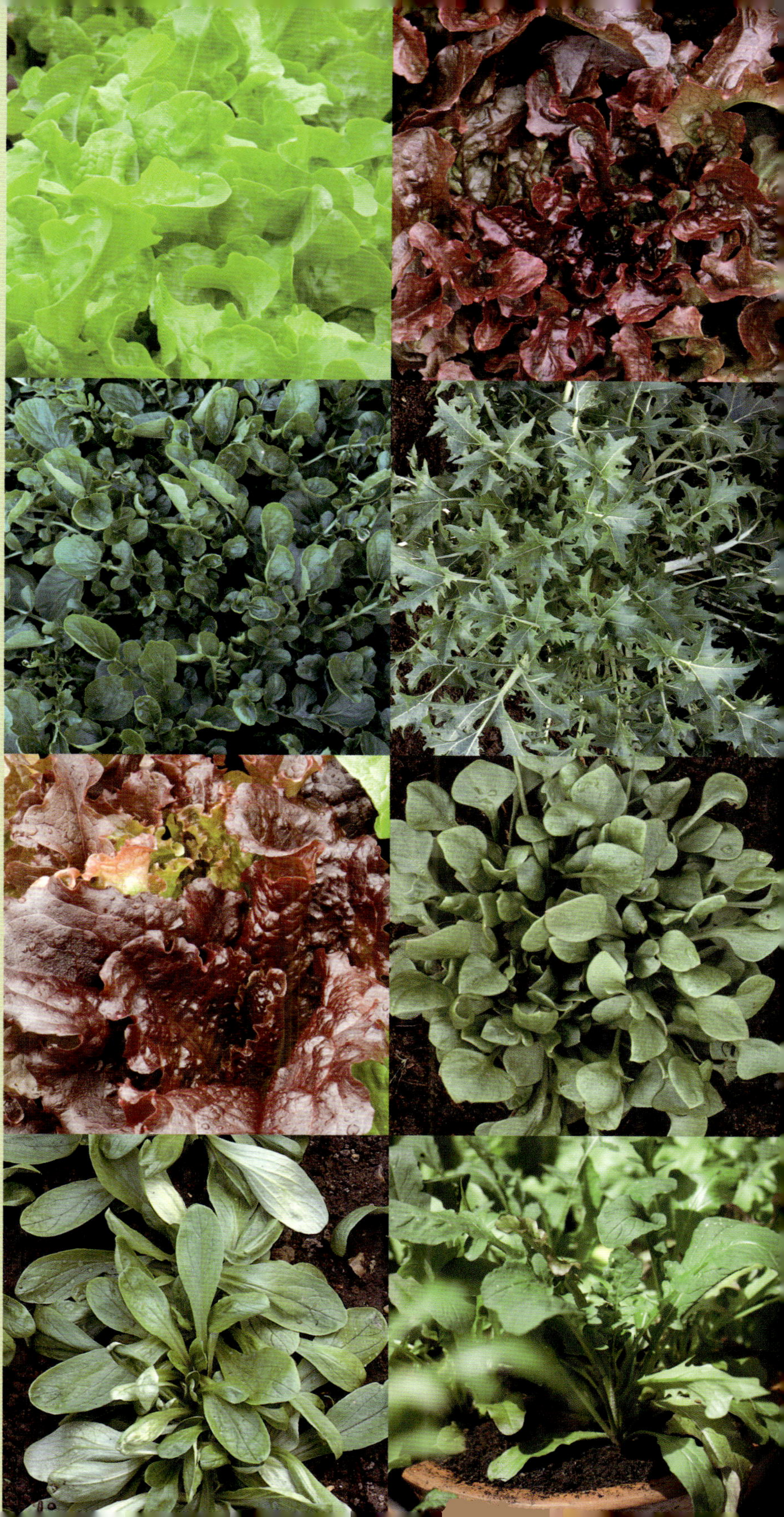

POUPE ENERGIA

Por que economizar energia? No Brasil, a maior parte da energia é gerada por hidrelétricas, que provocam grandes impactos ambientais. Além disso, sentimos as consequências do alto consumo no bolso.

Poupar energia é simples. Não deixar nenhuma luz acesa à toa e comprar aparelhos de baixo consumo já é um bom começo. Lembre-se: poupar energia é poupar a natureza e o seu dinheiro.

Medidas fáceis

Cerca de 40% do calor produzido dentro de uma casa se dissipa pelas paredes e pelo teto. Por isso, se você vive numa região fria, mantenha sua casa com um bom isolamento térmico. Se for um lugar quente, procure melhorar a circulação do ar dentro da casa para mantê-la fresca.

No primeiro caso, se houver a necessidade de um isolante, consulte um arquiteto ou engenheiro para saber quais as opções disponíveis no mercado – e quais delas são mais ecológicas. Nos meses mais frios, colocar um isolante térmico em volta da caixa--d'água também diminui a demanda de energia necessária para esquentar a água. Outra possibilidade é usar um condensador, que pode diminuir a energia usada para aquecer água em um terço.

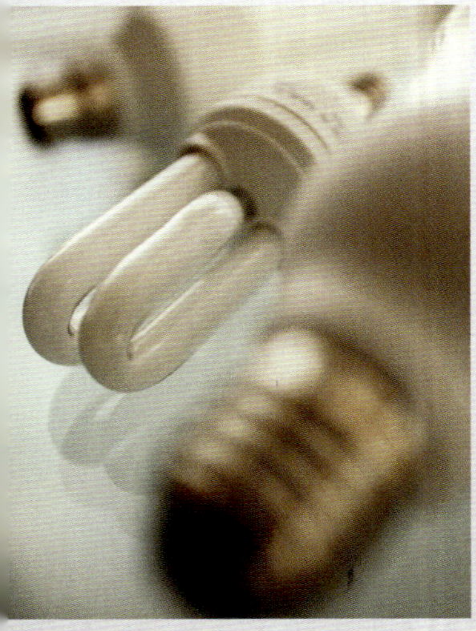

Desligue a luz quando não estiver precisando e saiba que lâmpadas econômicas usam um quarto da eletricidade das convencionais e duram oito vezes mais.

Por último, ao comprar eletrodomésticos, verifique sempre se o modelo tem consumo menor de energia em relação a outros. Escolher bem geladeiras, máquinas de lavar roupa, lava-louças e outros aparelhos pode diminuir em até 33% o consumo anual de energia em sua casa. Informe-se com o fabricante na hora de comprar.

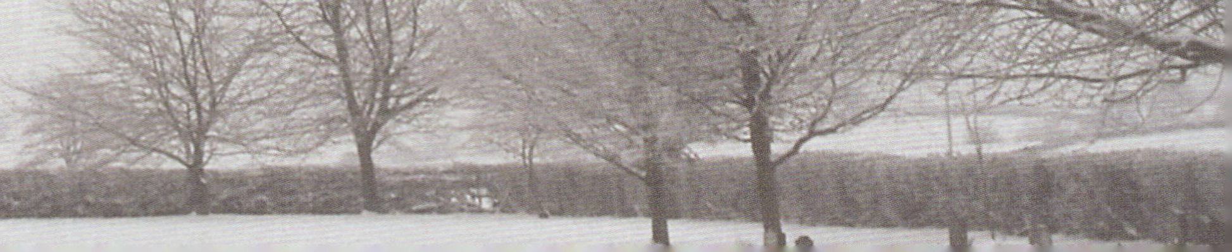

Pequenas mudanças, grande diferença

- Desligue a tevê e outros aparelhos deixados no modo stand-by. Tire carregadores de celular e computadores da tomada. Cerca de 8% da energia consumida deve-se a esses pequenos desperdícios.
- Tampe a panela quando estiver cozinhando e use tamanhos adequados à boca do fogão. Aquecer além do necessário apenas esquenta o ar e desperdiça gás.
- Use a lava-louças apenas quando estiver lotada.
- Feche as cortinas no inverno para evitar correntes de ar.
- Seque a roupa no varal, evitando ao máximo a secadora.
- Não coloque água além do necessário na chaleira. Use a quantidade certa.
- Coloque a temperatura do ar-condicionado ou do aquecedor num ponto agradável, para não esquentar ou esfriar além do necessário.
- Faça manutenção do ar-condicionado ou do aquecedor regularmente para garantir que eles funcionem corretamente, sem desperdiçar energia.
- Mantenha a parte traseira da geladeira sempre limpa, pois a sujeira pode aumentar em 30% o consumo do aparelho.
- Se o freezer não estiver cheio, coloque jornal amassado dentro para que ele opere de forma mais eficiente.
- Se possível, instale uma fonte de energia limpa em sua casa, como a solar.

É fato

- O aumento dos gases estufa na atmosfera é o principal causador do aquecimento global. Optar por fontes limpas e usar apenas o necessário é a maneira mais rápida e fácil de reduzir a emissão desses gases e ampliar as fontes energéticas do mundo.
- Quando acendemos uma lâmpada normal, apenas 10% da energia é usada para iluminar. Os 90% restantes se dissipam na forma de calor.
- Uma lâmpada econômica fluorescente esquenta menos o ambiente e evita a emissão de 40 kg de gás carbônico por ano se comparada à normal.
- Uma lâmpada fluorescente de 40 watts ilumina mais que uma incandescente de 150 watts e dura dez vezes mais.
- Informe-se com o fabricante sobre o modelo mais econômico com a capacidade de iluminação desejada.

COMPRE COM ÉTICA

Cada coisa que compramos afeta direta ou indiretamente a nossa saúde e bem-estar, os animais ou a natureza. Portanto, antes de adquirir algo, pense bem se a compra é responsável e ética, ou seja, se os impactos serão positivos. Essa forma de comprar também colabora para uma vida mais saudável.

Antes de fazer compras, pergunte-se o seguinte:

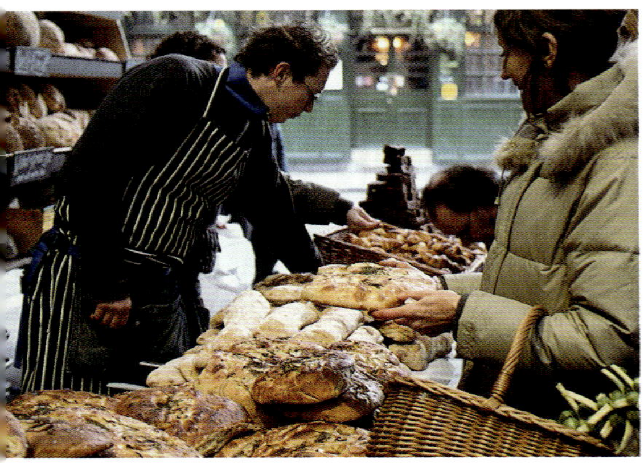

- De onde vêm estes alimentos?
- Como e quem fez este produto? Os trabalhadores são tratados de forma justa?
- Por quanto tempo usarei este produto? É possível reciclá-lo ou ficará se decompondo num aterro sanitário pelo próximo século ou mais?
- Quantos quilômetros este produto viajou até chegar a mim? Há uma alternativa mais ecológica?
- É mesmo um produto fresco? O que o faz parecer tão fresco?

Mudar a maneira de consumir não poderia ser mais fácil, já que há formas bem divertidas e interessantes de transformar os hábitos.

Confira o rótulo Não acredite em tudo que você lê. Desconfie de produtos ditos "frescos" em letras garrafais e chamativas. Cheque bem os ingredientes antes de comprar.

Compre orgânicos Procure produtores locais que usam apenas pesticidas naturais e em doses mínimas, além de outras técnicas de plantio que dispensam agrotóxicos (ao contrário dos grandes produtores, que chegam a usar até 450 pesticidas diferentes). Hoje é consenso que a agricultura em larga escala produz alimentos prejudiciais à saúde e ao equilíbrio do ecossistema.

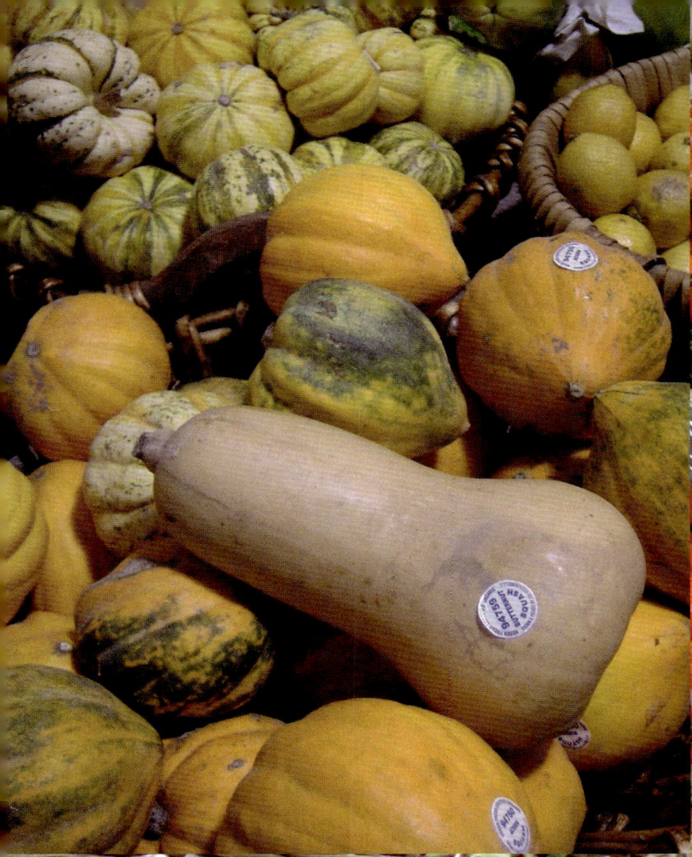

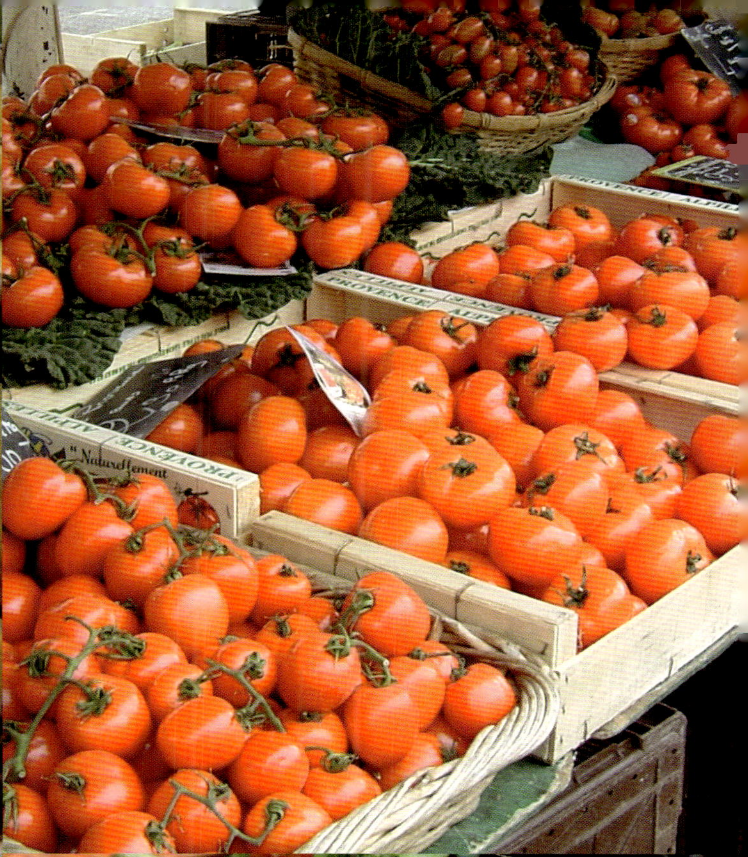
PROVENCE
Naturellement

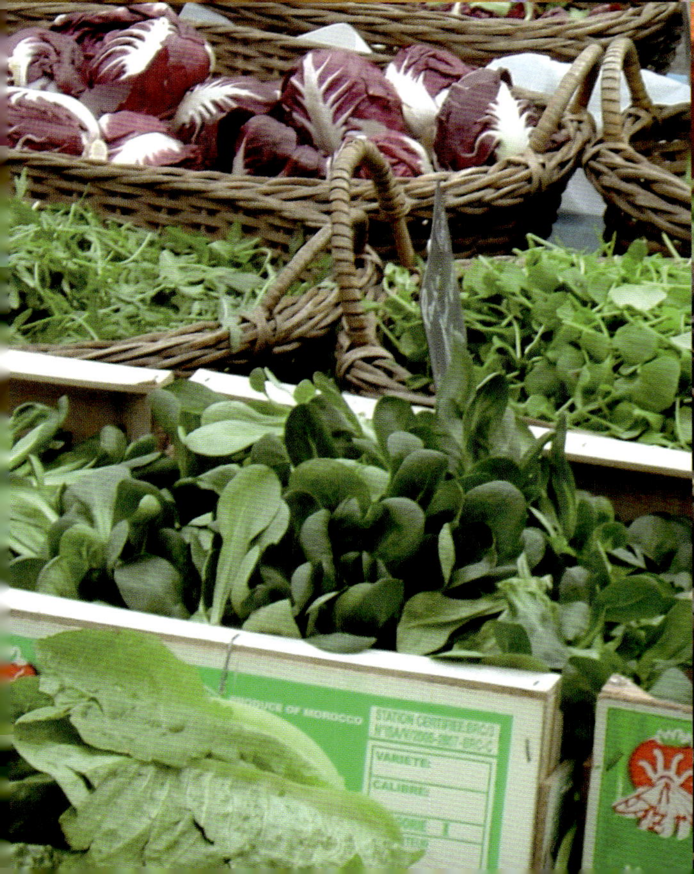
PRODUCE OF MOROCCO
VARIETE:
CALIBRE:

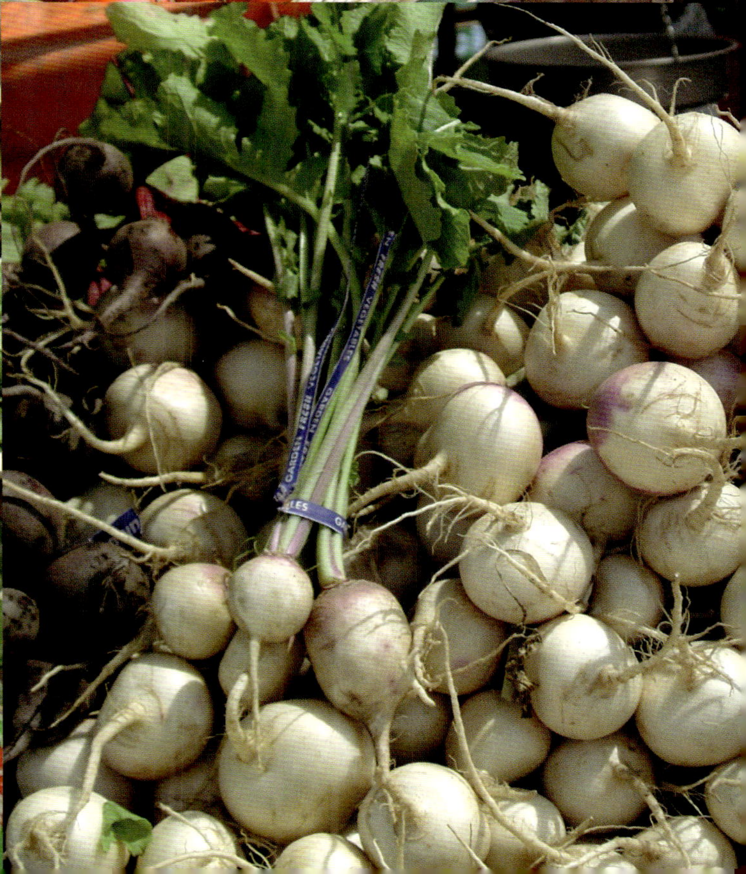

Práticas antiéticas

- Usa-se mais energia para embalar os alimentos do que para produzi-los.
- Os produtos disponíveis em um supermercado foram transportados por muitos quilômetros.
- A distribuição de 1 kg de maçãs de um país a outro, por exemplo, deixa um rastro de gás carbônico na atmosfera.
- O cultivo de algodão em larga escala é responsável por 25% dos pesticidas usados no mundo.
- 99% do café comercializado mundialmente chega à mesa de forma injusta. Milhares de agricultores recebem uma mixaria pela produção.
- A cada quatro peixes pescados, pelo menos um é jogado de volta ao mar já morto – cerca de 27 milhões de toneladas por ano.
- Cada país tem critérios diferentes para definir os orgânicos; informe-se. Outra vantagem desses alimentos é que eles são mais saborosos.

Alimentos da estação Procure saber quais são os alimentos típicos de cada estação. É a garantia de consumir frutas, legumes e verduras realmente frescos e saborosos.

Compre localmente Se possível, compre de pequenos agricultores de regiões próximas a sua casa. Além de incentivar o pequeno comércio local, o alimento gasta menos combustível para chegar até você. Se não fortalecermos os pequenos agricultores, não teremos a opção de comer de forma saudável num futuro próximo.

Peixes em perigo Hoje, os peixes são retirados do oceano em um ritmo frenético, impedindo que eles se reproduzam de maneira natural. Isso gera problemas em todo o ecossistema. Se essa tendência continuar, estima-se que em 2050 ficaremos sem peixes comestíveis. Compre peixes de produtores que pescam de maneira sustentável ou criados artificialmente em cativeiro, mas não em escala industrial.

Comércio justo Produtos comercializados de forma justa garantem aos produtores um preço adequado pelos seus produtos, possibilitando uma vida autossuficiente e segura.

Compre reciclados Quanto maior for a demanda e a preferência por produtos reciclados, maior será a sua produção. Procure comprar versões recicladas de materiais de uso diário, como papéis, vidros e sacos de lixo.

Estação	Verduras e legumes	Frutas
Inverno	Abóbora, agrião, alho-poró, batata, beterraba, brotos, chicória, couve, endívia, inhame, mandioquinha, nabo, repolho, salsão.	Morango, tangerina.
Primavera	Abobrinha, agrião, alface, alho-poró, brócolis, cenoura, couve-flor, rabanete, rúcula, repolho.	Laranja, mamão, melão, melancia.
Verão	Alface, cebola, pepino, quiabo, tomate.	Abacate, abacaxi, banana, coco, figo, goiaba, maracujá, melancia, melão, uva.
Outono	Almeirão, berinjela, cebola, chuchu, couve, espinafre, jiló.	Abacate, banana, caqui, carambola, maçã, pêssego, uva niágara.

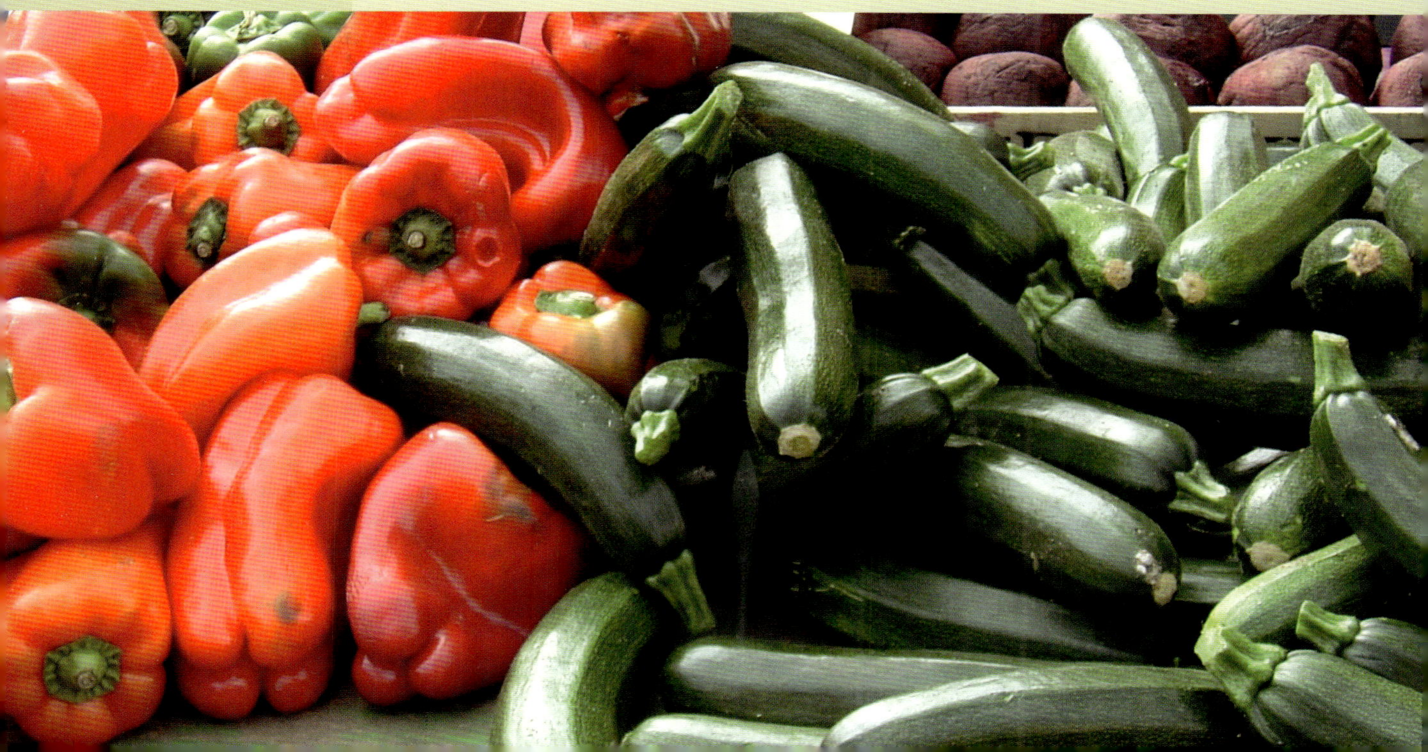

CULTIVE ERVAS DENTRO DE CASA

Com uma varandinha ou área próxima à janela e a escolha das plantas certas, é possível criar uma mini-horta e ter ervas bem fresquinhas sempre à mão na hora de cozinhar.

Para cultivar qualquer erva, coloque-a em local bem iluminado. Alguns tipos em particular, como manjericão e tomilho, precisam de muita luz. Plante individualmente manjericão, cebolinha, manjerona, alecrim e tomilho; elas poderão durar até um ano. Outras ervas, como a salsinha, podem ficar em locais menos iluminados.

A maior parte é fácil de plantar, porém algumas podem ser difíceis de germinar, como a salsinha ou a sálvia. Por isso, o melhor é comprar a muda em lojas especializadas e transferir para outro vaso, se necessário.

É possível mantê-las durante todo o ano apenas cuidando e regando de forma adequada. O manjericão, por exemplo, dá folhas durante o verão e no outono. Conserve suas ervas sempre úmidas mas não encharcadas. Para que elas fiquem sempre viçosas, use as folhinhas com regularidade e retire as flores que nascerem.

Semear ervas

Água, luz e temperatura amena e constante são imprescindíveis para as sementes germinarem. (Leia a embalagem para informações adicionais.) Normalmente, a melhor época para plantar é a primavera.

Semeie em vasos individuais ou com divisórias e preencha com a terra boa adubada. Verifique no rótulo a profundidade do furo para colocar as sementes. Normalmente, basta deixar uma fina camada de terra por cima. Sementes maiores devem ser cobertas com perlita ou adubo.

Mantenha a umidade da terra, mas não encharque. Deixe os vasos em local iluminado e com temperatura amena – não diretamente sob o sol. Verifique regularmente, pois a germinação pode ocorrer entre 10-14 dias.

Ao brotar, gire os vasos uma vez ao dia para que todos os brotos recebam luz por igual e não nasçam em uma única direção.

Transfira as mudas para um vaso definitivo quando brotar um segundo ramo de folhas. Certifique-se de que o vaso tem furos para drenar a água, coloque uma camada de pedras no fundo e isole com jornal. Por cima, preencha com terra adubada misturada com brita ou areia para agricultura. Retire as mudas com cuidado, na hora de replantar.

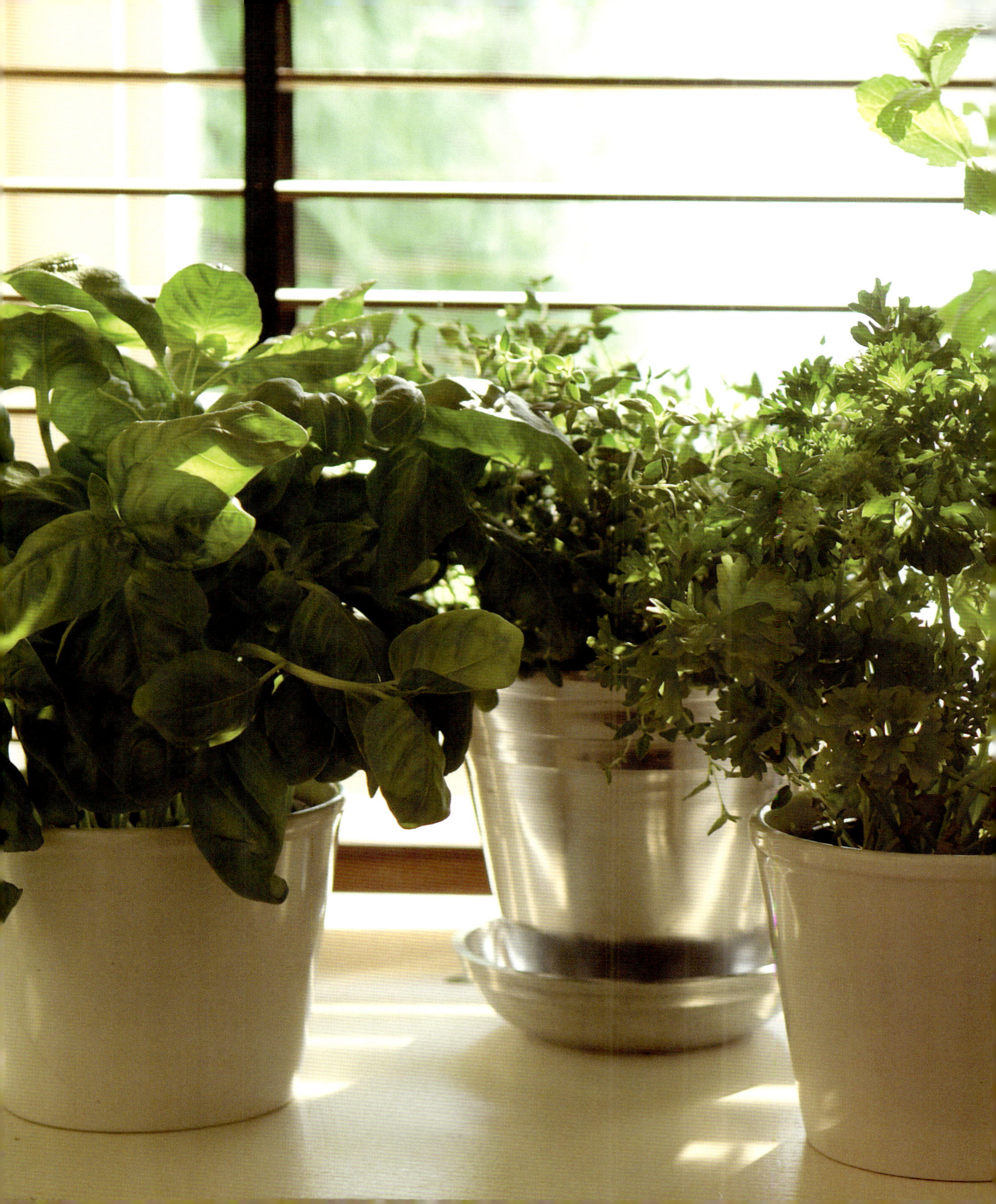

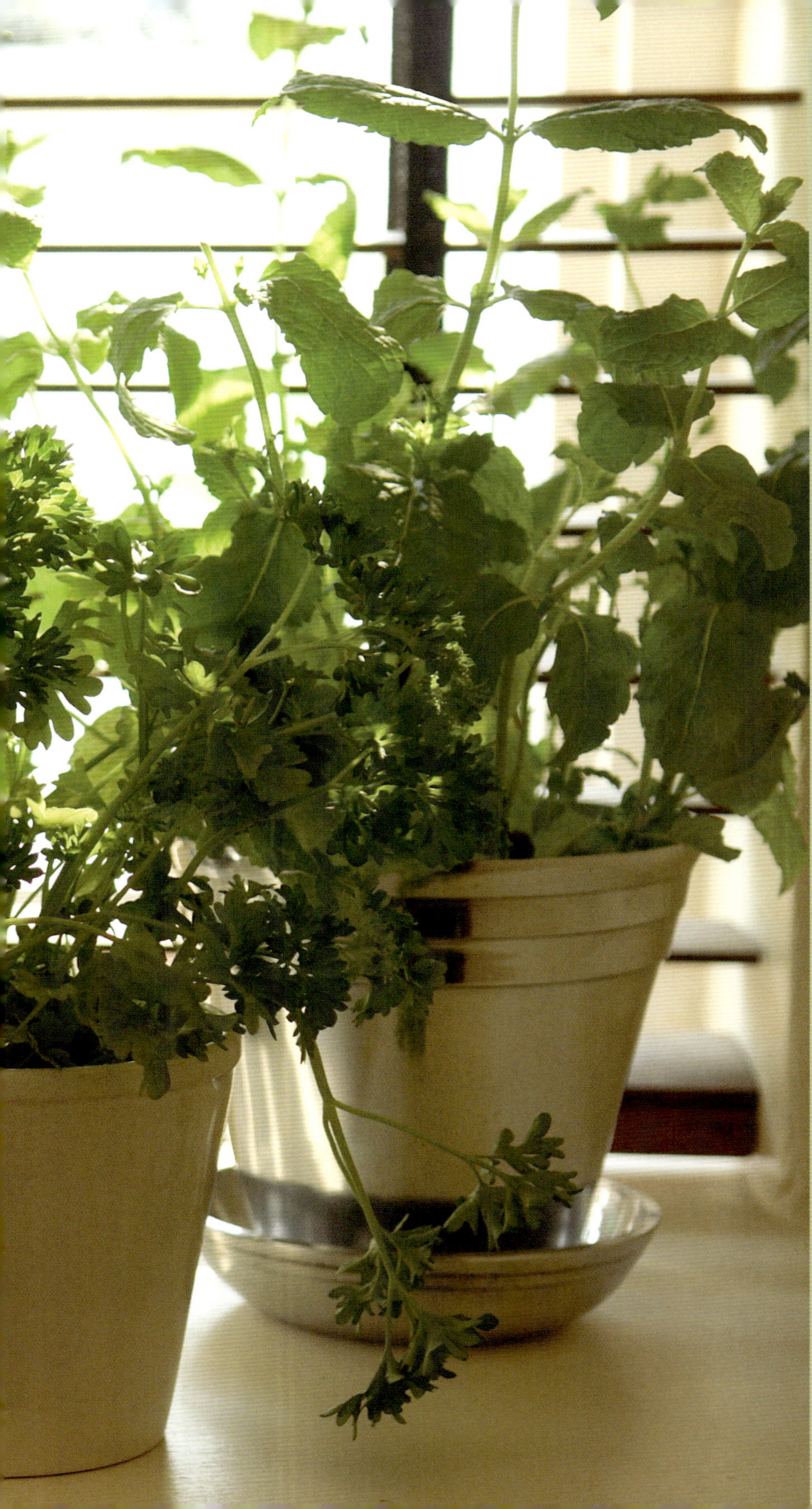

Dicas para plantar dentro de casa

- Para manter a planta saudável e garantir que novas folhinhas nasçam, colha-as com frequência.
- Use fertilizante para plantas sem aditivos químicos com regularidade, como aqueles à base de algas marinhas ou chorume recolhido da composteira.
- Para manter a umidade em dias quentes, coloque os vasos sobre um suporte com pedras úmidas ou borrife água regularmente.
- Se as ervas estiverem em local que recebe luz direta do sol, proteja-as do calor intenso.
- Evite deixar a terra ressecar ou temperaturas extremas.

Ervas para o verão

Coentro *(Coriandrum sativum)*
Erva-doce *(Pimpinella anisum)*
Manjericão *(Ocimum basilicum)*
Manjerona *(Origanum majorana)*
Salsinha *(Petroselinum crispum)*
Segurelha *(Satureja hortensis)*

Para o ano todo

Alecrim *(Rosemarinus officinalis)*
Cebolinha *(Allium fistulosum)*
Hortelã *(Mentha spicata)*
Orégano *(Origanum vulgare)*
Sálvia *(Salvia officinalis)*
Segurelha de inverno *(Satureja montana)*
Tomilho *(Thymus vulgaris)*

Escolha seus temperos

As ervas como tomilho, sálvia, coentro, manjericão, hortelã, orégano etc. dão um toque especial aos pratos, além de acrescentar cor. Delicadas, devem ser adicionadas nos momentos finais, para não aquecer muito.

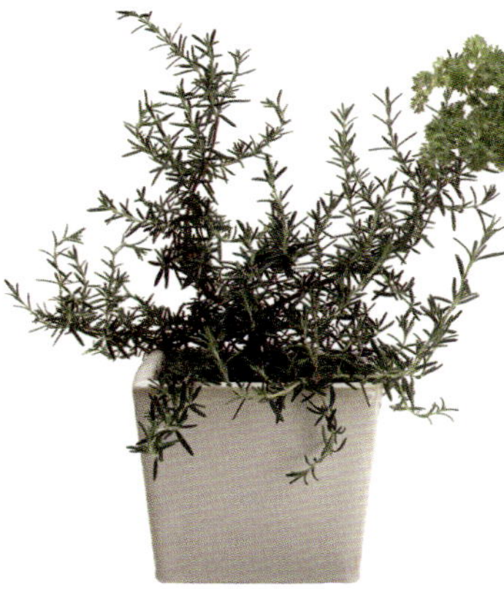

Alecrim
Sabor forte e refrescante, é usado em carnes, pães, peixes e azeites.

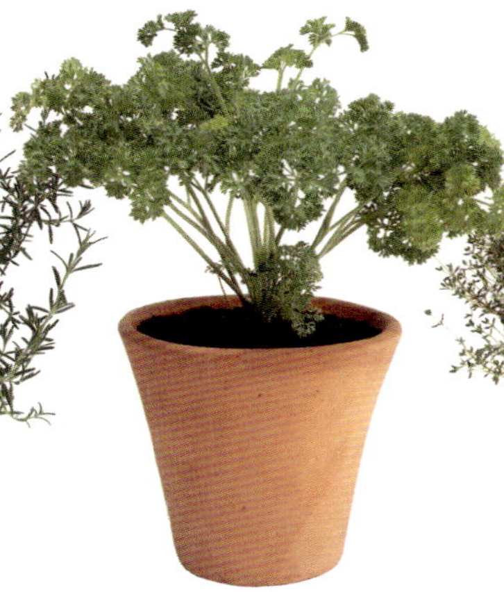

Salsinha
De sabor delicado, é usada para finalizar inúmeros pratos depois de prontos.

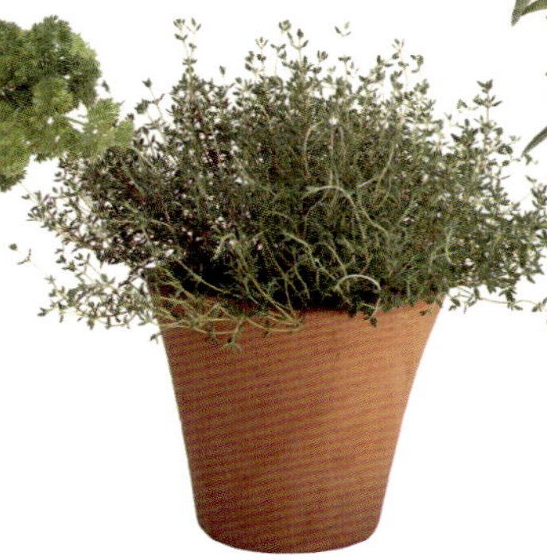

Tomilho
Um ingrediente que faz a diferença em ensopados, caldos e sopas. Use com moderação.

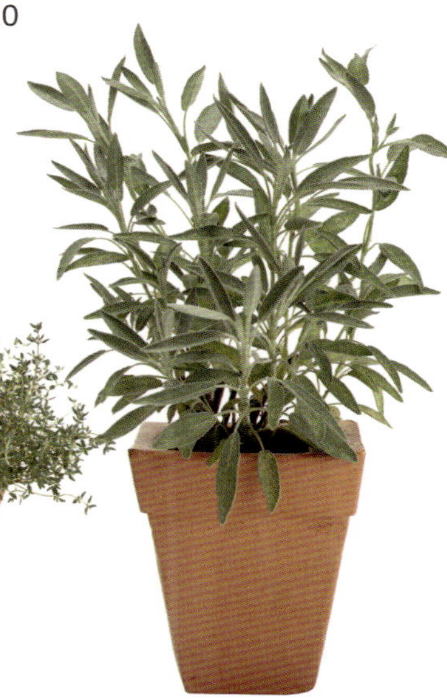

Sálvia
De sabor bem diferente, é usada para temperar carne de porco, frango ou massas.

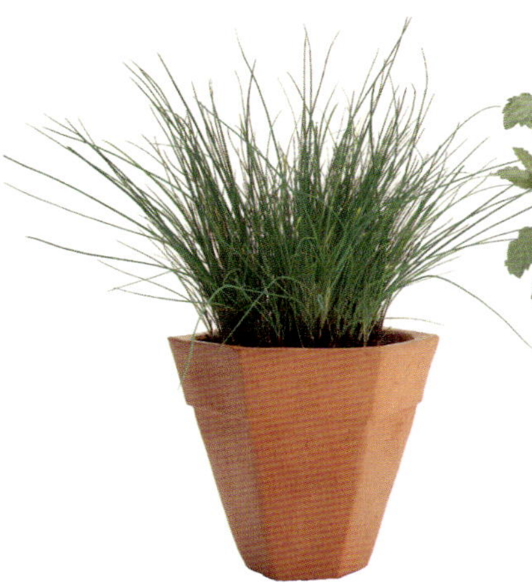

Cebolinha
Sirva para finalizar pratos, pois perde o sabor se submetida a muito calor.

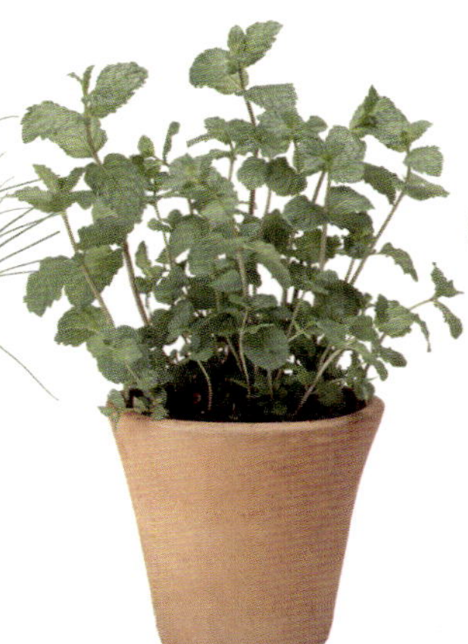

Hortelã
Refrescante e versátil. Pode ser usada em saladas, molhos, drinques e sobremesas.

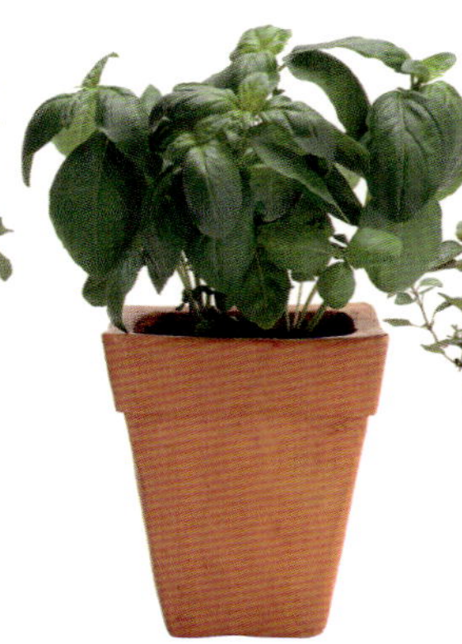

Manjericão
Bastante aromático e saboroso, é ótimo com massas, saladas, molhos e sopas.

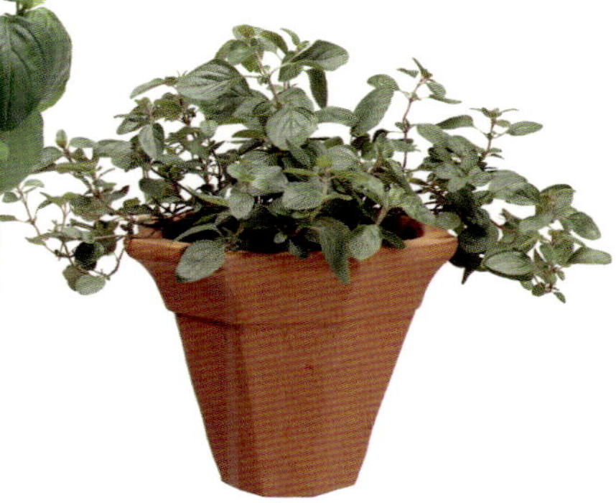

Manjerona
Semelhante ao orégano, pode ser usada por cima da pizza, em molhos e outras massas.

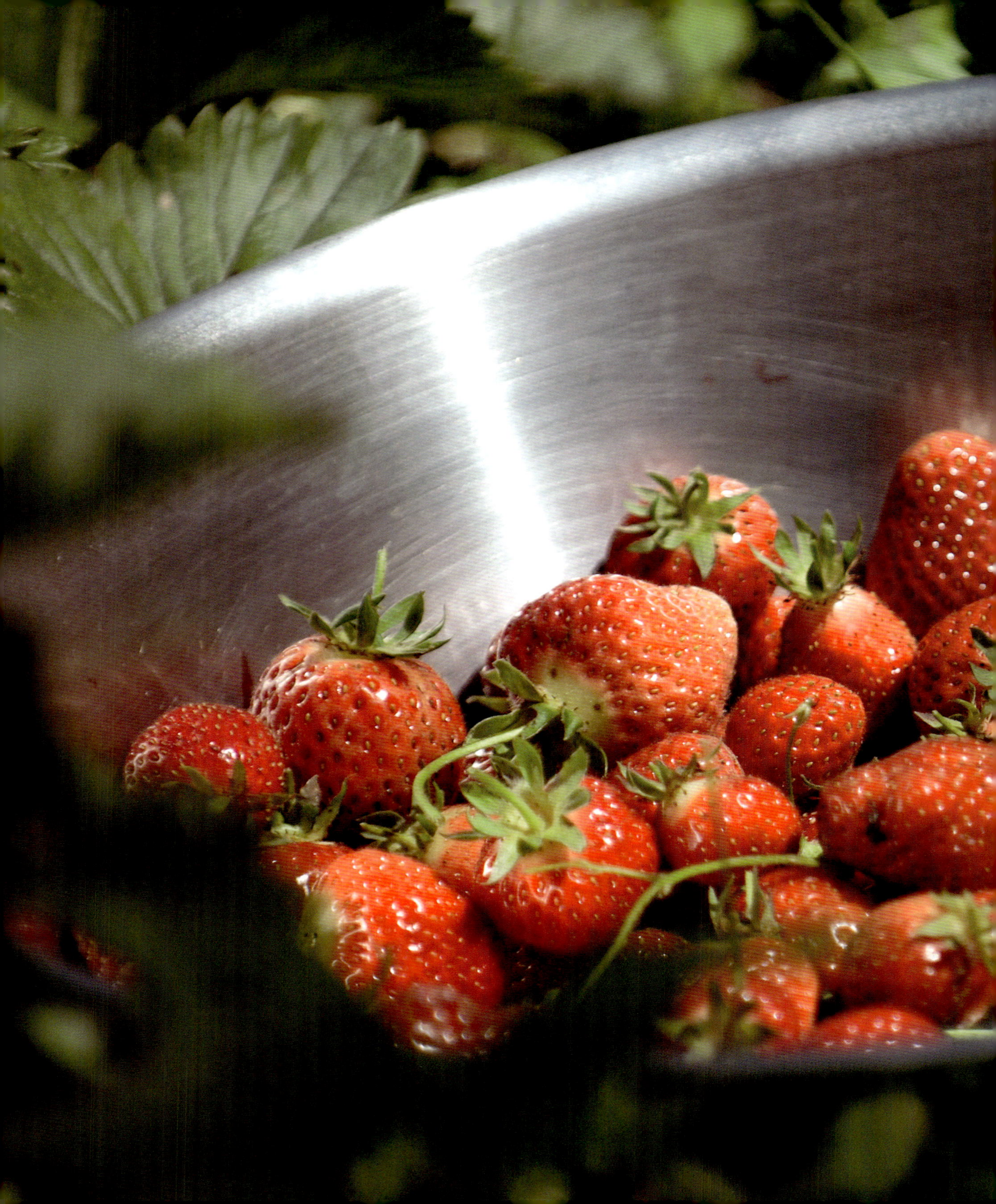

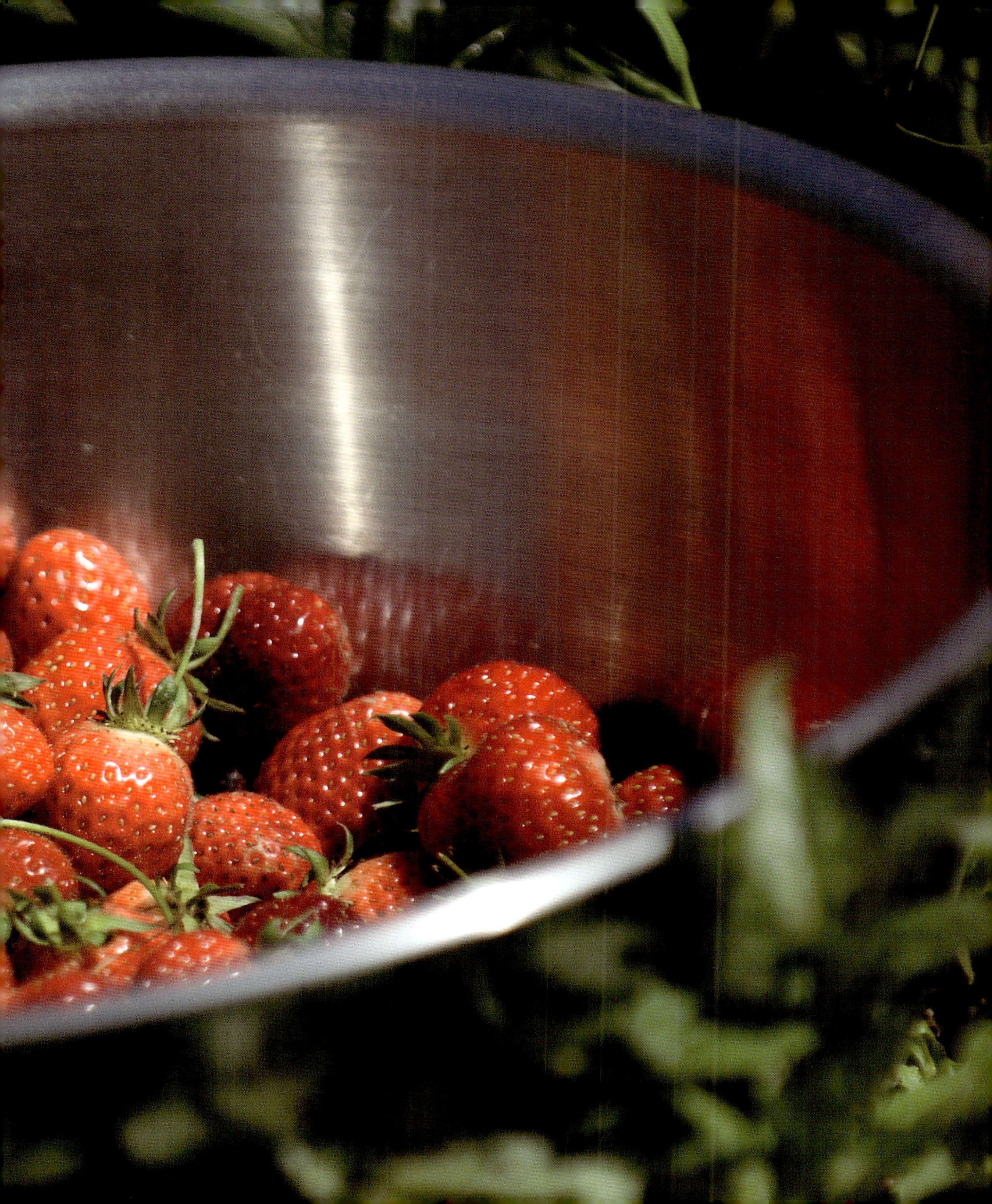

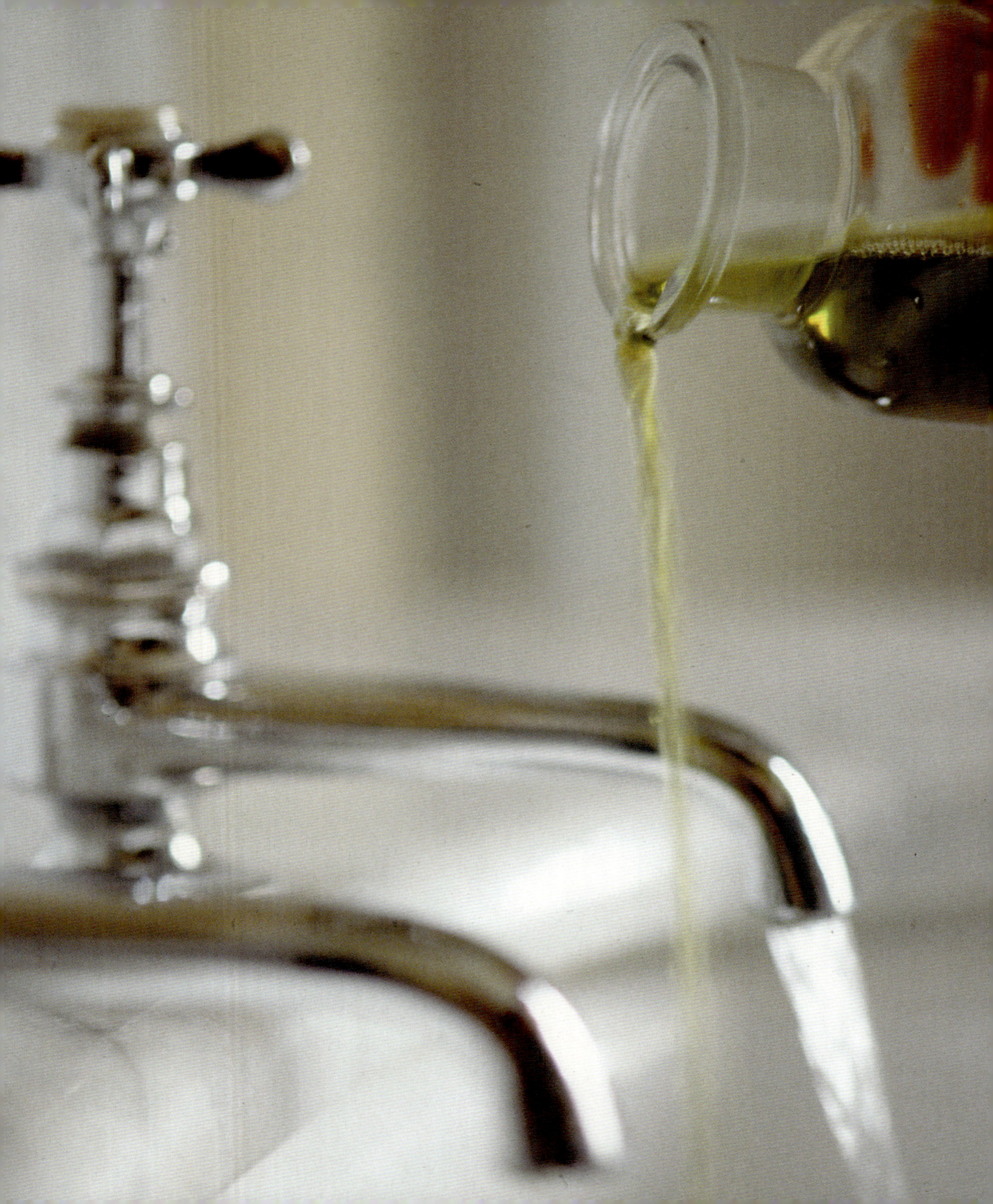

TOME BANHO SEM QUÍMICA

Um simples sabonete vegetal é a melhor maneira de limpar o corpo, já que os outros produtos convencionais geralmente contêm ingredientes fortes que retiram a proteção natural da pele. Há muitas variedades aromáticas e relaxantes à venda em lojas de produtos naturais que deixarão a hora do banho repleta de aromas da terra.

Procure também por óleos essenciais orgânicos para deixar o banho cheiroso. Dilua de 4 a 10 gotas em 1 colher (sopa) de leite, pois a gordura presente no leite ajuda a dispersar melhor o óleo na água; depois, despeje na banheira. Escolha uma essência indicada para o seu tipo de pele, para obter maiores benefícios *(veja à direita).*

Se desejar algo um pouco mais exótico, faça um banho mineral aromático. Coloque um punhado de sulfato de magnésio (encontrado em farmácias) com algumas gotas do óleo essencial de sua preferência, misture ao leite, como indicado acima, e jogue na banheira com água. Ficar "de molho" em sais ajuda o corpo a liberar toxinas e relaxa os músculos, proporcionando um banho prazeroso e seguro para a saúde. Se desejar mais espuma, acrescente um pouco de bicarbonato de sódio junto com o sulfato.

O óleo certo para cada pele

Pele oleosa

Bergamota, cipreste, lavanda, laranja, limão, néroli, ylang-ylang.

Pele normal

Palma rosa, gerânio, lavanda, camomila romana, jasmim, néroli, ylang-ylang, frankincense, sândalo, patchouli.

Pele sensível

Gerânio, lavanda, camomila alemã.

Pele seca ou danificada

Gerânio, lavanda, camomila alemã, camomila romana, sálvia, mirra.

Segurança natural

Ao comprar produtos para banho, verifique se eles são orgânicos. Procure informar-se onde há orgânicos à venda perto de sua casa. Ao comprar, leia bem o rótulo e evite os seguintes ingredientes:

- Lauril sulfato de sódio
- Cocamidopropil betaína
- Corantes (com as letras CI seguidas de um número)
- Perfumes

FAÇA AZEITE E VINAGRE AROMATIZADOS

Azeites e vinagres ganham um gostinho especial quando aromatizados com ervas ou frutas, além de acrescentar cores diferentes às saladas, molhos e marinadas.

As ervas mais indicadas para azeite são tomilho, manjerona, sálvia, erva-doce, manjericão e alecrim. Os azeites aromatizados facilitam o crescimento de bactérias ruins, por isso é importante seguir as instruções à risca.

No vinagre, use dill, hortelã, tomilho e alecrim. Frutas vermelhas dão um sabor adocicado; experimente também com pétalas de rosa e capuchinhas.

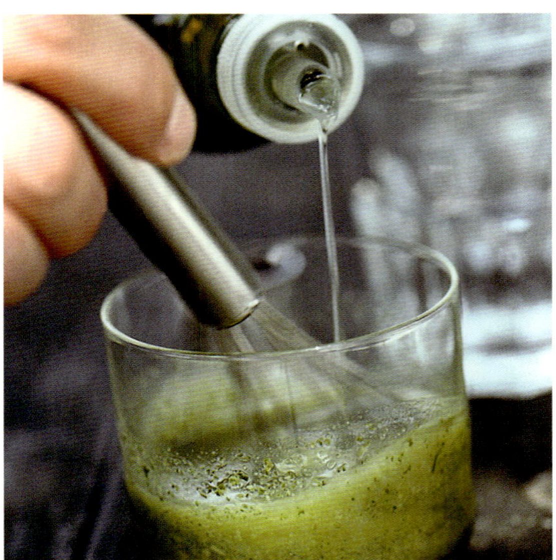

Azeite de tomilho e limão

Ingredientes

2 colheres (sopa) de folhas de tomilho frescas
raspas de 2 limões
570 ml de azeite

Modo de preparo

- No processador, bata o tomilho e as raspas com metade do azeite, até ficar homogêneo.
- Coloque em uma garrafa de vidro com tampa, complete com o restante do azeite e feche.
- Deixe em local escuro e arejado por 3 dias, mexendo uma vez ao dia. No terceiro dia, deixe a erva decantar. No quarto dia, coe o azeite com um filtro de café de papel.
- Conserve na geladeira e use em até três semanas.

Variação

Sálvia e laranja

Substitua o tomilho e o limão por 3 colheres (sopa) de sálvia fresca e raspas de 2 laranjas.

Azeite de alecrim, alho e pimenta

Ingredientes

1 ramo de alecrim fresco
4 dentes de alho
1-2 pimentas vermelhas (ou a gosto)
½ colher (chá) de pimenta-do-reino em pó
570 ml de azeite

Modo de preparo

■ Amasse o ramo de alecrim em um pilão.

■ Corte os dentes de alho e as pimentas ao meio, no sentido do comprimento.

■ Coloque o alecrim, o alho, a pimenta vermelha e a pimenta-do-reino em pó em uma garrafa de vidro bem limpa e com tampa.

■ Acrescente o azeite, tampe e chacoalhe bem. Deixe na geladeira por dois dias antes de usar. Conserve a garrafa sempre na geladeira e use em até uma semana.

Variação

Manjericão e alho

Substitua o alecrim por um punhado de manjericão delicadamente socado. Não use as pimentas.

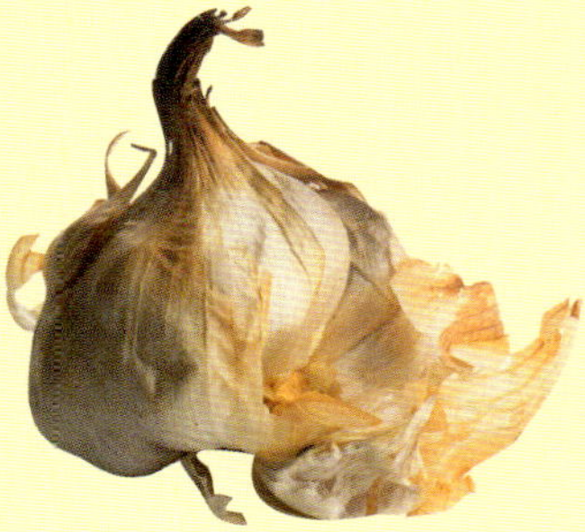

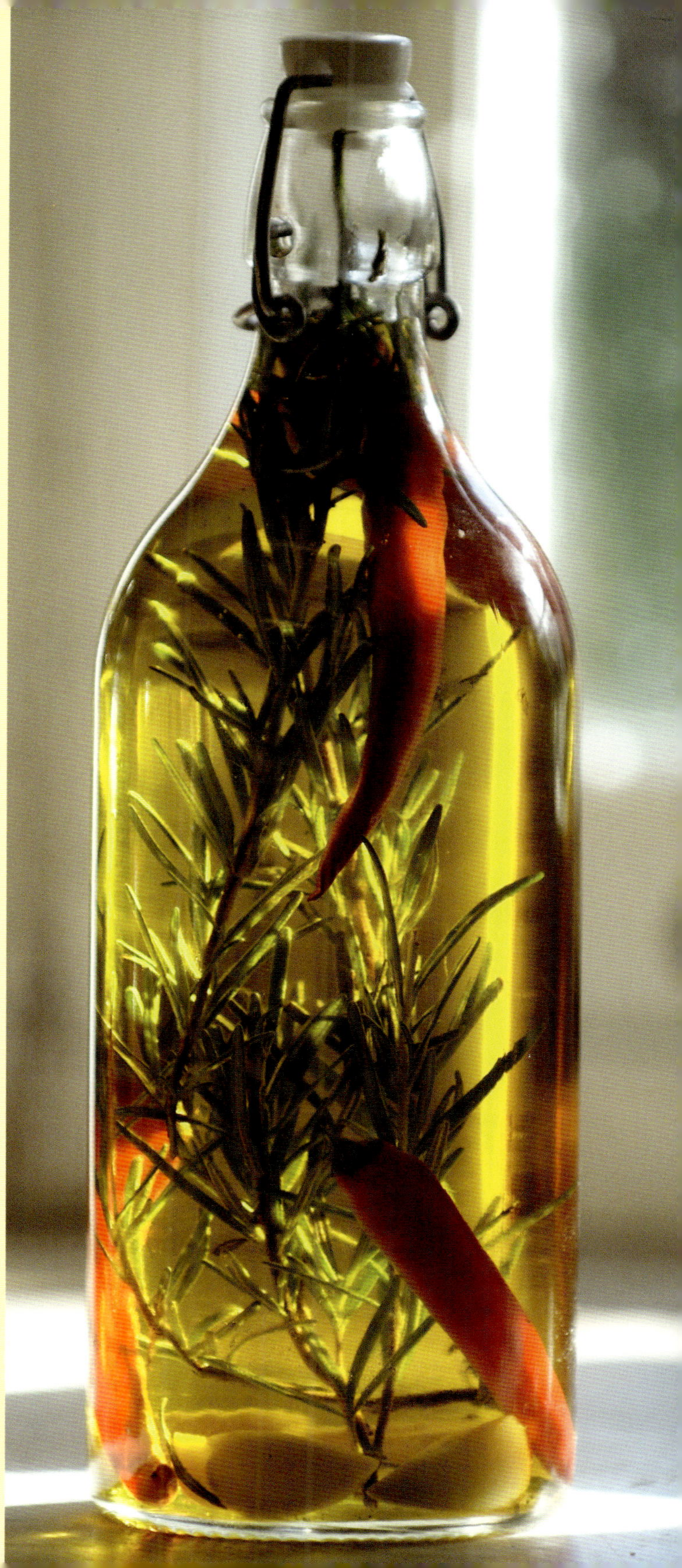

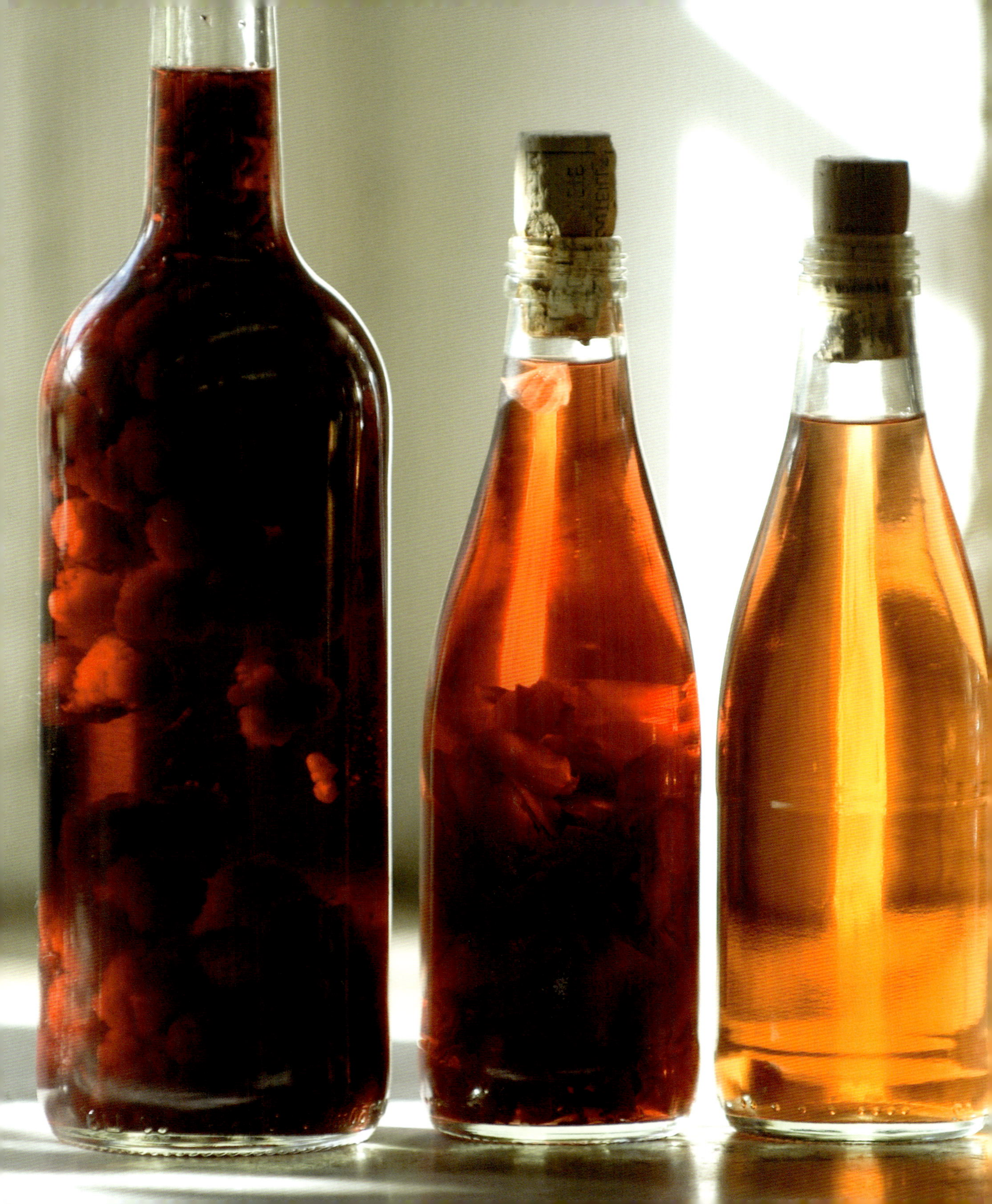

Vinagre de framboesa

Ingredientes

110 g de framboesas

570 ml de vinagre de vinho branco

Modo de preparo

- Coloque as framboesas em uma garrafa. Complete com o vinagre e tampe bem.
- Deixe em local escuro e arejado pelo menos por duas semanas. Agite suavemente antes de usar.
- Retire as framboesas de dentro da garrafa após duas semanas ou, se desejar, deixe-as.

Uso

Tempere saladas de frutas ou saladas de folhas verdes ou com frango.

Variação

Vinagre de mirtilo

Substitua as framboesas por 100 g de mirtilos (ou outra fruta vermelha) amassados. Complete com vinagre de maçã.

Vinagre de rosas

Ingredientes

Pétalas de 4 rosas vermelhas

570 ml de vinagre de maçã

Modo de preparo

- Coloque as pétalas dentro da garrafa.
- Preencha com vinagre de maçã.
- Tampe bem e deixe macerar por duas semanas em local escuro e arejado.
- Coe o conteúdo.

Uso

Para uma bebida refrescante, coloque 1 colher (chá) do vinagre de rosas para cada 100 ml de água. Ou tempere pratos que levam frutas ou com cremes. Também pode ser usado como tônico para a pele.

Vinagre de capuchinha

Ingredientes

6 flores de capuchinha

12 sementes de capuchinha

6 folhas de capuchinha

570 ml de vinagre de maçã

Modo de preparo

- Coloque todos os ingredientes em uma garrafa de vidro bem tampada.
- Deixe macerar por uma semana em local escuro e arejado.
- Coe o conteúdo.

Uso

As flores da capuchinha têm sabor apimentado. Use para temperar saladas quentes de batata, repolho e aipo.

COMPRE DE PEQUENOS PRODUTORES LOCAIS

O comércio via aérea de produtos *in natura* quase triplicou em 20 anos. Se essa tendência persistir, em breve dependeremos totalmente das importações para ter em casa produtos cotidianos de alimentação. Por que, então, não comprar de produtores orgânicos locais? É bom para a saúde, para o meio ambiente e para a economia local.

Se você se preocupa com a saúde da sua família, consumir alimentos orgânicos é a opção mais saudável. Um alimento assim classificado deve cumprir uma série de exigências e padrões para obter um certificado concedido pelos órgãos governamentais responsáveis. Assim, é possível deixar de consumir carnes e vegetais fabricados em larga escala, repletos de substâncias químicas nocivas.

Se você também se preocupa com a condição do trabalhador agrícola, ou seja, se ele recebe remuneração adequada por sua produção, apoiar o comércio justo também é a melhor opção. Atualmente, há poucas leis para proteger os pequenos agricultores e muitas vezes as grandes redes de supermercados ou as grandes empresas alimentícias submetem os agricultores a esquemas injustos.

Outra questão a ser considerada é o momento crucial em que vivemos, pois a preocupação com o aquecimento global nunca esteve

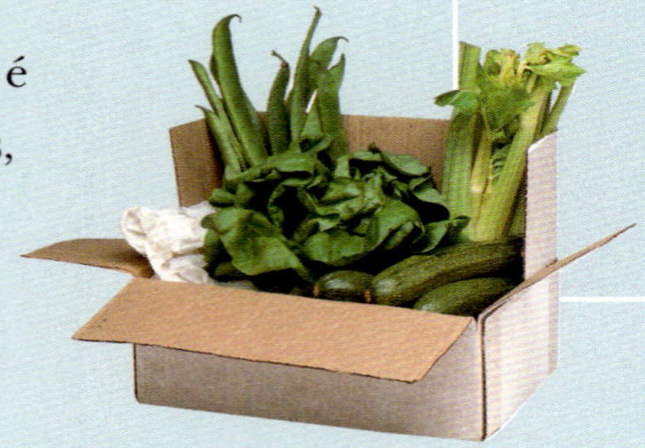

Formas simples de comprar localmente

Comprar diretamente de pequenos agricultores locais, que optam pelos orgânicos, possibilita que eles sejam pagos de maneira mais justa por seu trabalho.

Boas ideias Já existem serviços de entrega de orgânicos: informe-se se o produtor mais próximo atende a sua região.

Feiras Procure feiras de produtos orgânicos na sua cidade. Com o crescimento da procura, elas têm se tornado cada vez mais comuns. Além de vegetais, você pode encontrar cereais, oleaginosas, geleias, bolos etc.; tudo orgânico.

Lojas especializadas
Informe-se sobre lojas que vendem orgânicos próximo a sua casa. Você poderá encontrar desde os produtos mais simples até os mais elaborados, como sucos integrais, geleias, mel, massas, biscoitos etc.

tão presente. Assim, comprar de produtores locais é um ato ecológico, já que a maioria dos produtos industrializados é importada e não foi produzida de forma sustentável.

O adequado

Comprar orgânicos representa uma alternativa ecológica, e só isso já bastaria para consumi-los. Mas, se você ainda se preocupa com a sua saúde e deseja apoiar o comércio dos produtores locais, essa opção é sem dúvida a mais apropriada.

Agindo assim, é possível boicotar as grandes redes de supermercados e de empresas alimentícias, mostrando que queremos comer alimentos saudáveis, produzidos de forma sustentável. Além disso, também incentivamos os agricultores a produzirem mais e com maior diversidade; afinal, plantar muitas culturas fortalece o solo, em vez de esgotá-lo, como ocorre com as monoculturas.

Segurança

A maior parte dos pesticidas, fertilizantes, antibióticos e hormônios utilizados pelos grandes produtores submetem as plantas e os animais a um sistema artificial de produção, bem mais rápido que o normal. Por outro lado, animais criados livremente, sem hormônios e antibióticos, bem como o plantio com técnicas naturais de adubação do solo, nos dão segurança – ou seja, a certeza de que não estamos ingerindo resíduos químicos nocivos nem maltratando animais.

Dados sobre produção e importação de alimentos

- O Brasil exporta para o mundo todo, em especial para os Estados Unidos, Canadá, China, União Europeia, América Latina, Oriente Médio e África.
- Temos um clima que propicia a produção o ano inteiro; não há necessidade de importados durante o inverno, como nos países do hemisfério Norte. O consumo de alimentos nacionais diminui a poluição do planeta.
- O transporte aéreo de alimentos cresce a cada dia e libera 50 vezes mais gás carbônico por quilômetro do que o transporte por mar e 10 vezes mais que o feito por terra(um kiwi, por exemplo, libera cinco vezes seu próprio peso em gás carbônico).
- No Reino Unido, por exemplo, 70% de toda a demanda por alimentos poderia ser suprida internamente. Mesmo assim, metade dos alimentos consumidos é importada.
- Em 2009, as exportações do Brasil para a China aumentaram 65%. Em apenas quatro anos, o número de empresas brasileiras que compram produtos chineses aumentou 135%.

LIMPEZA SEM QUÍMICA PESADA

A maioria das pessoas está acostumada a comprar produtos de limpeza em supermercados. Ao procurar alternativas menos agressivas e mais ecológicas, tentamos buscá-las no próprio supermercado. Por que não romper com esse hábito e fazer seus próprios produtos de limpeza? Você precisará apenas de itens básicos encontrados na própria cozinha.

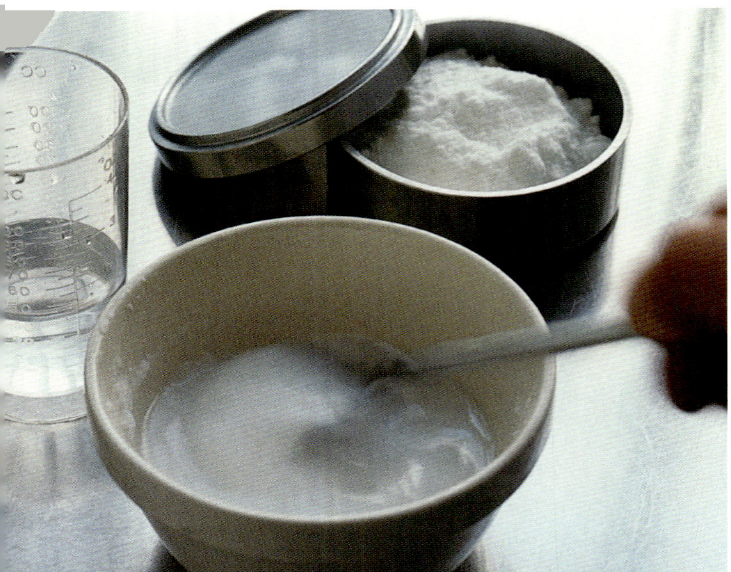

Bicarbonato de sódio É um produto versátil, tão seguro que também é usado como antiácido estomacal, em receitas de bolos e até para clarear os dentes. Use-o seco ou misturado com água e um pouquinho de detergente. Funciona como desinfetante e abrasivo leve e pode ser aplicado para limpar sujeira e gordura sem necessidade de esfregar. Também ajuda a aumentar a eficiência de outros produtos, como detergentes e sabão em pó.

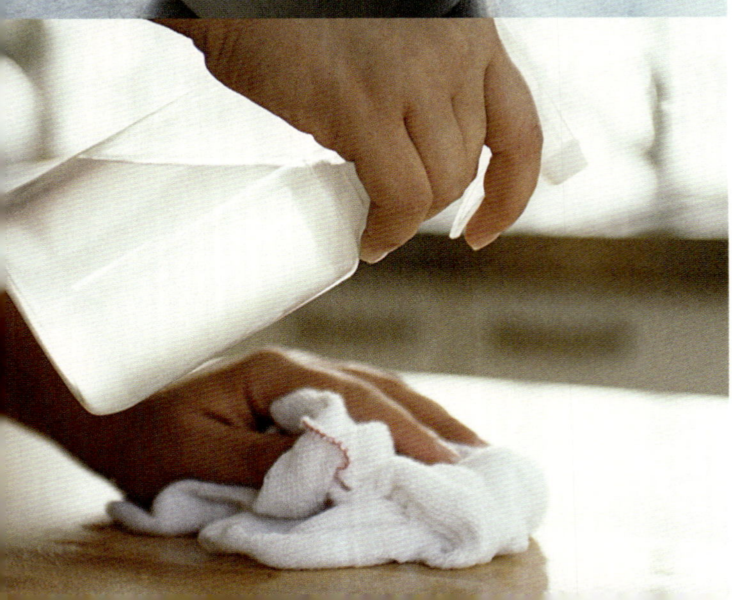

Vinagre Também conhecido como ácido acético, é um ácido ameno que ajuda a desengordurar superfícies, desinfeta e previne a formação de mofo. Ótimo para limpar azulejos, ladrilhos e para tirar manchas de líquidos em xícaras e copos. Também é um eficiente neutralizador de odores.

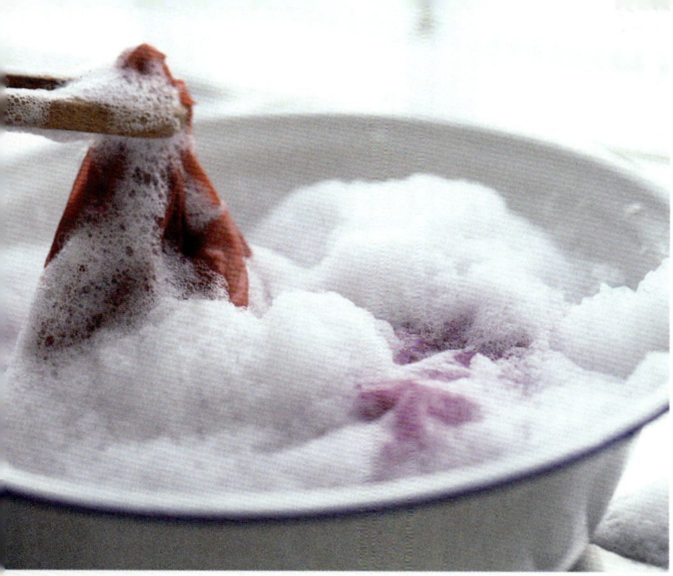

Bórax Também conhecido como borato de sódio, é indicado para retirar manchas de mofo e clarear roupas. Use em pequena quantidade com água e junte um pouco de sabão. Vista luvas ao manusear e mantenha fora do alcance das crianças, pois é tóxico se ingerido, ao contrário do bicarbonato de sódio.

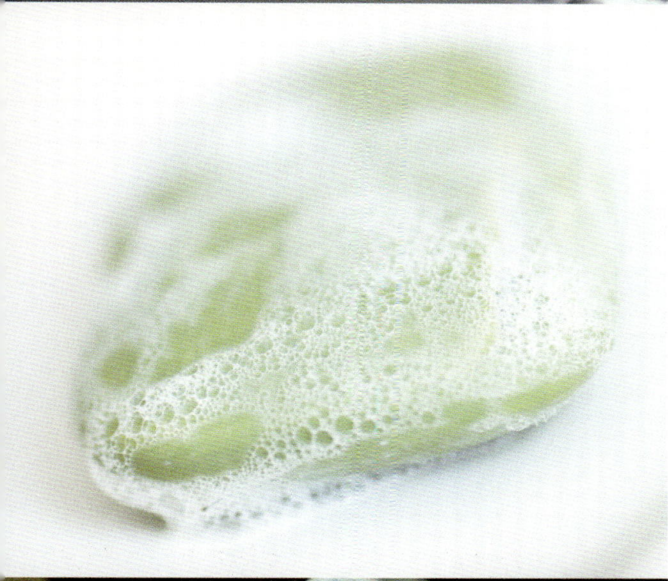

Sabão Feito industrialmente com gordura vegetal ou animal, é eficiente e contém agentes de limpeza biodegradáveis, ocasionando impactos mínimos ao meio ambiente. Procure sempre os biodegradáveis.

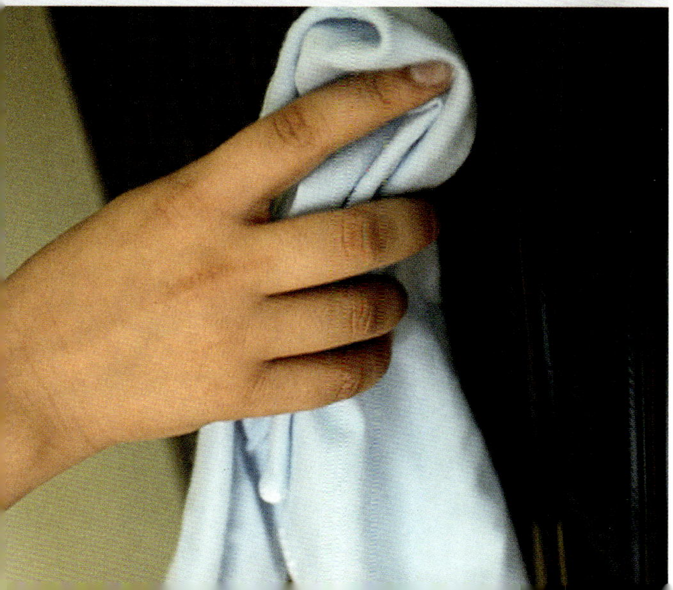

Panos de microfibra O objetivo básico dos detergentes, um dos solventes mais poderosos, é aumentar a quantidade de água na superfície que se deseja limpar.

As microfibras, mais finas que um fio de cabelo, possuem ótima capacidade de absorção, por isso ajudam a manter as superfícies limpas e secas. Os panos mais eficientes são sempre aqueles que possuem mais fibras.

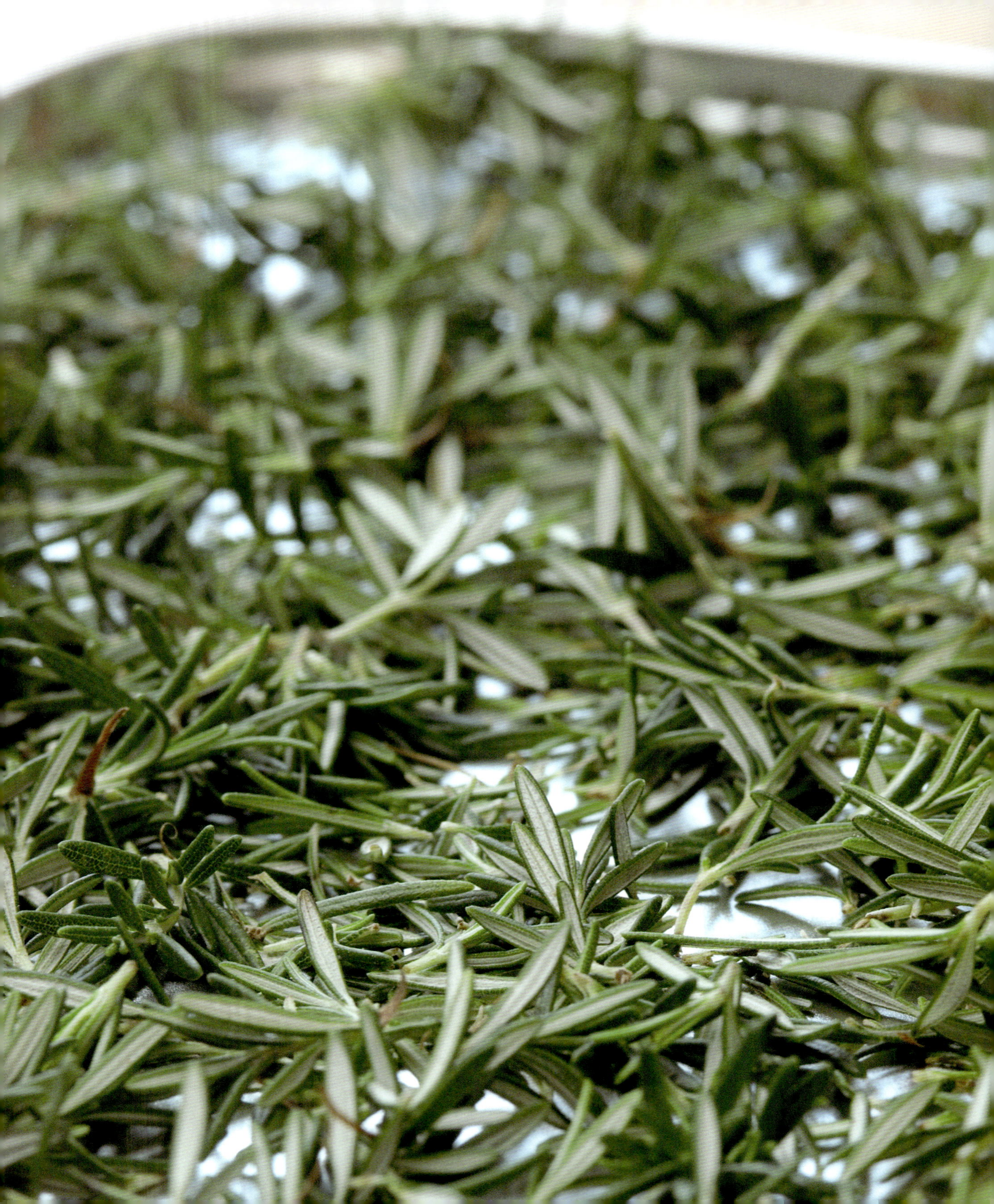

ERVAS SECAS

Colha e seque suas próprias ervas, tendo sempre à mão temperos aromáticos bons e saborosos na hora de cozinhar.

Algumas ervas, como alecrim, tomilho e louro, podem ser colhidas quase o ano todo, mas eventualmente morrem após um período. A melhor maneira de preservar essas folhinhas é secá-las. Outras ervas mais delicadas, como manjericão, cebolinha, dill e estragão podem ser congeladas. A melhor época para fazer a secagem é quando as flores começam a brotar, mas ainda não abriram. O tempo que isso leva varia de espécie para espécie, por isso sempre observe seus vasos de ervas.

Colha as ervas em um dia seco, de preferência pela manhã, antes que esquente muito. O sol forte faz os óleos naturais das ervas evaporarem.

Corte ramos inteiros usando uma tesoura ou alicate. Seque o mais rápido possível para manter o sabor e a cor. Um local aquecido (mas não muito quente) é o ideal.

Seque as ervas em um suporte com furos. Se preferir, faça um suporte com uma moldura de madeira coberta com musselina. Retire as folhinhas dos ramos, coloque uma camada sobre o suporte e vire de vez em quando.

Quando as folhas secarem e ficarem quebradiças, esfarele levemente com as mãos, coloque em vidros fechados e conserve em local escuro e arejado. Elas devem manter o sabor por até um ano.

Dicas

- Se alguma das folhas estiver levemente úmida na hora de guardar no vidro, há risco de formar mofo. Verifique o vidro nos primeiros dias e, se vir sinais de umidade, retire a erva e deixe secar mais um pouco.
- A secagem intensifica o sabor da planta, deixando-a três ou quatro vezes mais forte do que ao natural. Então, ao cozinhar, use de forma mais comedida.
- Algumas ervas indicadas para secar são: sálvia, alecrim, louro, hortelã, tomilho, manjerona e salsinha.

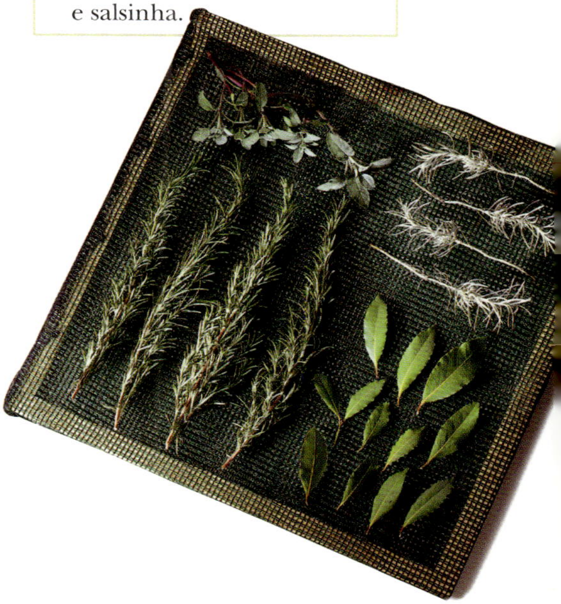

LEIA O RÓTULO

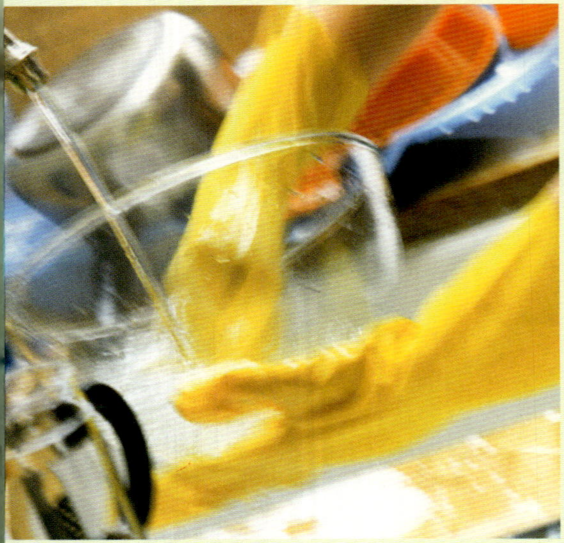

A poluição do ar em locais fechados é um problema crescente. A maioria das pessoas chega a passar 90% do tempo entre quatro paredes, o que se torna um complicador para nossa saúde.

O ar dentro de locais fechados pode ser prejudicado por uma série de elementos: desde a presença de um fumante até o uso de chapas de aglomerado que levam formaldeído na fabricação. Mas, de acordo com a Agência de Proteção Ambiental dos Estados Unidos (EPA, sigla em inglês), a maior causa da poluição interna é o uso de produtos de limpeza.

Produtos de limpeza

Para suprir a crescente demanda por seus produtos, os fabricantes acabam usando combinações de substâncias químicas que podem ser altamente tóxicas. Muitos desses componentes evaporam ou liberam gases nocivos e, se um produto tira em instantes a gordura acumulada em anos em um azulejo de cozinha, imagine o que ele pode fazer com suas células ao ser inalado...

É importante, portanto, ler bem os rótulos para saber exatamente o que você está usando. A tabela ao lado lista algumas substâncias que podem ser tóxicas.

Toxicidade

É possível saber se um produto é tóxico se algumas das palavras abaixo aparecer no rótulo:

Corrosivo

Cuidado

Inflamável

Irritação

Perigo

Tóxico

Produto	Cuidado com	Efeitos na saúde
Desodorizadores e lustra-móveis	Perfume	Está relacionado à ocorrência de asma, enjoo, mudanças de humor, irritações na pele, irritabilidade, lapsos de memória, letargia.
Multiuso	Álcool (incluindo etanol, metanol e isopropanol)	Náusea e vômito se ingerido. Também encontrado em detergentes e limpa-vidros.
	Glicol-propileno	Irritante e imunotóxico. Também pode ser encontrado em desinfetantes.
	Tripolifosfato de sódio	Pode irritar a pele, os olhos e os pulmões. Também pode ser encontrado em detergentes.
Para limpeza do banheiro	Cloro	Pode irritar a pele, os olhos e os pulmões. A maior causa de intoxicações em crianças. Também presente em desinfetantes e tabletes de sabão para lava-louças.
	Paradiclorobenzenos	Irritam os olhos, o nariz e o sistema nervoso central. Encontrado em sprays antimofo e desodorizadores.
	Fenol	Muito perigoso, há suspeitas de ser cancerígeno; é fatal se ingerido. Também presente em desinfetantes.
Desengordurantes	2-butoxietanol	Pode causar danos ao fígado, aos rins e ao sistema nervoso. Encontrado em limpa-vidros e produtos multiuso.
Lustra-móveis	Formaldeído	Muito tóxico; cancerígeno, também é encontrado em produtos multiuso, desinfetantes e desodorizadores.
Limpa-vidros	Amônia	Fatal se ingerida. Também encontrada em produtos para piso, lustra-móveis, metais e desinfetantes.
Removedores de ferrugem e limpa-limo	Ácido clorídrico	Corrosivo, irrita a pele e os olhos. Também encontrado em desinfetantes e polidores de metal.
Polidores de metais e para couro	Nitrobenzeno	Causa descoloração na pele, prejudica a respiração, causa vômitos, anomalias no feto e morte.
Limpa-forno	Soda cáustica e nafta	Podem causar danos sérios ao estômago e ao esôfago se ingeridos. Também encontrados em desinfetantes.
Tira-manchas e fluidos de limpeza a seco	Tricloroetano	Pode causar danos aos rins e ao fígado. É entorpecente. Encontrado em polidores de metal e desengordurantes.

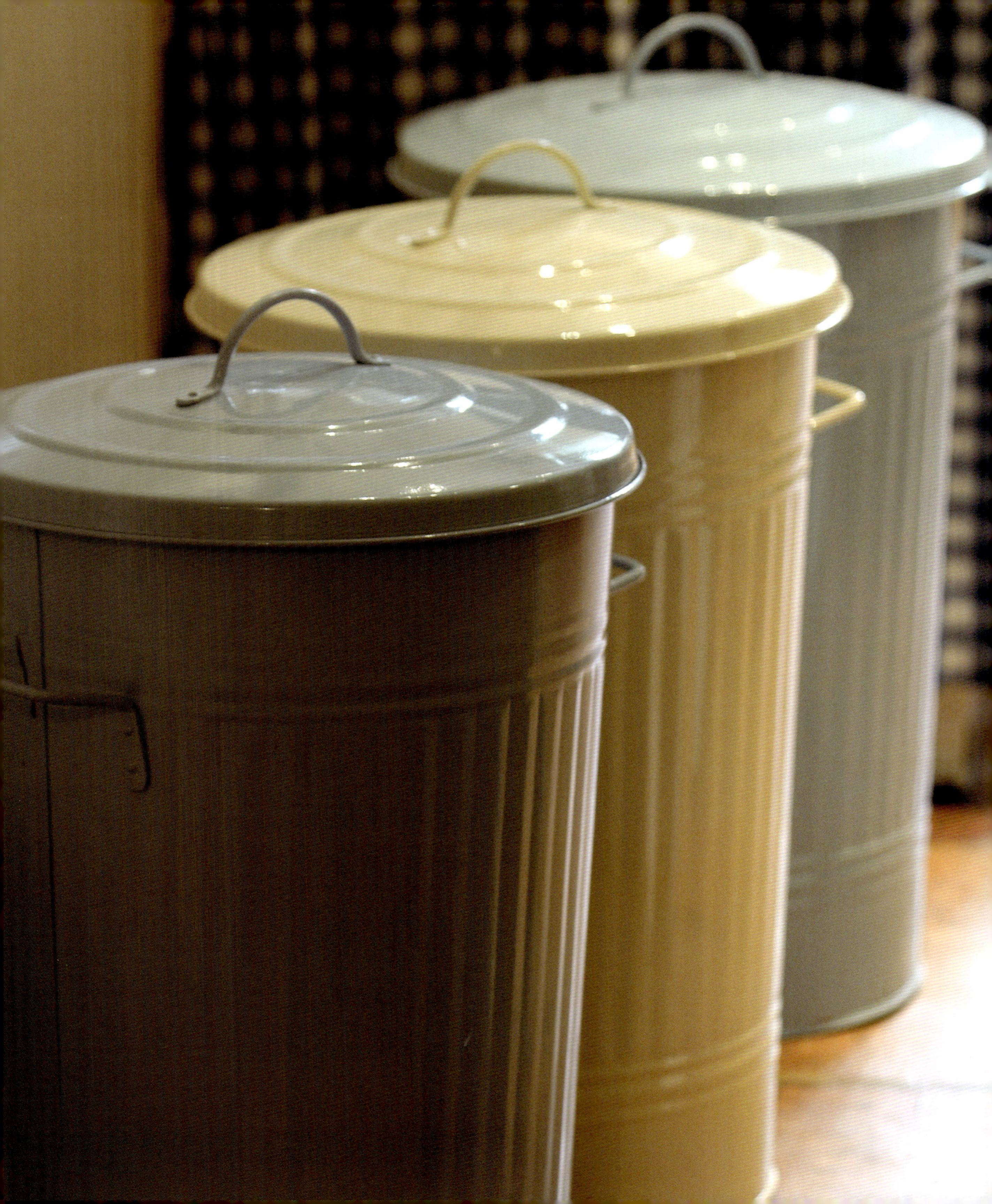

REDUZA, REUTILIZE, RECICLE

Em média, um cidadão comum joga fora a quantidade de lixo equivalente ao seu peso a cada três meses. O nosso lixo doméstico exige a construção de aterros sanitários, aumenta a necessidade de transporte por caminhões e cria problemas de poluição. Portanto, nada mais óbvio do que diminuir a quantidade de lixo que produzimos.

Ultimamente tem havido um grande esforço para convencer as pessoas a reciclar. Mas essa não é a única maneira de diminuir a quantidade de lixo. Foque nos "três erres": reduza, reutilize, recicle.

Reduza o lixo

Uma das melhores coisas que podemos fazer pelo meio ambiente é produzir menos lixo. Quase tudo o que descartamos vem daquilo que compramos. Portanto, a atitude deve começar no próprio consumo: quase 75% do lixo é composto de embalagens.

- Escolha produtos com pouca ou nenhuma embalagem.
- Compre frutas e verduras sem embalagem e não as coloque em saquinhos plásticos, mas diretamente numa bolsa de compras ecológica.
- Compre embalagens maiores; muitas vezes dois pacotes produzem mais lixo que um, ainda que grande.
- Evite embalagens avulsas individuais. Coloque as porções em recipientes herméticos.

Sacolas para compras

Reduza

- Em vez de usar as sacolas de plástico do supermercado, use bolsas de pano bem resistentes, especiais para carregar compras. Se for comprar pouca coisa, use uma mochila para distribuir bem o peso nas costas. Utilize a sacola plástica apenas quando necessário. Caso seja um item pequeno, coloque direto na bolsa.

Reutilize

- Mantenha algumas sacolas no carro ou na bolsa e reutilize quando comprar alguma coisa.
- Em vez de comprar sacos de lixo, reutilize as sacolas que pegar nos supermercados ou lojas.
- Doe embalagens e sacolas para pequenas lojas que podem reutilizá-los.

Recicle

- Somente descarte as sacolas quando elas estiverem bem gastas. Sejam de plástico ou papel, recicle.

Reutilize

Muito do que é descartado pode ser reaproveitado.

- Reutilize a água do enxágue da máquina de lavar roupa. Em vez de deixar o cano flexível que dá vazão da água da máquina conectado ao cano de esgoto, coloque-o no tanque. Quando a máquina estiver enxaguando a roupa, colete a água com baldes e utilize-a para lavar banheiro, quintal, panos de limpeza etc.
- Reaproveite garrafas de água mineral, preenchendo-as com água do filtro em vez de comprar outra garrafa. Lave-as com frequência para não acumularem microrganismos.
- Doe roupas para entidades e instituições de caridade. Não as jogue fora.
- Sempre doe ou troque roupas de crianças, pois elas perdem as peças rapidamente.
- Há muitas pessoas e instituições interessadas em doações de móveis. Informe-se.

Recicle

Os termos reutilizar e reciclar são muitas vezes usados como sinônimos, o que é um equívoco. Reciclar significa transformar algo. O papel, por exemplo, primeiro é lavado para retirar toda a tinta e depois batido e prensado para formar novas folhas. Alguns plásticos são transformados em novas fibras, que podem ser transformadas em tecidos, sacos de lixo, material de jardinagem etc. Vidro e metal são derretidos e remodelados. Uma lata de alumínio, por exemplo, se reciclada, usa apenas 5% da energia utilizada para fazer uma lata nova. A energia poupada é suficiente para deixar uma tevê ligada por duas horas. Caso seu condomínio não faça coleta seletiva ou você more em uma casa e a sua rua também não faça, procure um local de coleta e leve quando tiver juntado um volume grande. Confira ao lado o que pode ser reciclado.

A melhor opção, portanto, é reutilizar o máximo possível e investir na reciclagem. Lembre-se sempre de comprar produtos reciclados em vez dos convencionais, afinal a existência desses produtos depende da existência de consumidores interessados.

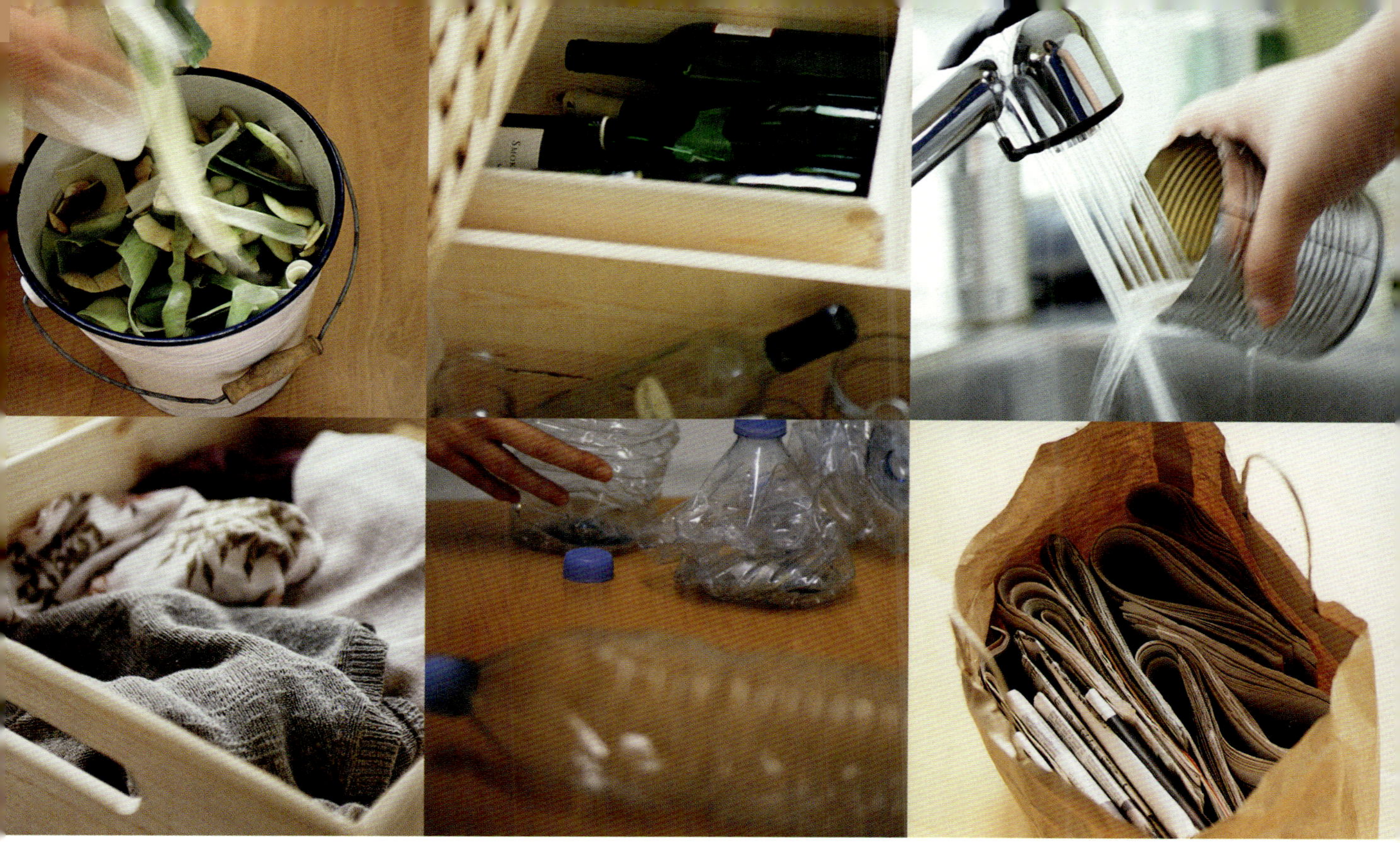

O que pode ser reciclado?

■ **Papel e papelão** Essa prática não apenas ajuda a salvar árvores, mas economiza bastante água e energia.

■ **Vidro** Pode ser reciclado infinitamente.

■ **Plástico** A maioria das garrafas de plástico é de PET, que é reciclável. Procure um triângulo e o número 1 na base da garrafa; algumas têm a letra C.

■ **Tecidos** Informe-se sobre lugares que recolhem tecidos que podem ser reciclados por indústrias de tecelagem.

■ **Baterias e pilhas** As substâncias usadas em sua fabricação podem contaminar o solo e a água. Por isso, descarte-as apenas em locais apropriados (alguns estabelecimentos comerciais fazem essa coleta).

■ **Metal** As embalagens de alumínio são os itens recicláveis mais valiosos.

■ **Lixo orgânico** Se você possui um jardim ou área externa para plantar, coloque o lixo orgânico numa composteira e adube as plantas.

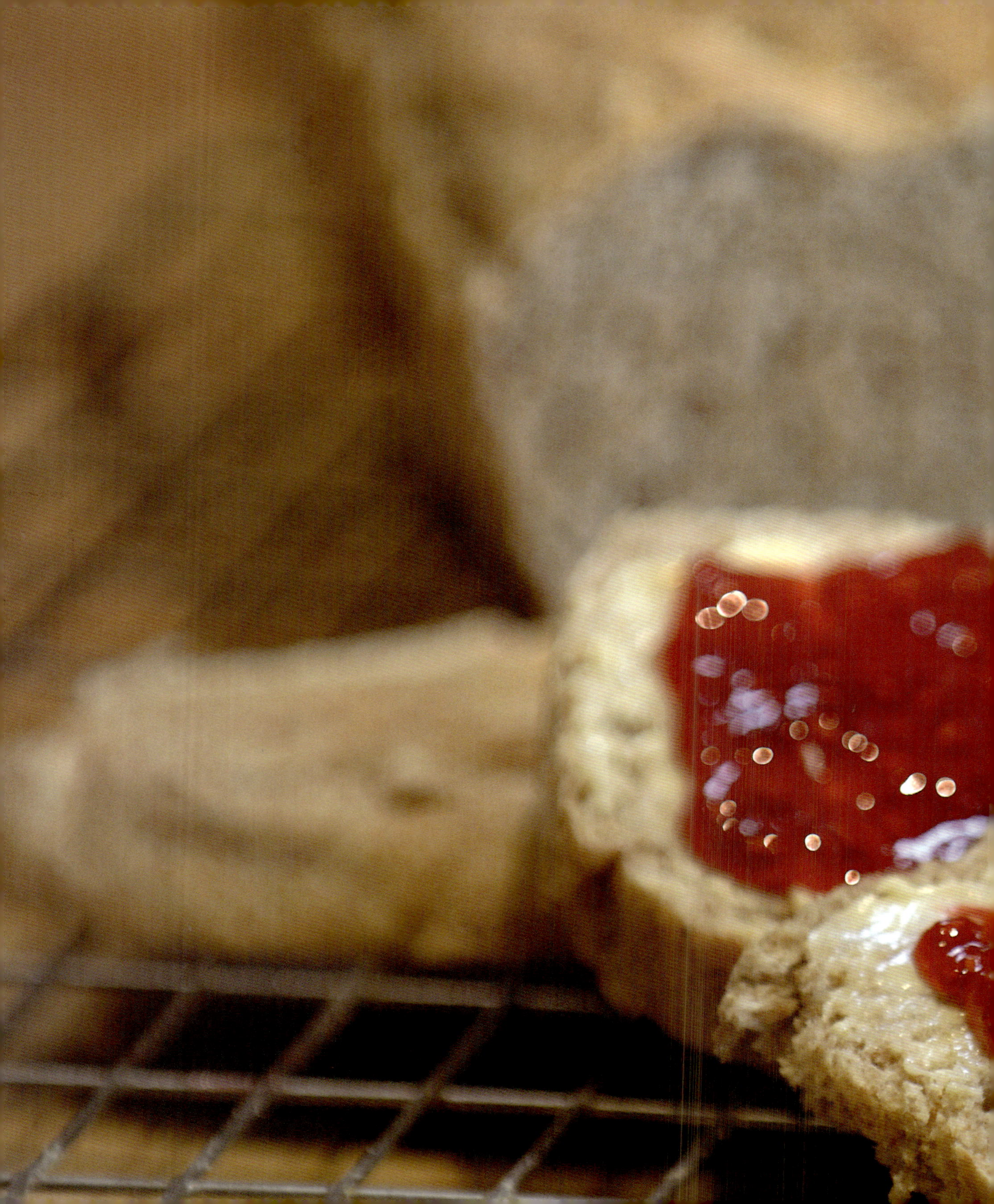

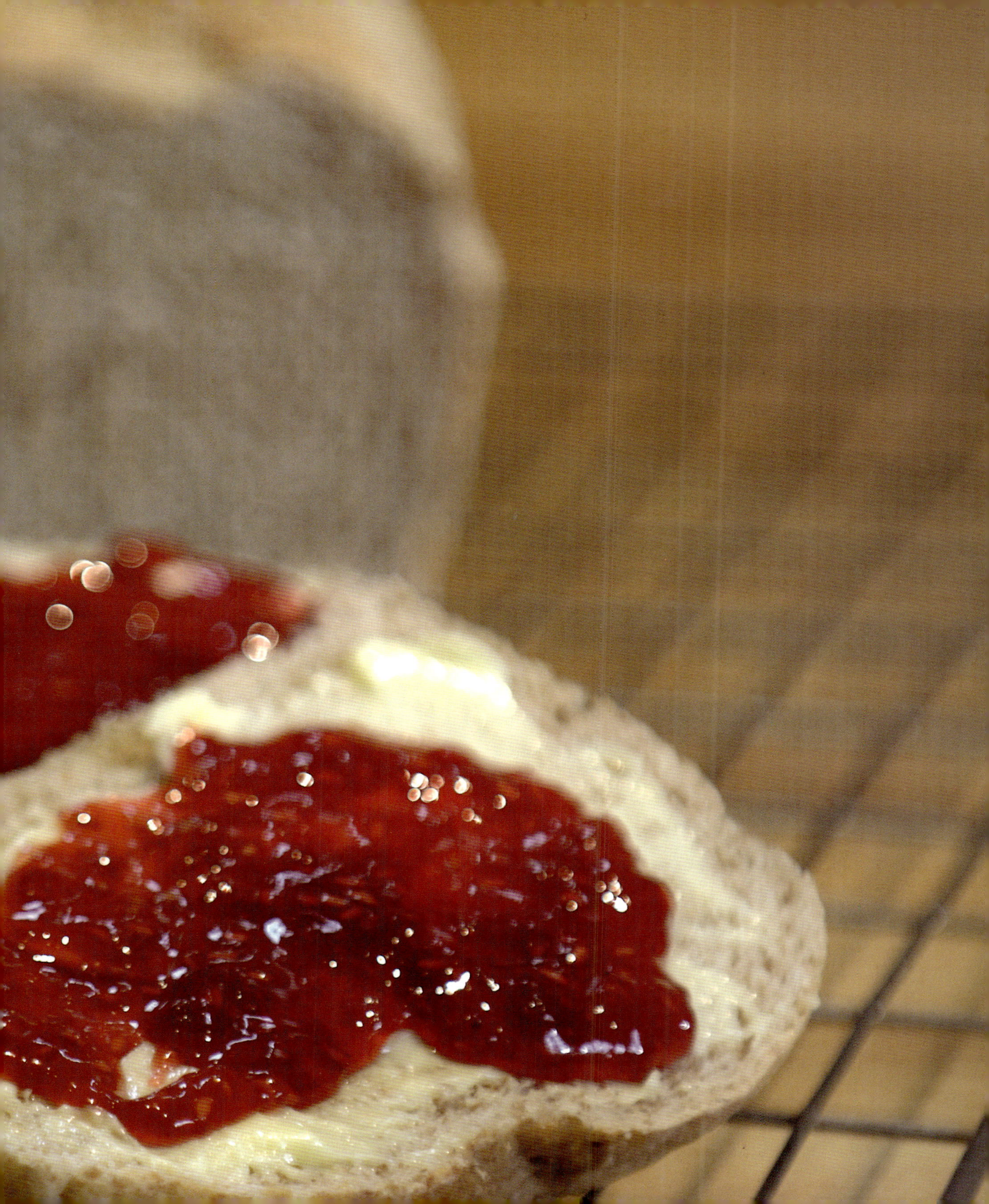

FAÇA PÃO CASEIRO

Faça seu próprio pão orgânico, assim você terá o controle de todos os ingredientes que estão sendo usados. A farinha de trigo comum e o fermento fresco fazem o mais simples dos pães; experimente diversas variedades de farinha para criar pães com diferentes texturas. Procure utilizar sempre farinha orgânica.

A farinha de trigo contém proteínas – glutamina e gliadina – que, combinadas com água e amassadas, produzem glúten, uma outra proteína que aprisiona o dióxido de carbono produzido pelo fermento, fazendo o pão crescer. É impossível seguir estritamente uma única receita de pão para todos os casos, já que farinhas diferentes absorvem diferentes quantidades de água. Os tempos de crescimento também podem variar dependendo do aquecimento. Na receita a seguir, pode ser que haja a necessidade de mais água; a massa perfeita tem textura macia mas firme, e é fácil de manusear.

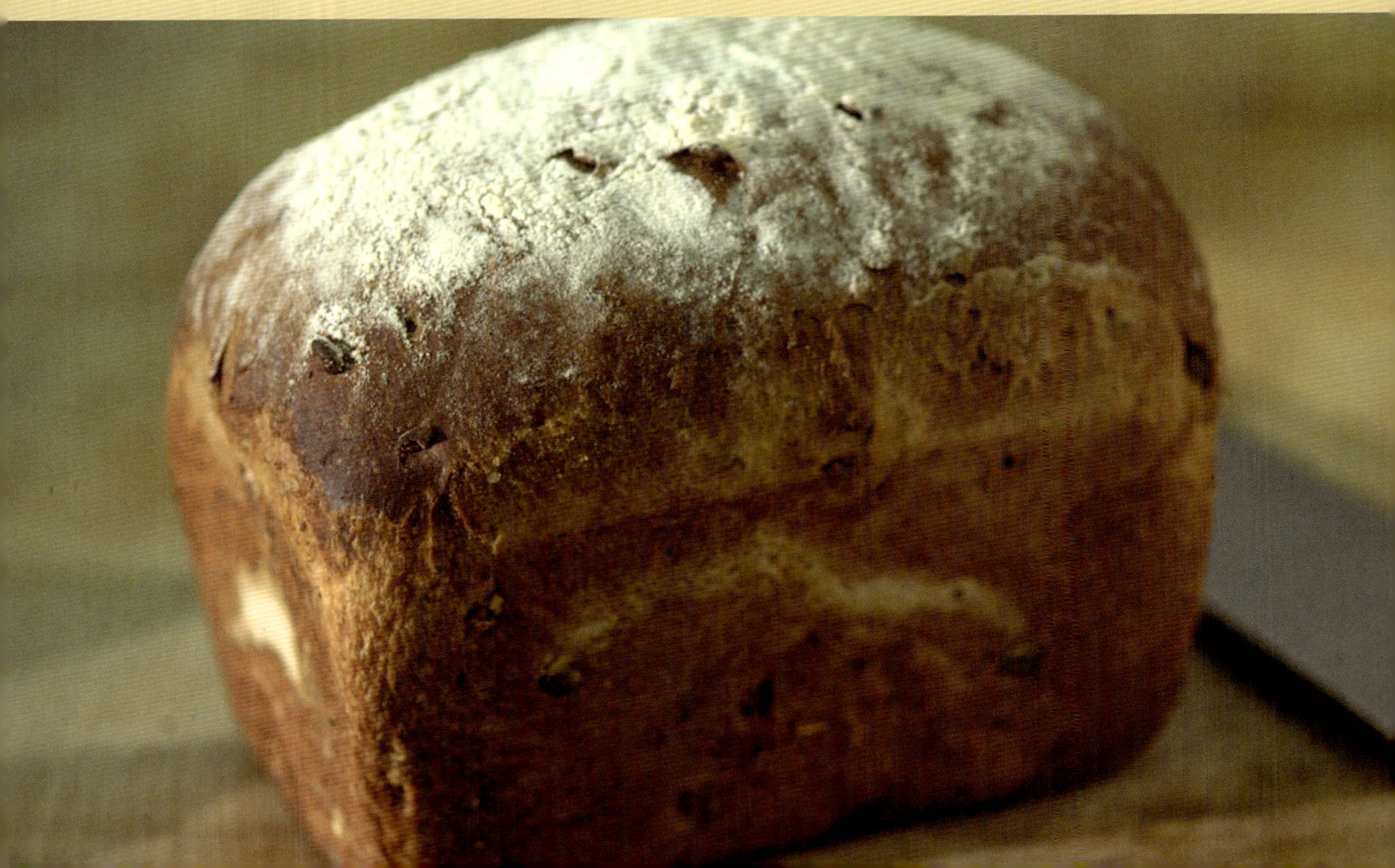

Pão integral (faz três pães)

Ingredientes

1,35 kg de farinha de trigo integral
1 colher (chá) de sal
45 g de fermento fresco em tablete
1 colher (chá) de mel
850 ml de água morna
3 fôrmas de pão

Modo de preparo

- Coloque a farinha e o sal em uma tigela. Misture e abra um buraco no meio.
- Acrescente o fermento em pedacinhos, o mel e 100 ml da água no buraco. Misture. Deixe em local aquecido por 15 minutos.
- Junte devagar o restante da água, até obter uma massa pegajosa, mas firme.
- Vire a massa e sove suavemente por 10 minutos. Transfira para uma tigela limpa, cubra e deixe descansar por cerca de 1h30, até dobrar de tamanho.
- Divida a massa em três pedaços iguais e modele. Coloque nas fôrmas untadas com óleo e cubra. Deixe crescer por mais 40 minutos. Preaqueça o forno a 220ºC.
- Leve os pães ao forno por 40 minutos, retire e desenforme. Bata na superfície com os nós dos dedos: se não soarem ocos, asse por mais 10 minutos fora da fôrma.

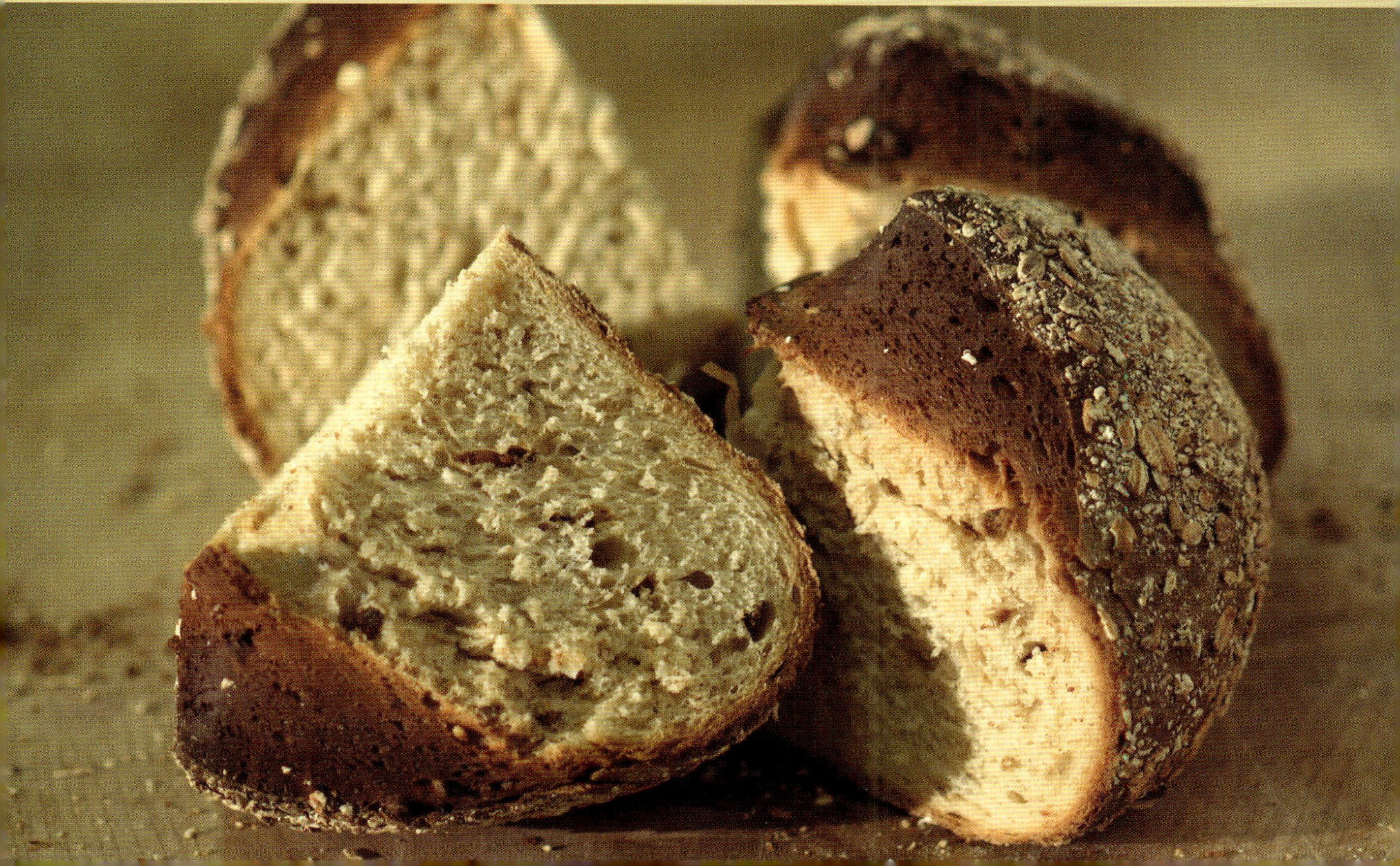

USE FRALDAS DE PANO

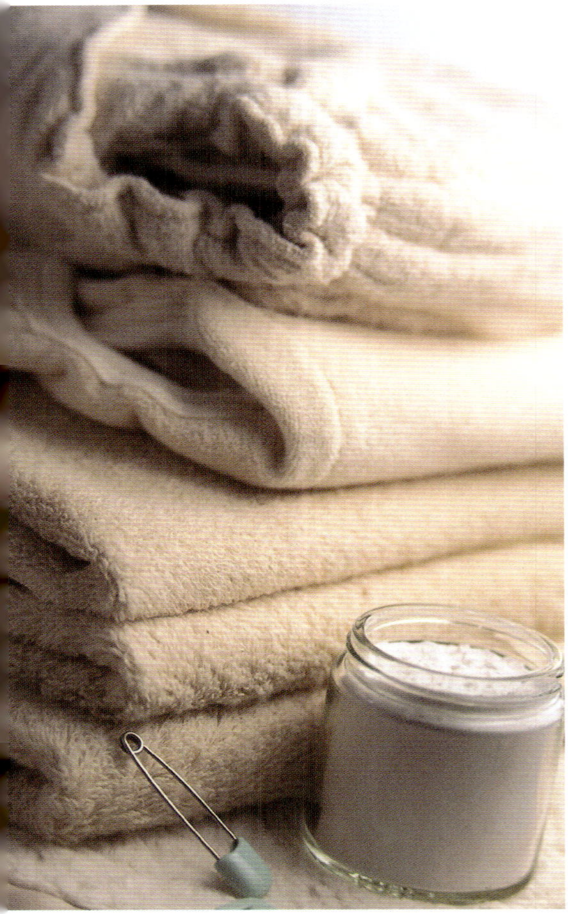

Quando as fraldas descartáveis começaram a ser vendidas, pareciam uma ótima ideia. As mães disseram adeus às fraldas de pano e aderiram em massa às descartáveis. As fraldas naturais, entretanto, são bem melhores para a pele do bebê e para o meio ambiente.

As fraldas descartáveis são feitas de fibras sintéticas com substâncias químicas para neutralizar os odores, descolorantes e dioxinas altamente tóxicas e nocivas para a pele do bebê e para a natureza: acredita-se que uma fralda de plástico leve 500 anos para se decompor.

Alternativas

A demanda por fraldas de pano vem crescendo, e a técnica empregada em sua fabricação evoluiu bastante. Elas podem ser feitas de algodão, lã, seda, cânhamo e até mesmo de fibras de bambu, podendo ser ajustáveis. Alguns modelos possuem fechamento regulável com velcro e revestimentos internos resistentes à água, que podem ser jogados no vaso sanitário. Muitas, inclusive, são até mais absorventes que as fraldas de plástico.

Alguns modelos de fraldas descartáveis estão em teste no exterior – são feitas de materiais biodegradáveis, sem cloro e outras substâncias químicas nocivas ao bebê, como géis absorventes e perfumes, mas no Brasil ainda não estão disponíveis.

Calcula-se que um bebê use aproximadamente 5 mil fraldas. Veja abaixo as vantagens de usar modelos feitos de fibras naturais:

Sem química Fraldas de pano não contêm aditivos químicos que prejudicam a pele do bebê. Alguns modelos de plástico contêm um gel superabsorvente conhecido como poliacrilato de sódio, que pode aguentar 30 vezes o seu peso em líquidos. Esse gel, porém, libera uma substância química similar ao estrogênio, que pode ser absorvida pela pele do bebê.

Alergias Como as fraldas atuais absorvem cada vez mais líquidos mantendo-se secas, muitas vezes os bebês ficam expostos mais tempo às substâncias liberadas pela urina, como a amônia, que pode irritar a pele e causar vermelhidão.

Economia As fraldas de pano devem ser lavadas como qualquer outra peça de roupa e podem ser reutilizadas até 200 vezes e depois reaproveitadas como panos de limpeza.

Ecologia Ao optarmos por fraldas de pano, também escolhemos uma opção mais ecológica, pois evita-se assim que milhares de fraldas sejam jogadas no lixo.

Plástico no lixo

- A fabricação de fraldas descartáveis – e o lixo que elas produzem – causa um grande estrago na natureza. O uso de fraldas descartáveis por uma criança corresponde a muitas árvores abatidas.
- Alguns vírus presentes nas fraldas sobrevivem por até duas semanas, podendo contaminar o solo e a água.
- Para produzir fraldas de plástico consomem-se cerca de três vezes e meia mais energia do que para fabricar fraldas de pano, além de oito vezes mais substâncias não renováveis e 90 vezes mais substâncias renováveis. Também produzem 60 vezes mais resíduos sólidos e usam 25% mais solo para cultivar os materiais presentes em sua composição.

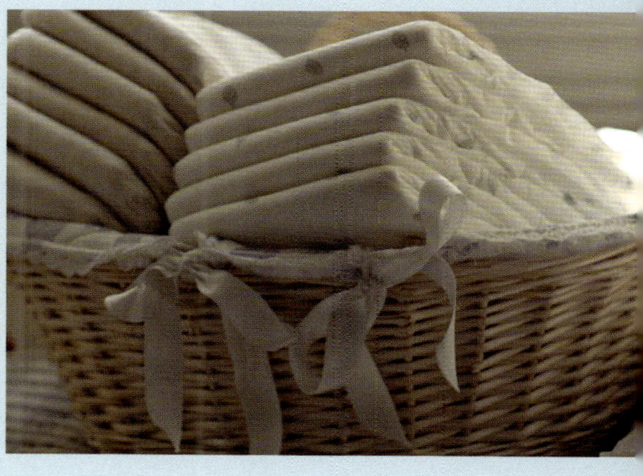

COLHA FOLHAS SELVAGENS

Se você não tem espaço suficiente para cultivar pouco mais do que algumas ervas e folhas, experimente colher algumas plantas selvagens comestíveis e acrescentá-las a sopas e saladas. Outra vantagem é que são de graça.

As folhas selvagens certamente não recebem nenhuma dose de agrotóxicos ou de fertilizantes, já que nascem espontaneamente. De sabor e texturas diferentes das folhas verdes comuns, pode ser necessário metade de um dia para a coleta, o que deve render folhas suficientes para preparar uma receita.

Coletar e comer folhas selvagens é uma ótima maneira de conhecer as plantas comestíveis de uma região e saber como nossos ancestrais se alimentavam. É possível encontrá-las em quase todas as épocas do ano, inclusive no inverno, em parques, reservas e florestas; apenas verifique se não há desequilíbrios ambientais na área em que for coletá-las.

A maioria das plantas selvagens tem gosto diferente, por isso experimente antes de fazer uma receita. As folhas de dente-de-leão, por exemplo, devem ser colhidas antes de surgirem as flores e têm sabor forte. Já as folhas de mirra são mais adocicadas e combinam bem com frutas.

Coleta e alimentação seguras

- Colha uma planta apenas se estiver 100% seguro de que ela é comestível. Procure se informar antes com guias botânicos, em livros e com pessoas que já estão acostumadas a coletar.
- Não colete em áreas expostas a substâncias químicas – como inseticidas e agrotóxicos. Também não vá próximo a rodovias.
- Descarte folhas amareladas ou murchas.
- Caso não conheça alguma espécie, experimente primeiro antes de elaborar alguma receita.

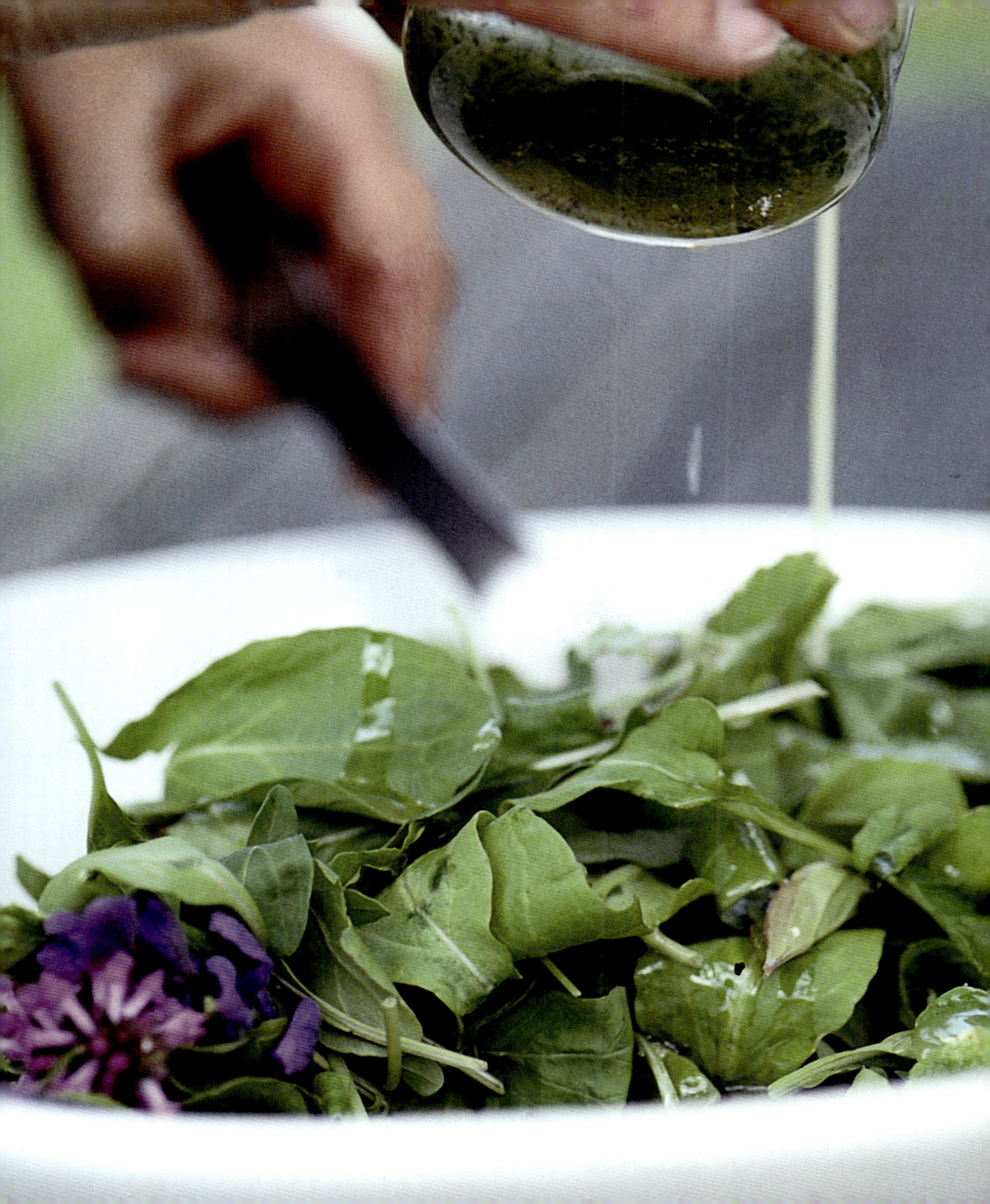

Doze boas opções

1 Morugem ***(Stellaria media)***
Use em saladas com outras folhas verdes. Outra opção é o capim-santo *(Cymbopogon citratus)*, de folhas longas e finas com bordas cortantes, muito usado em infusões para chá ou misturado em sucos.

2 Urtiga ***(Urtica dioica)***
Rica em vitaminas A e C, as folhas devem ser colhidas ainda novas e cozidas como espinafre. Use em sopas.

3 Erva-alheira ***(Alliara petiolata)***
Seu gosto lembra o alho. Use plantas jovens picadas para temperar saladas. Experimente também o dente-de-leão *(Taraxacum officinalis)*, cujas folhas têm gosto parecido com o almeirão. Faça refogado.

4 Tomilho selvagem ***(Thymus drucei)***
Colha quando as flores estiverem brotando e use em sopas e chás. Tem sabor mais suave do que o tomilho comum.

5 Agrião-menor ***(Cardamine hirsuta)***
Tem sabor adocicado e ácido. Use em saladas e sanduíches, bem como a tiririca *(Cyperus rotundus)*, que se espalha facilmente pelo solo e é considerada uma praga, mas cujas folhas podem ser utilizadas no preparo de chás.

6 Salsa de cavalo ***(Smyrnium olusatrum)***
Folhas picantes que podem ser usadas em saladas. A parte rosa do caule pode ser fervida e servida como os aspargos.

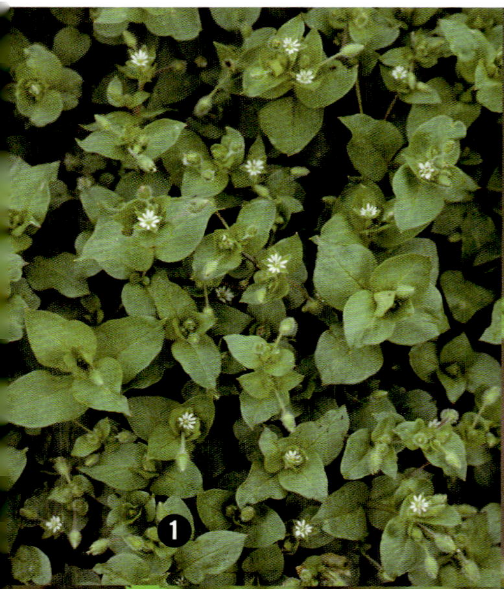

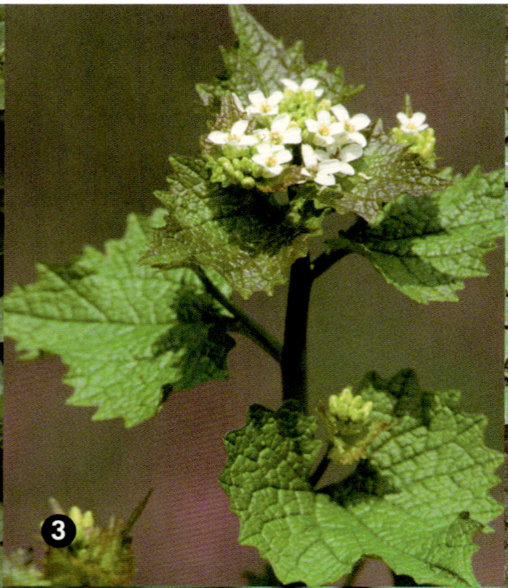

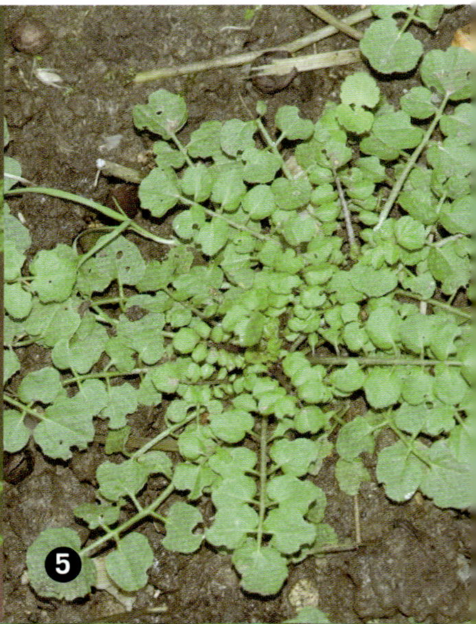

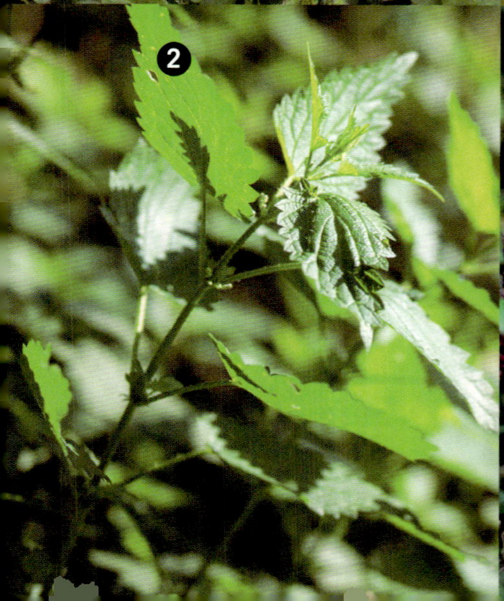

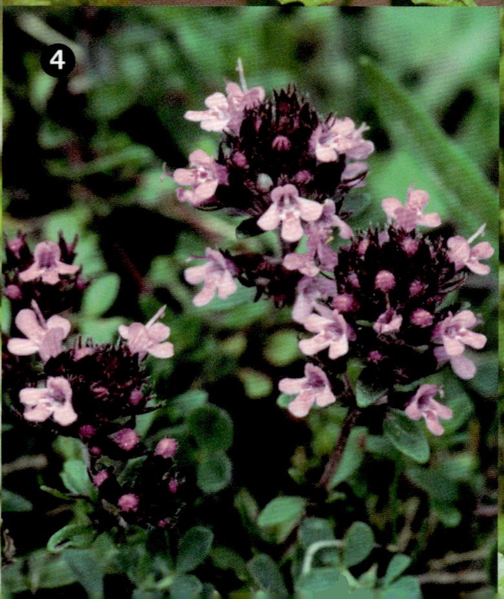

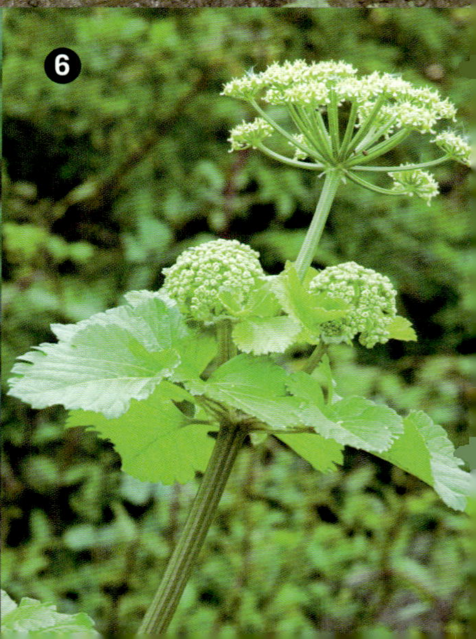

Procure também por salsa *(Petrosolium crispum)*, tanto as folhas como os talos realçam o sabor de vários pratos.

7 Azedinha ***(Rumex acetosa)***
Essa folha de sabor levemente azedo pode ser consumida crua em saladas e sanduíches.

8 Agrião-selvagem
(Rorippa nasturtium-aquaticum)
Seu gosto é muito similar ao agrião comum. Se quiser um sabor mais forte, opte pelas folhas mais velhas e escuras.

9 Good King Henry
(Chenopodium bonus-henricus)
Comum na Europa, deve ser cozida. No Brasil, procure por mastruz *(Chenopodium ambrosioides)*: as folhas podem ser batidas com leite, utilizadas como tempero em refogados ou mesmo como salada.

10 Lúpulo ***(Humulus lupulus)***
Consuma as folhas ainda jovens. Adicione a sopas e omeletes. Outra opção é a beldroega *(Portulaca oleracea)*, cujas folhas miúdas são um pouco ácidas e muito utilizadas em sopas.

11 Falsa-erva-de-santa-maria
(Chenopodium album)
Coma cozida, tal como folhas de espinafre. Procure também por pincel-de-estudante ou serralhinha *(Emilia sonchifolia)*. Come-se como salada ou refogada.

12 Funcho ***(Foeniculum vulgare)***
Corte as folhas bem jovens e use em pratos com peixe e salada de batata.

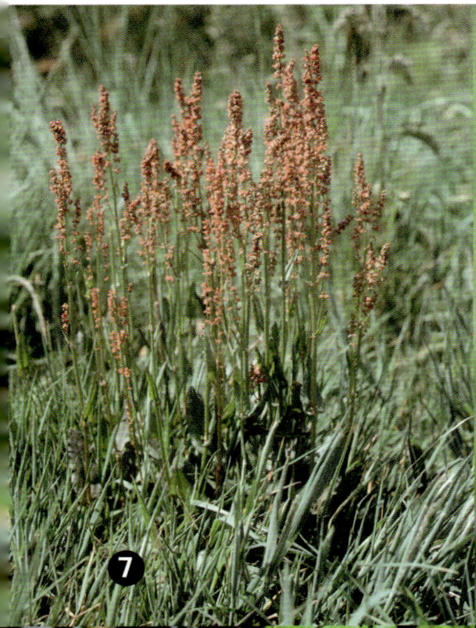

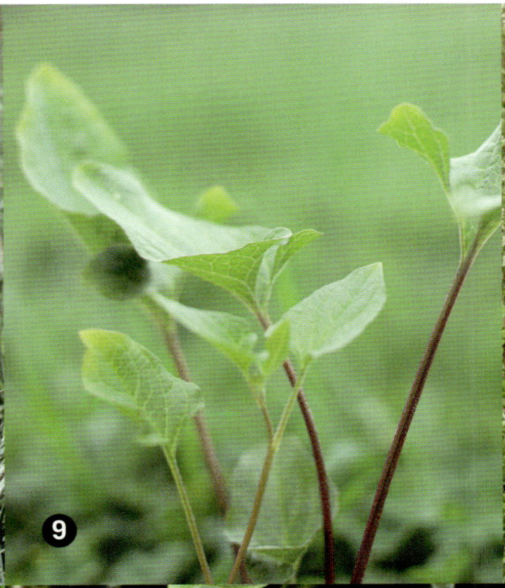

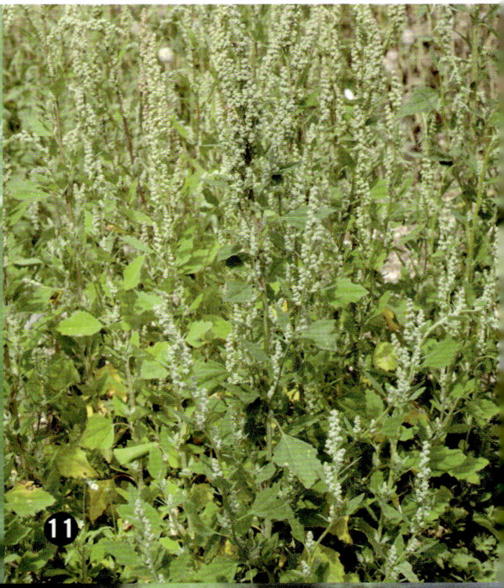

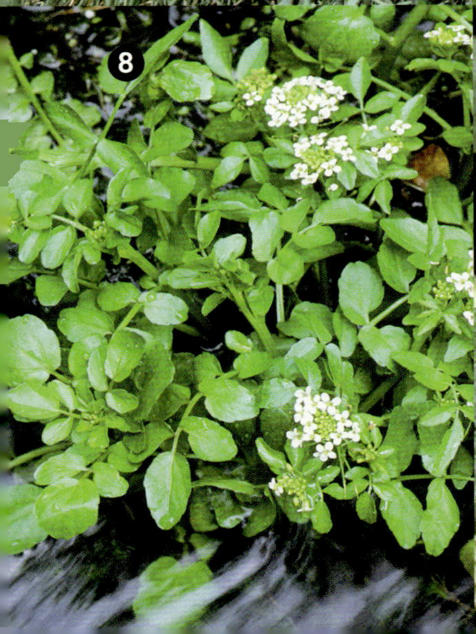

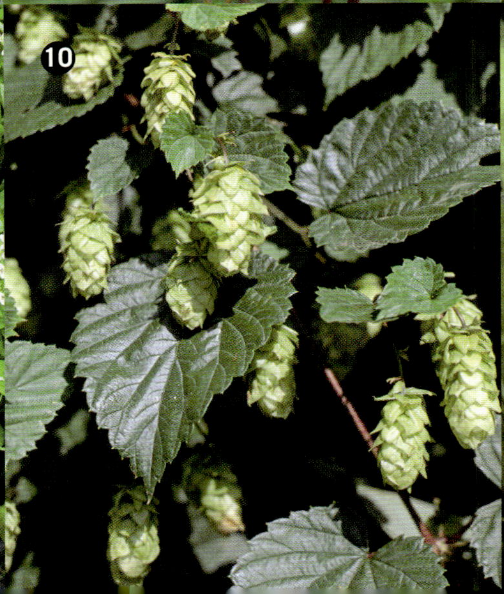

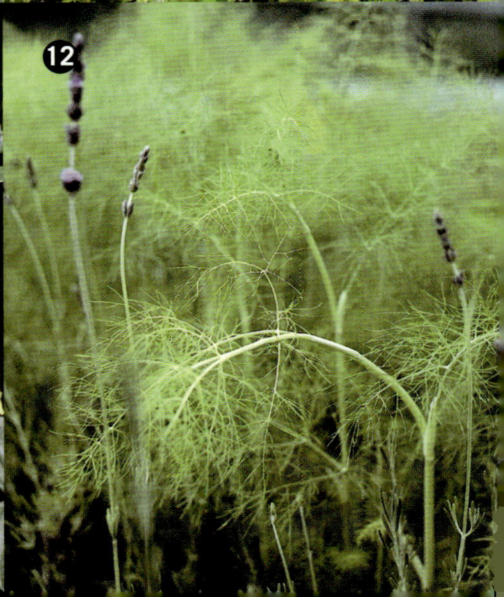

CUIDE DA PELE

Quanto mais simples os hábitos para cuidar da pele, melhor. Muitos produtos disponíveis no mercado têm mais de 20 substâncias sintéticas e não oferecem benefícios diretos. A maioria dessas substâncias apenas mantém a ligação entre ingredientes incompatíveis, como água e óleo, além de apresentar conservantes para que os produtos possam ficar um bom tempo nas prateleiras.

Ao comprar um creme industrializado, estamos adquirindo uma falsa solução rápida. O produto até pode trazer resultados em poucas horas, mas não consegue manter as mudanças no longo prazo.

Produtos orgânicos são feitos à base de misturas de ingredientes mais simples e funcionam de maneira diferente. Plantas cultivadas organicamente têm maior concentração de vitaminas e ácidos graxos – tudo o que sua pele precisa para nutrir-se e proteger-se.

Em vez de produtos à base de óleo mineral, derivados do petróleo, experimente usar óleos de plantas. Muitos deles, como o de jojoba, são similares aos óleos naturais da pele, por isso não irritam, não entopem poros e nutrem a pele profundamente. O mais vantajoso é que o preço costuma ser bem menor do que o de cremes industrializados.

Escolha produtos orgânicos

Se você ainda prefere comprar cremes prontos, opte pelas versões orgânicas. Pergunte em lojas especializadas de cosméticos se eles possuem produtos orgânicos: informe-se sobre marcas e onde podem ser encontradas. Evite usar cremes e loções com as seguintes substâncias:

- Butilparabeno (e qualquer outro parabeno)
- Parafina líquida
- Ciclometicone
- Perfume

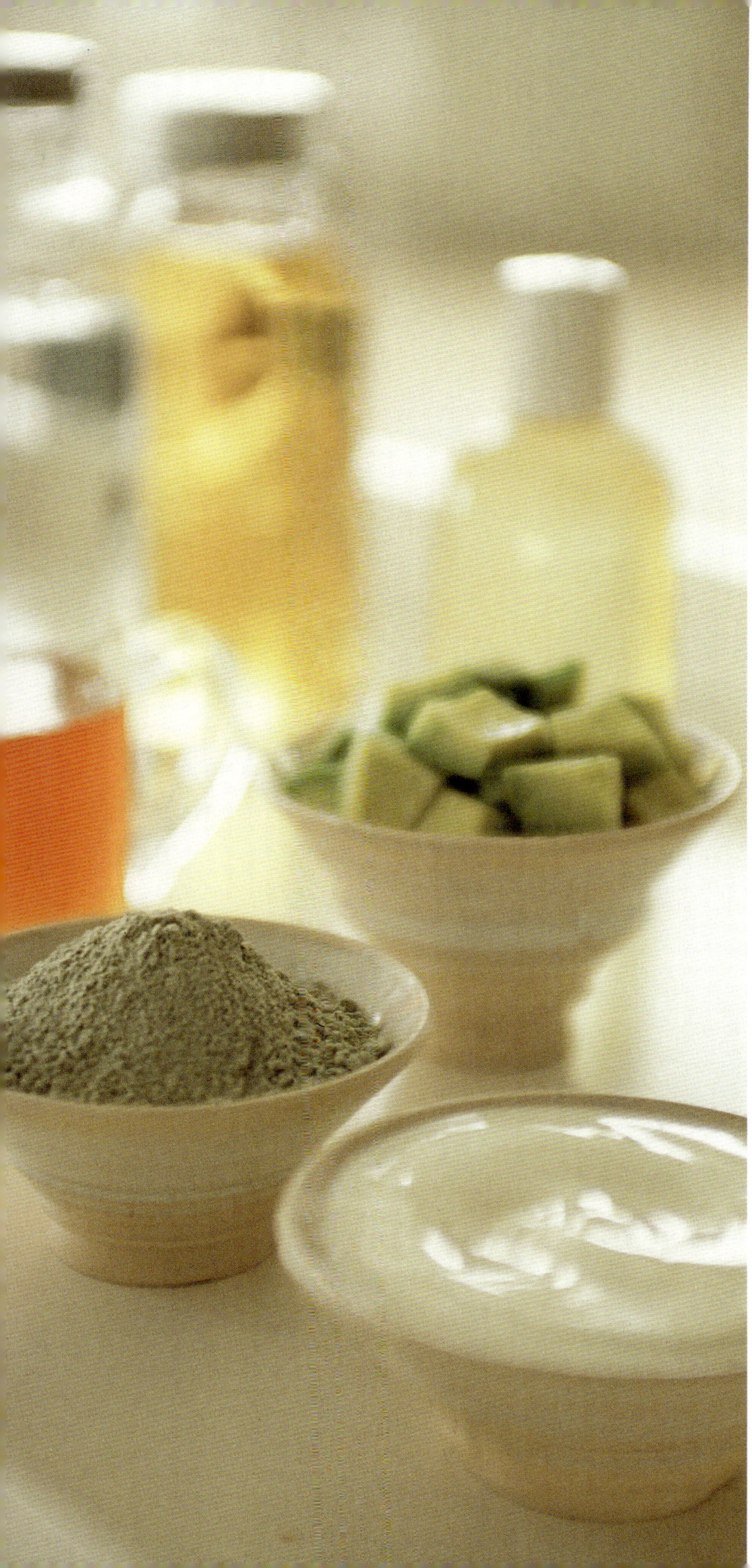

Óleos para a pele

Coloque uma pequena quantidade do óleo nas mãos úmidas e espalhe no rosto limpo para manter a pele limpa e protegida.

Para peles mais jovens

Óleo de damasco

Óleo de coco

Óleo de cânhamo

Óleo de gérmen de trigo

Azeite de oliva

Peles maduras

Óleo de abacate

Óleo de prímula

Óleo de rosa-mosqueta

Qualquer tipo de pele

Óleo de amêndoas

Manteiga de cacau

Óleo de emu

Óleo de jojoba

Óleo de tubarão

Receita caseira

Faça um creme esfoliante para o rosto e o corpo misturando um óleo natural (azeite de oliva é uma boa opção) com mel e açúcar. Se sua pele for sensível, use aveia em pó em lugar do açúcar. Não use produtos esfoliantes mais de uma vez por semana

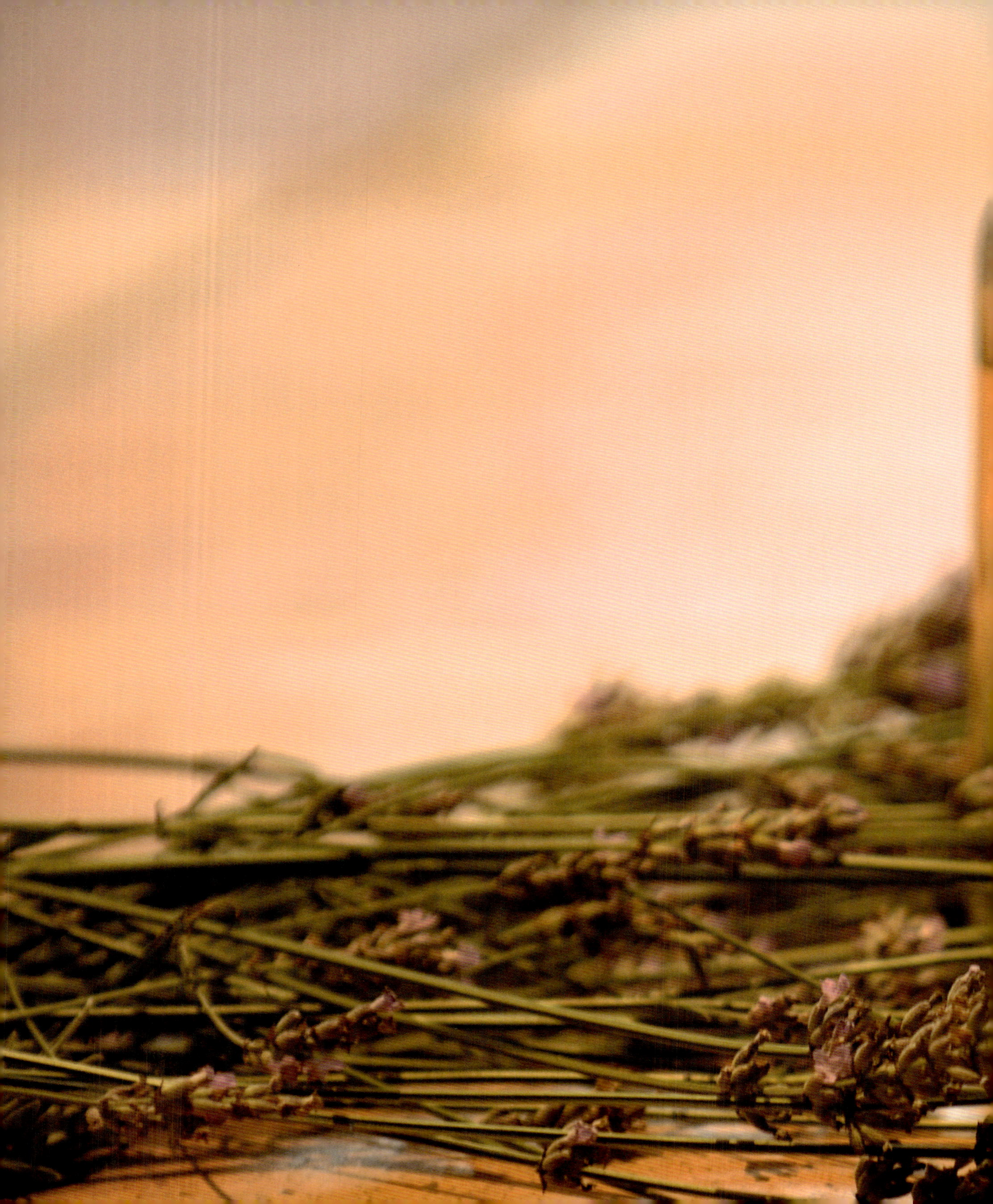

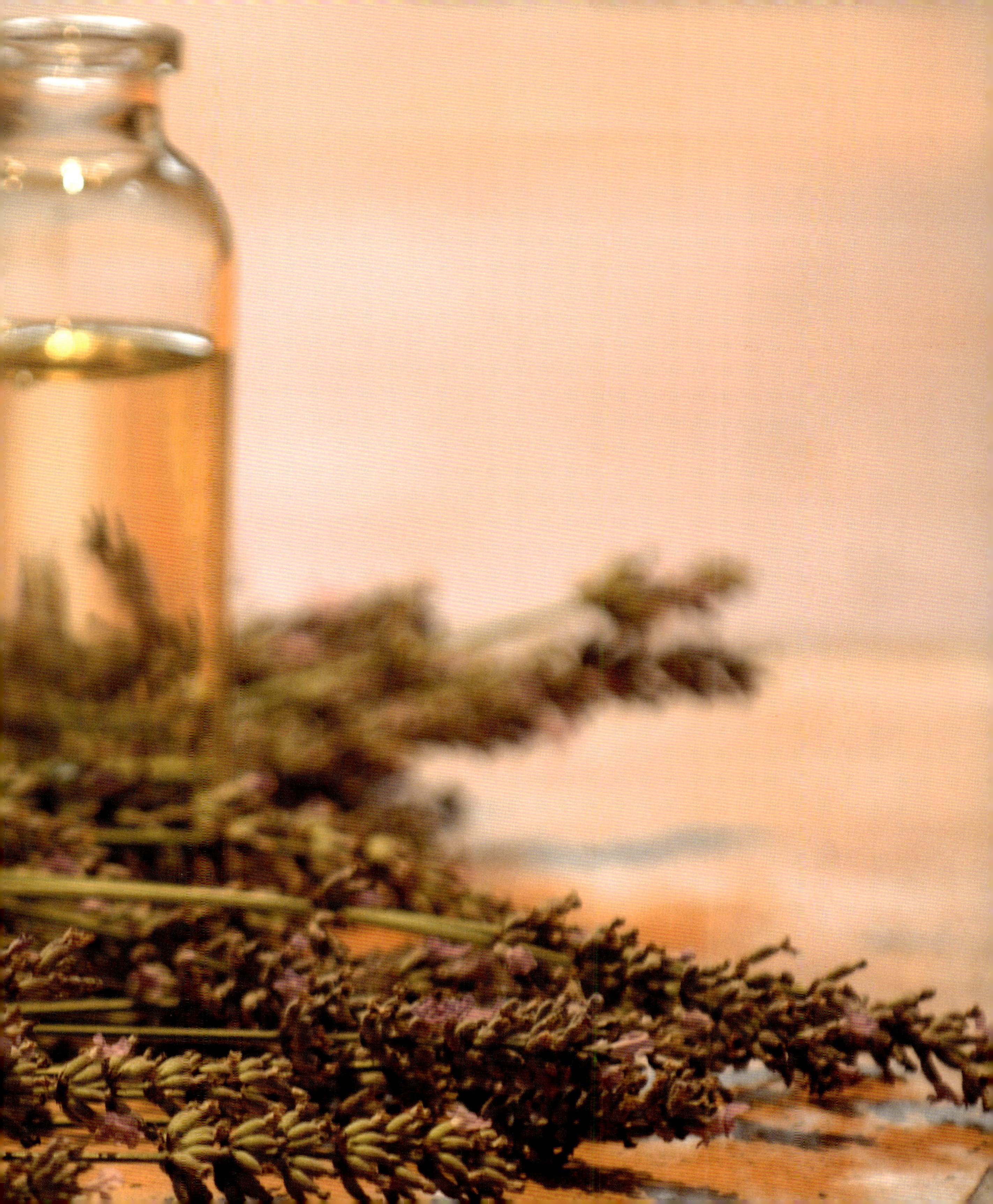

INSETICIDAS MAIS SEGUROS

Dividir a casa com ratos, baratas e outras criaturas desagradáveis pode ser extremamente aborrecido, além de perigoso em alguns casos. Mas antes de usar inseticidas e pesticidas comuns, experimente algumas alternativas.

Atualmente milhares de toneladas de inseticidas são usadas por ano. Entretanto, a eficácia desses produtos está relacionada ao grau de toxidade das substâncias químicas presentes na composição. Eles podem irritar os pulmões, ainda que não estejam rotulados como tóxicos (é importante lembrar de ler sempre atentamente o rótulo). Outro ponto é que nem todos os insetos são nocivos. Algumas aranhas, por exemplo, podem ser benéficas, já que se alimentam de moscas e mosquitos, enquanto algumas vespas comem pragas de jardim.

Princípios básicos

A primeira regra para conter a presença de insetos e outras pragas em casa é não criar o ambiente propício para eles. Vede todos os buracos e rachaduras nas paredes, pisos e rodapés, locais onde eles costumam se alojar. Se necessário, coloque também telas protetoras nas janelas e portas para evitar a entrada de mosquitos.

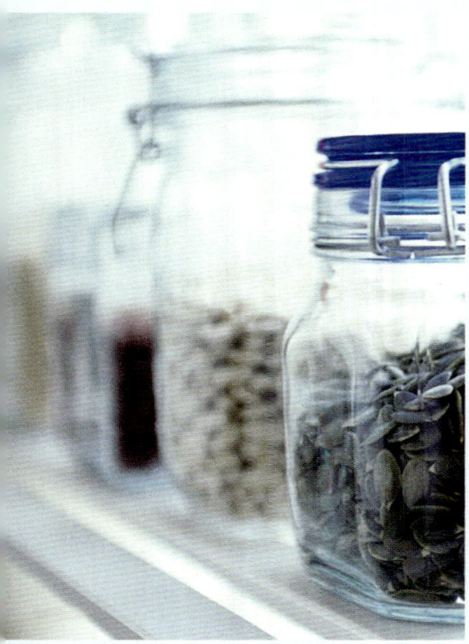

Medidas preventivas simples

- Mantenha alimentos que ficam fora da geladeira em recipientes bem fechados.
- Mantenha pisos e superfícies em ordem – limpe migalhas, líquidos e outros resíduos de alimentos imediatamente.
- Lave embalagens de comida antes de jogar fora.
- Mantenha as lixeiras tampadas, esvazie-as e limpe-as regularmente.

Se as quatro medidas anteriores não funcionarem, tente os seguintes métodos “menos tóxicos”.

Formigas

- Para impedir que elas entrem dentro da vasilha de ração do cachorro, coloque a tigela dentro de um prato com água.
- Coloque sálvia, gergelim, tomilho, folhas de louro picadas, páprica ou canela no caminho das formigas. No açucareiro, experimente pedacinhos de casca de limão.
- Ácido bórico e produtos à base de borato, disponíveis em lojas de jardinagem, são eficazes. O ácido bórico é bem menos tóxico do que os pesticidas comuns, mas é levemente tóxico se ingerido, portanto use com parcimônia.

Traças de roupas

- Lavar as roupas em alta temperatura mata os ovos e as larvas. Outra opção é pôr de molho com um pouco de água sanitária ou cloro
- Guarde as roupas de fibra natural dentro de sacos plásticos.
- Armadilhas de feromônio matam apenas as traças adultas, mas não ovos e larvas.

Mosquitos

- Proteja a si mesmo e ao ambiente. Em um borrifador, coloque 10 gotas de óleo essencial (experimente capim-limão, cedro, citronela ou eucalipto) para cada 115 ml de água e borrife no ar quando necessário.
- Mosquitos não gostam de vento: ligue o ventilador.
- Use mosquiteiros na hora de dormir.
- Evite recipientes com água parada, inclusive para se prevenir contra mosquitos da dengue.

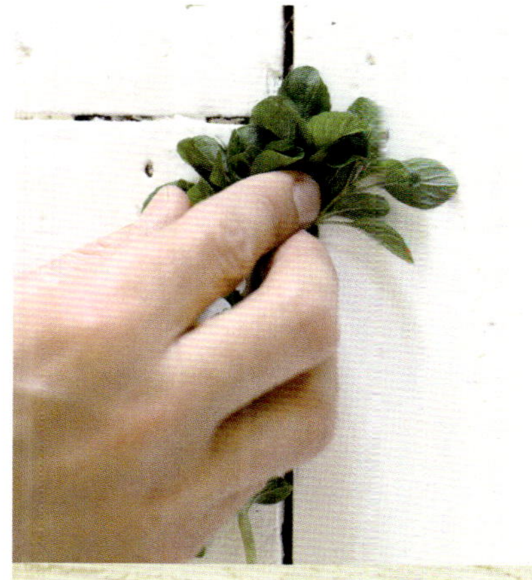

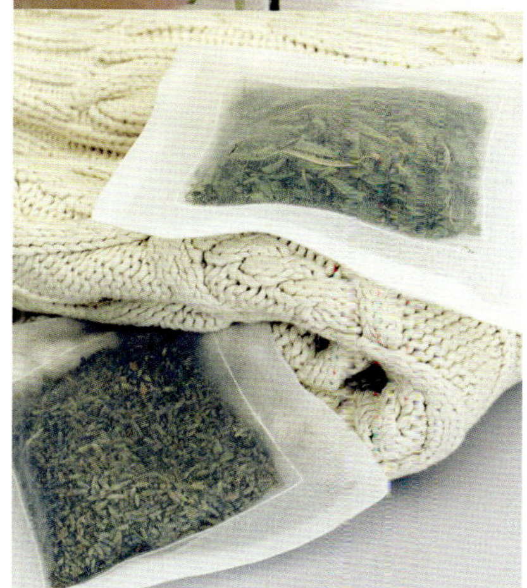

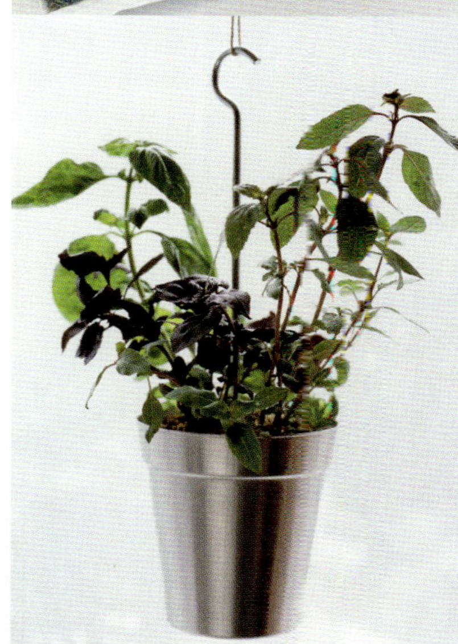

Coleira antipulgas natural

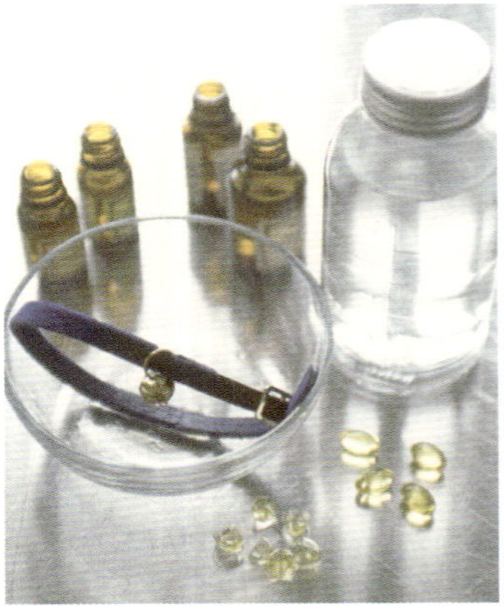

1 coleira de feltro

Misture:

2 colheres (sopa) de álcool

1 colher (sopa) de óleo essencial de alecrim

1 colher (sopa) de óleo essencial de verbena

1 colher (sopa) de óleo essencial de lavanda

1 colher (sopa) de óleo essencial de poejo

óleo de 4 cápsulas de alho

Deixe a coleira de molho na mistura e espere secar. O efeito dura um mês.

Roedores

- Há diversos modelos de ratoeiras disponíveis. Algumas são letais, outras permitem que o animal viva e possa ser levado a outro local.
- Gatos e cães das raças terrier mantêm os roedores longe.

Pulgas

- Use um pente para pulgas no seu animal de estimação. Afogue as pulgas que encontrar em água com sabão.
- Mantenha carpetes e roupas de cama bem limpos e passe o aspirador de pó com regularidade.
- Use óleos essenciais para fazer uma coleira antipulgas.

Caruncho de alimentos

- É comum o aparecimento de carunchos em cereais como o trigo. Feche bem e descarte os alimentos infestados.
- Os carunchos podem entrar em embalagens fechadas também. Portanto, atenção na hora de abri-las.
- Os carunchos podem andar pela parede antes de entrar nos alimentos. Se houver algum, retire com um pano.
- As traças que voam à noite para dentro de casa não oferecem risco.

Baratas

- Coloque ácido bórico em ralos e outros locais de onde podem sair baratas.
- Terra diatomácea é um pó que irrita a casca à prova de água das baratas e outros insetos, fazendo que ressequem e morram.

Moscas

- Use telas em janelas e portas para evitar a entrada de moscas.
- Use pedaços de musselina (tecido fino) sobre os alimentos para evitar que as moscas pousem.

Adesivo antimoscas e pernilongos

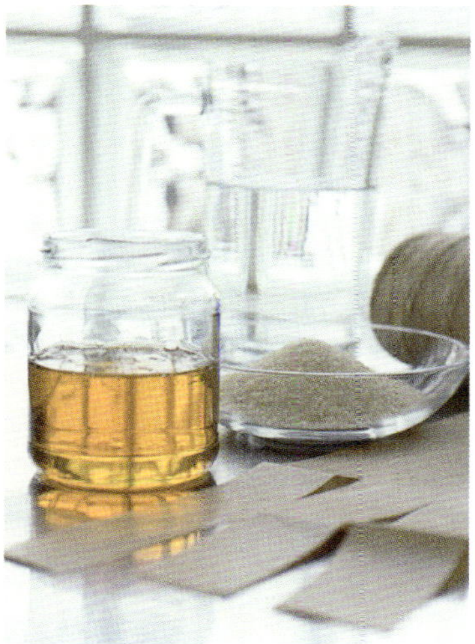

Misture quantidades iguais de açúcar, xarope de glicose e água. Ferva até engrossar, mexendo ocasionalmente.

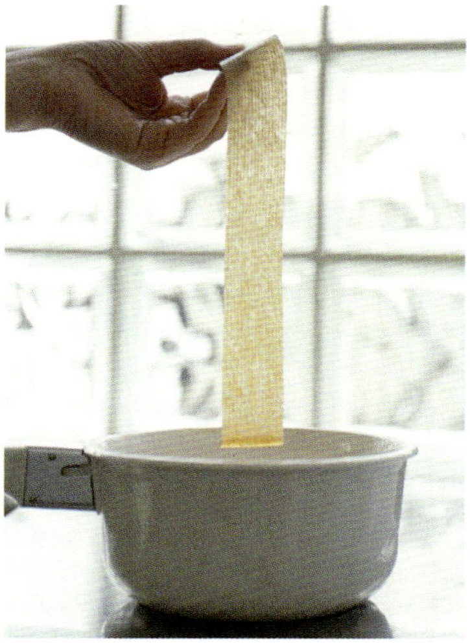

Deixe esfriar e mergulhe tiras de fita adesiva larga. Espere secar por 30 minutos.

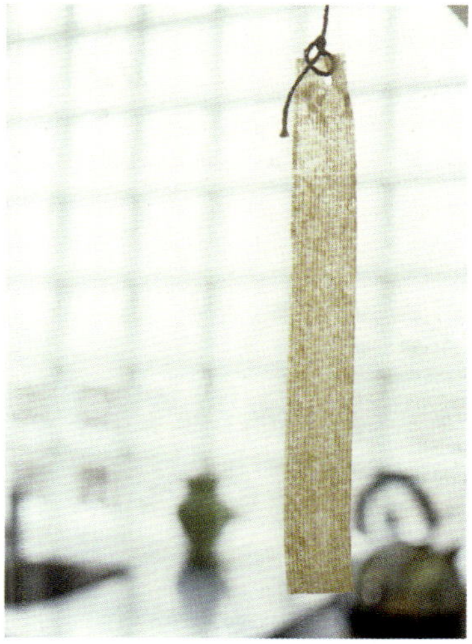

Pendure com um barbante. As moscas serão atraídas e ficarão presas na cola da fita.

- Espete alguns cravos-da-índia em metades de limão e espalhe pelo ambiente.
- Armadilhas como o adesivo antimoscas são eficientes. As versões caseiras (acima) não são tóxicas como as industrializadas.
- Luzes ultravioleta e outras armadilhas elétricas funcionam, mas gastam muita energia.

Vespas

- Não deixe doces e bebidas expostos.
- Compre ou faça uma armadilha: vespas gostam de doces, então coloque geleia e água numa garrafa e misture com 1 gota de detergente, que ajuda a matar as vespas.
- No inverno, vespas em seus ninhos tendem a morrer.

CULTIVE MORANGOS

Com técnicas adequadas é possível cultivar morangos, uma das frutas que mais recebe agrotóxico atualmente, em casa. O ideal é usar um vaso grande suspenso – evitando que algumas pragas, como lesmas, cheguem até a planta. Coloque em local de clima ameno que receba bastante luz, porém na sombra. Primeiro, a planta formará flores brancas e depois os frutos.

Uma boa dica é forrar o vaso com um material poroso, como um pedaço de juta. Depois, forre também com uma camada de plástico com furos.

■ Faça uma mistura de terra adubada e argila em quantidades iguais para preencher o vaso. Adicione um punhado de brita e farinha de osso (adubo orgânico feito a partir de osso triturado). Compre seis mudas para um vaso grande e plante no inverno. Regue sempre.

Quando as plantas começarem a crescer, use um fertilizante líquido rico em potássio a cada 10-14 dias. Mantenha a terra sempre úmida e regue todos os dias em épocas de calor.

Ao colher todas as frutas, não nascerão mais por algumas semanas. Após um período, elas formarão novas coroas, em preparação para o próximo ano. É possível que as frutas nasçam por três vezes. Depois, é necessário plantar novas mudas. Renove a terra adubada uma vez ao ano.

Na ponta dos caules do morango costumam nascer outros ramos. Se quiser plantar mais de um vaso, deixe um na frente do outro, sempre pendurados. Quando os novos ramos começarem a nascer no final do caule, coloque-os dentro do outro vaso, preparado da mesma forma que o primeiro (mas sem as mudas). Use um arame para fixar o caule, se necessário.

Após algumas semanas, quando as novas plantas tiverem criado raízes (puxe levemente para verificar), corte os ramos que as ligam à planta mãe.

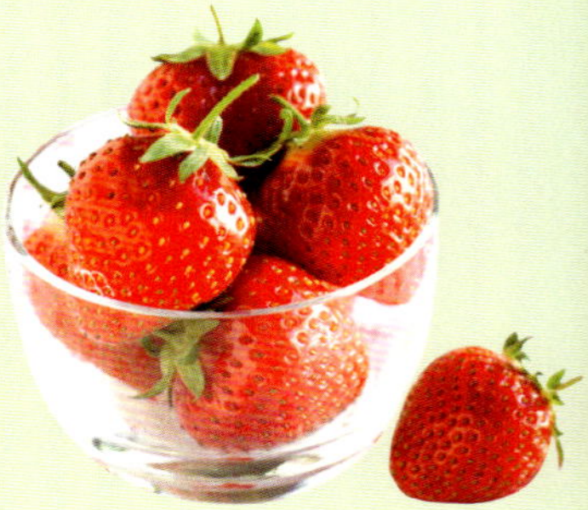

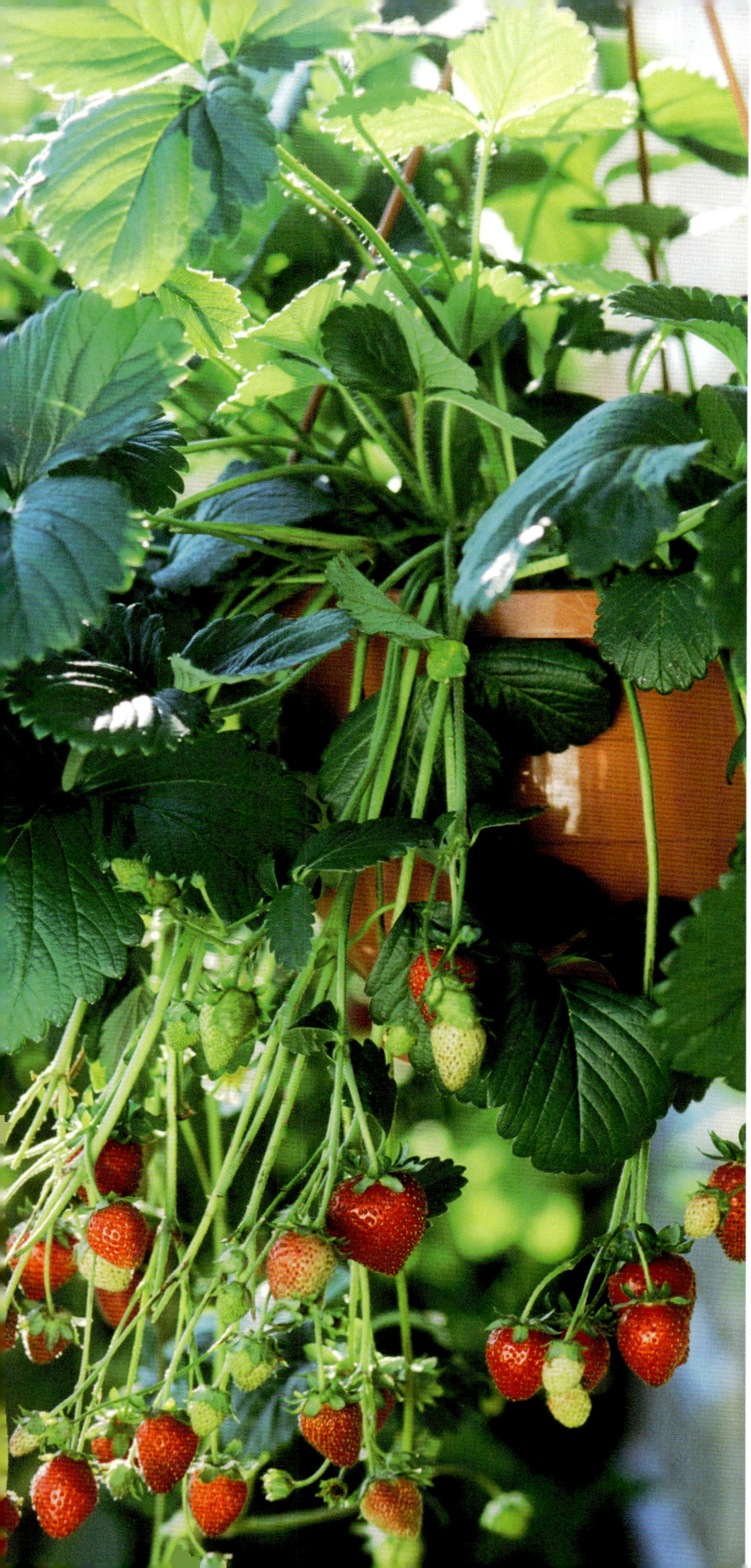

Cultive tomates

Se você não é muito fã de morangos, tente cultivar tomates-cereja. Há diferentes variedades, e todas podem ser plantadas em vasos suspensos.

- Cultive uma planta em um vaso pequeno (25 cm de diâmetro) ou três plantas em um vaso grande.
- Use terra à base de argila, hidrogel ou produtos similares para manter a umidade e brita para drenar o excesso de água.
- Use fertilizante específico para tomates de vez em quando.
- Regue com frequência, especialmente durante o verão e períodos quentes. Mas não encharque, pois o excesso de água faz o tomate rachar.
- Só colha quando estiverem maduros. No final da época de colheita, se ainda houver tomates, colha-os e deixe amadurecerem.

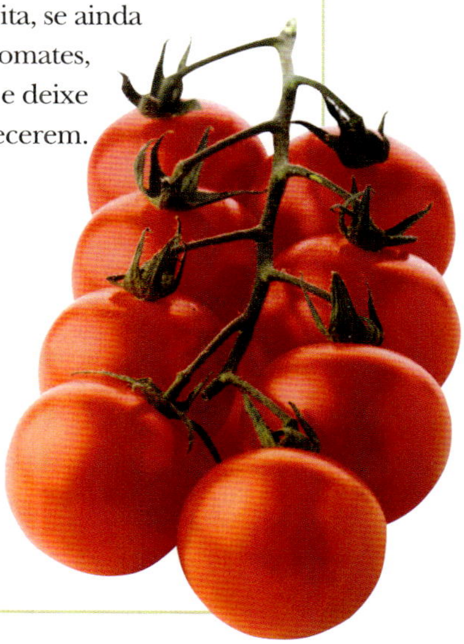

VIAJE COM RESPONSABILIDADE

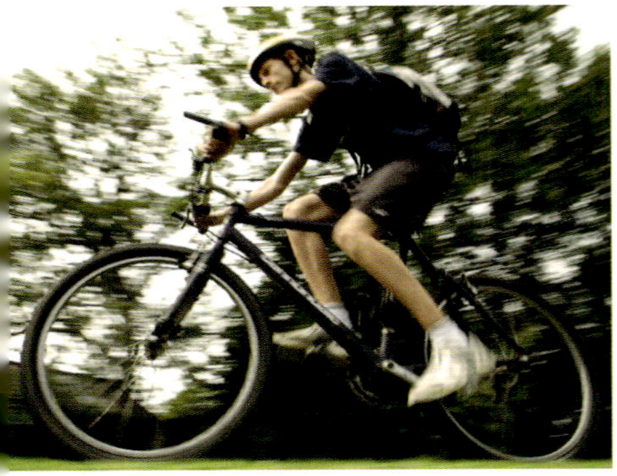

Transportar pessoas e produtos de um lugar a outro é um dos aspectos essenciais da vida moderna, mas a poluição gerada está acabando com o meio ambiente e afetando nossa saúde.

A emissão de gases estufa na atmosfera, principalmente o gás carbônico, vem crescendo muito nos últimos anos. Os meios de transporte comuns liberam inúmeros poluentes no ar, causando problemas respiratórios e poluição, isso sem mencionar o grande número de acidentes diários. E não para por aí. Há ainda a poluição sonora causada pelos carros, caminhões, motos, aviões e helicópteros, que pode gerar problemas auditivos e estresse. Mudando algumas atitudes, entretanto, podemos reduzir esses impactos negativos dos meios de transporte e melhorar nossa saúde.

Por exemplo, em vez de usar o carro para ir a qualquer lugar, tente outras opções, como caminhar ou ir de bicicleta. Uma caminhada de 20 minutos é um ótimo exercício aeróbico, e quem pedala com frequência geralmente apresenta um condicionamento físico equivalente ao de uma pessoa dez anos mais jovem.

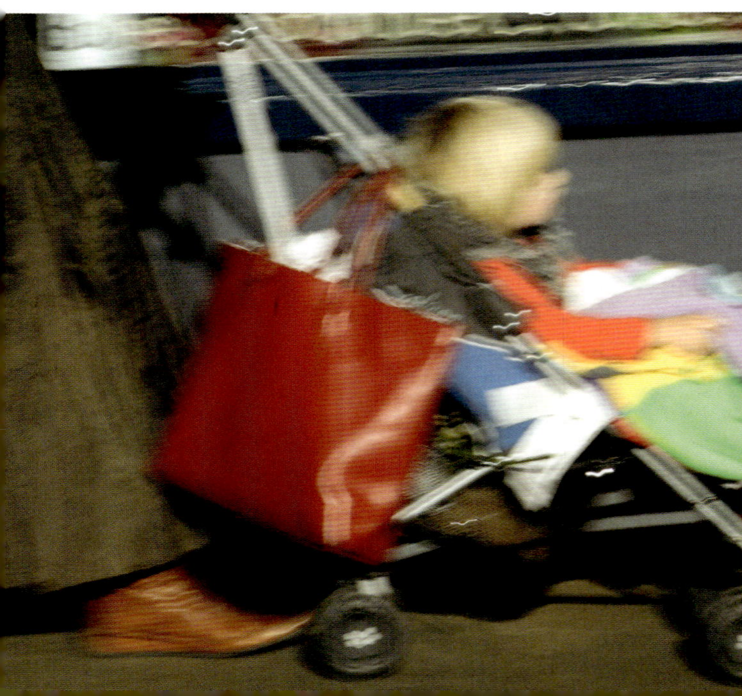

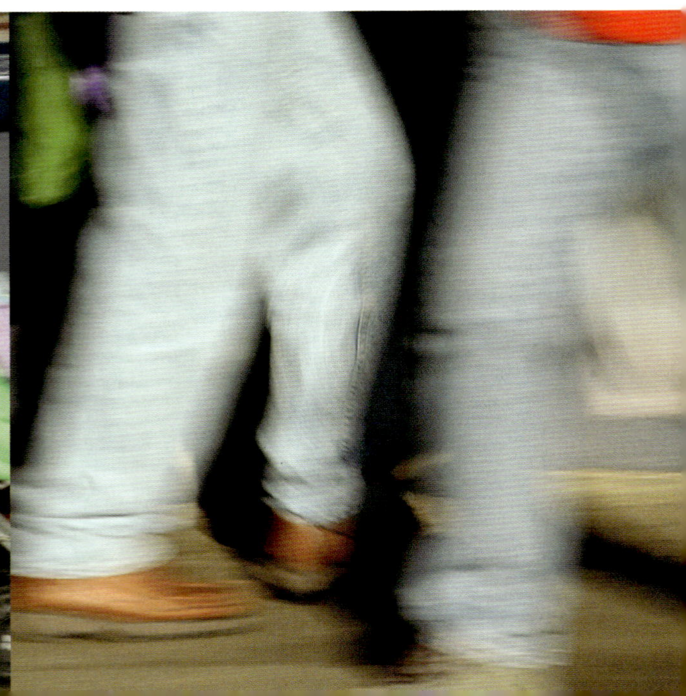

Dirija menos

■ Escolha um dia de semana e substitua o carro por uma caminhada, assim você reduz o tráfego e as emissões de carbono.

■ Se uma de suas atividades regulares é levar seus filhos à escola, que tal combinar com os outros pais de cada um levar o grupo de crianças a pé uma vez por semana?

■ Dê carona a colegas de trabalho ou vá com um colega que dirija e more perto de você. Incentive sua empresa a reservar vagas para pessoas que dão carona.

■ Ao sair de carro, certifique-se de que fez tudo o que precisava. Uma saída, ainda que mais longa, é bem melhor do que várias menores.

Dados de percursos

- Mais da metade dos percursos feitos de carro são inferiores a 2 km.
- Cerca de 60% dos percursos de carro são feitos apenas com uma pessoa dentro.
- Quase 70% dos voos europeus não atingem nem mil km.
- Um avião libera três vezes mais gás carbônico e poluição em distâncias menores de 500 km do que um trem.
- No mundo todo, o transporte aéreo libera mais de 700 milhões de toneladas de gás carbônico por ano.
- Ir de avião da Inglaterra aos EUA gera a mesma quantidade de gás carbônico que um automóvel em um ano.

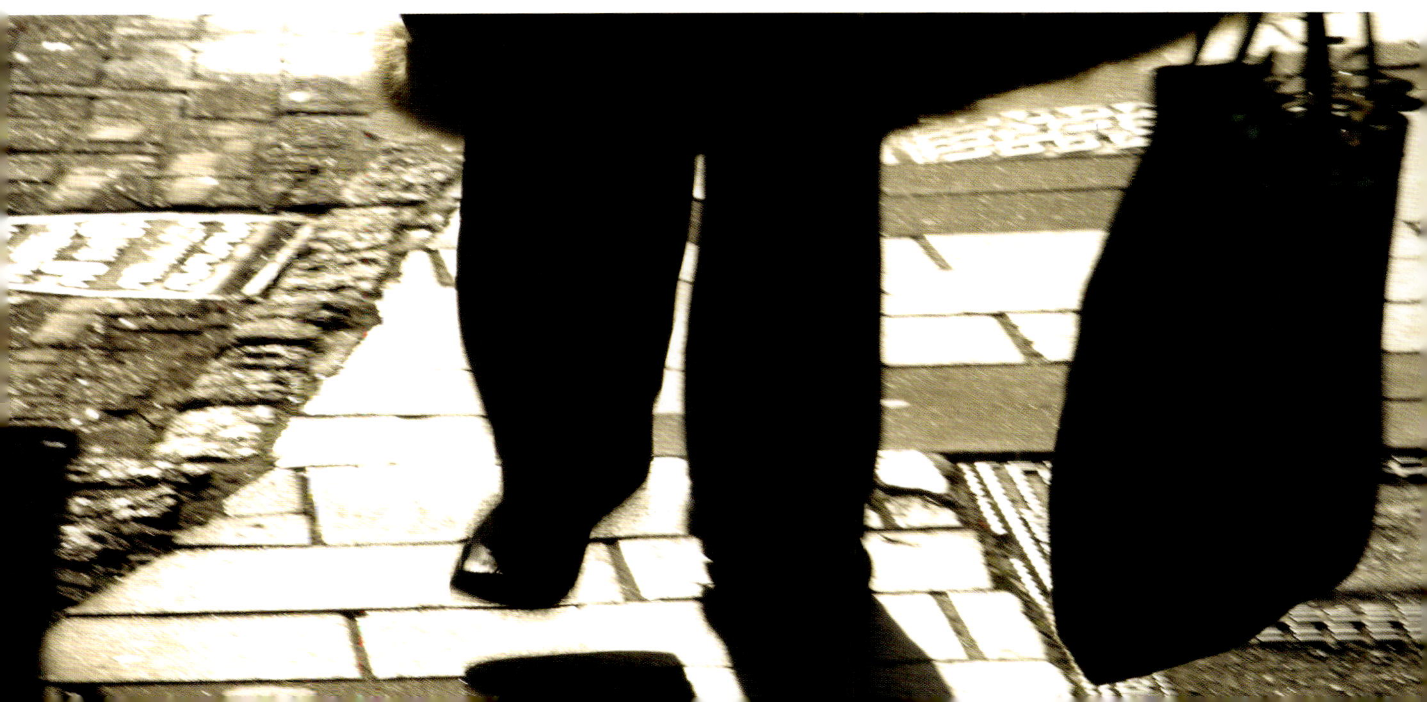

Direção ecológica

■ Evite usar o ar-condicionado do seu carro, pois aumenta o consumo de combustível.

■ Reduza o peso do carro retirando objetos desnecessários.

■ Se não estiver muito calor, feche os vidros para evitar atrito com o ar externo e gastar menos combustível.

■ Verifique se os pneus estão bem regulados, com a pressão correta. Se estiverem baixos, o consumo de gasolina aumenta 1%.

■ Se puder, converta o motor do carro para gás natural, mais econômico.

■ Mantenha a velocidade baixa. O consumo de combustível pode aumentar em 25% numa velocidade de 110 km/h, se comparado com 80 km/h.

■ Frear bruscamente e acelerar diversas vezes durante a viagem pode aumentar o consumo de combustível em 30%.

■ Se estiver preso num engarrafamento, considere a possibilidade de deixar o motor do carro desligado.

■ Mantenha a revisão do seu veículo em dia, para evitar desperdícios no consumo de combustível.

■ Prefira um carro econômico para seus afazeres diários. Dirigir um carro que gasta muito combustível acarreta um desperdício anual de energia equivalente a deixar a geladeira aberta por sete anos!

■ Se puder, use motores híbridos, que aceitam uso de álcool e gasolina.

Férias?

Os pacotes de viagem e as ofertas são uma tentação para desfrutar as férias. Mas há outras opções:

- Fazer passeios de trem.
- Programar um cruzeiro.
- Explorar seu próprio estado ou regiões vizinhas, descobrindo lugares novos.

Viagem aérea

Um avião libera mais de 600 milhões de toneladas de gás carbônico na atmosfera todos os anos. Outros gases também são liberados, como óxidos de nitrogênio e vapor de água. Como são emitidos em altas altitudes, têm efeito ainda mais nocivo ao efeito estufa. As linhas de condensação também estimulam a formação de nuvens, aquecendo a superfície da terra e maximizando ainda mais os efeitos prejudiciais da aviação sobre o meio ambiente.

Mesmo os aviões mais modernos poluem, portanto a única maneira de minimizar os danos é diminuir o tráfego aéreo.

Custos camuflados

Não são apenas as viagens pessoais que geram impacto no planeta. O comércio mundial também é responsável. Portanto, os produtos que você compra custam em dobro, pois há o valor do transporte embutido, sem falar nos custos ambientais. Um quilo de aspargos transportados da Califórnia para o Reino Unido gasta 900 vezes mais energia do que um quilo cultivado localmente. Hoje, o transporte de alimentos é responsável por um quarto dos caminhões nas estradas.

Compre de produtores locais sempre que possível e ajude a reduzir o trajeto que os alimentos fazem até o seu prato.

Quanto você contribui?

Carros e aviões queimam muitos combustíveis fósseis. Que tal deixar o carro em casa e fazer o trajeto de transporte coletivo ou de bicicleta? O planeta agradece!

Dióxido de carbono liberado por passageiro (em g/km)

Trem	73
Ônibus	77
Carro	114
Avião *(voos curtos)*	330

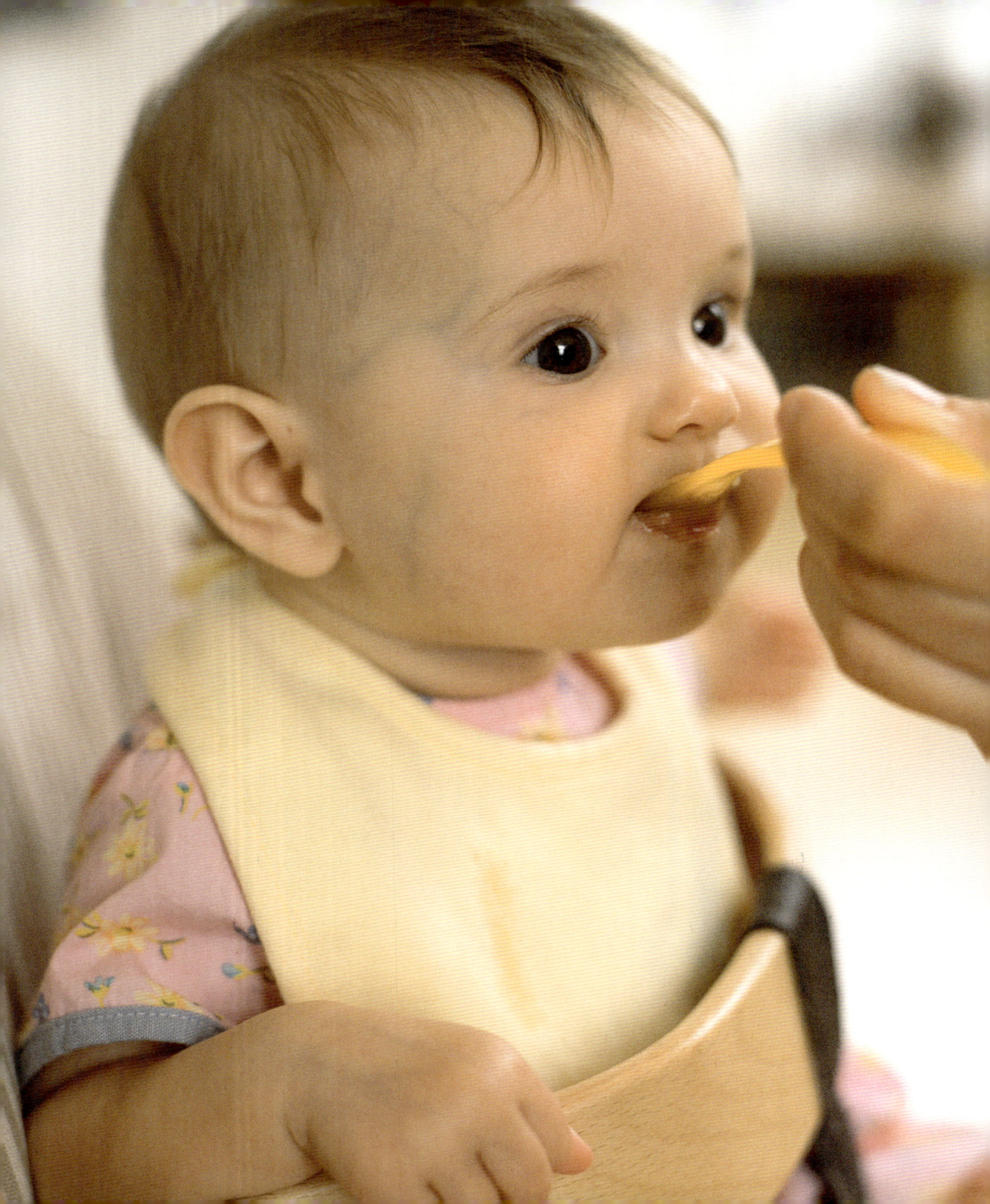

A COMIDA DO BEBÊ

O que comemos na primeira infância têm enorme influência na saúde por toda a vida. A má nutrição em crianças tem sido relacionada à ocorrência de doenças cardíacas e diabetes. Na hora de alimentar os bebês, abuse de frutas, verduras e legumes da estação para garantir os nutrientes em doses certas.

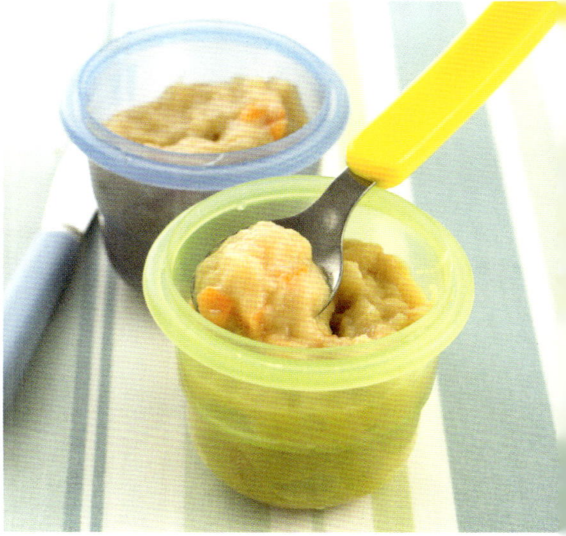

Preparar uma comida natural e fresca é sempre a melhor opção. Entretanto, é possível congelar as papinhas, uma alternativa melhor do que comprar versões prontas, cheias de conservantes. Use recipientes individuais na hora de congelar e deixe descongelar naturalmente, para somente depois esquentar.

Bolinho de tomate e abobrinha

(a partir de 1 ano)

Pode ser congelado por até 1 mês.

Ingredientes

350 g de farinha de trigo com fermento
1 colher (chá) de fermento
50 g de manteiga
50 g de abobrinha ralada
2 tomates secos bem picados
1 colher (chá) de tomilho fresco picado
275 ml de leite

Modo de preparo

■ Coloque a farinha e o fermento em uma tigela e junte a manteiga. Misture com as mãos.

■ Junte a abobrinha, o tomate, o tomilho e o leite. Misture até obter uma massa homogênea.

■ Abra a massa até ficar com 2 cm de espessura. Corte em círculos e coloque em uma assadeira untada. Leve ao forno por 12-15 minutos.

Variação

Pimentão e azeitona

Substitua por 1 pimentão sem sementes picado e 8 azeitonas pretas picadas.

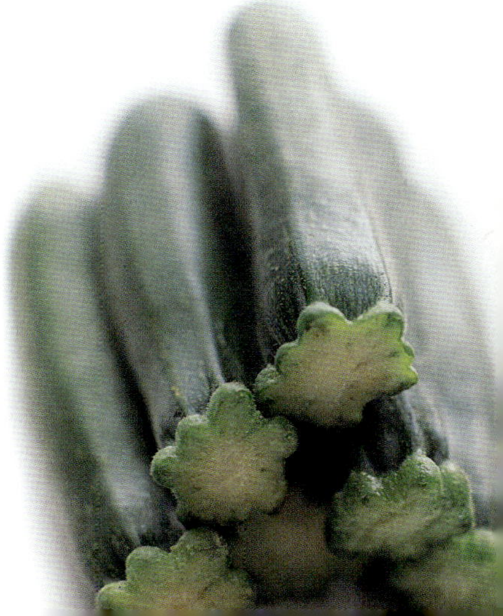

Purê de ervas

(a partir de 8 meses)

Use uma mistura das ervas frescas – salsinha, estragão, cebolinha e manjericão são boas opções. Este purê não deve ser congelado, já as variações de alho e de beterraba podem ir ao freezer.

Ingredientes

2 batatas grandes lavadas e furadas com um garfo

2 colheres (sopa) de ervas frescas bem picadas

1 colher (chá) de manteiga ou azeite

Modo de preparo

- Asse as batatas no forno a 220°C, até que fiquem bem macias.
- Descasque, coloque em uma vasilha e amasse. Junte as ervas e a manteiga. Se estiver muito seco, acrescente um pouco de leite.

Variações

Alho Não use as ervas. Doure dois dentes de alho picados no azeite ou na manteiga e misture com as batatas.

Beterraba Asse uma beterraba junto com as batatas. Descasque-a e amasse tudo junto, usando o processador, se necessário.

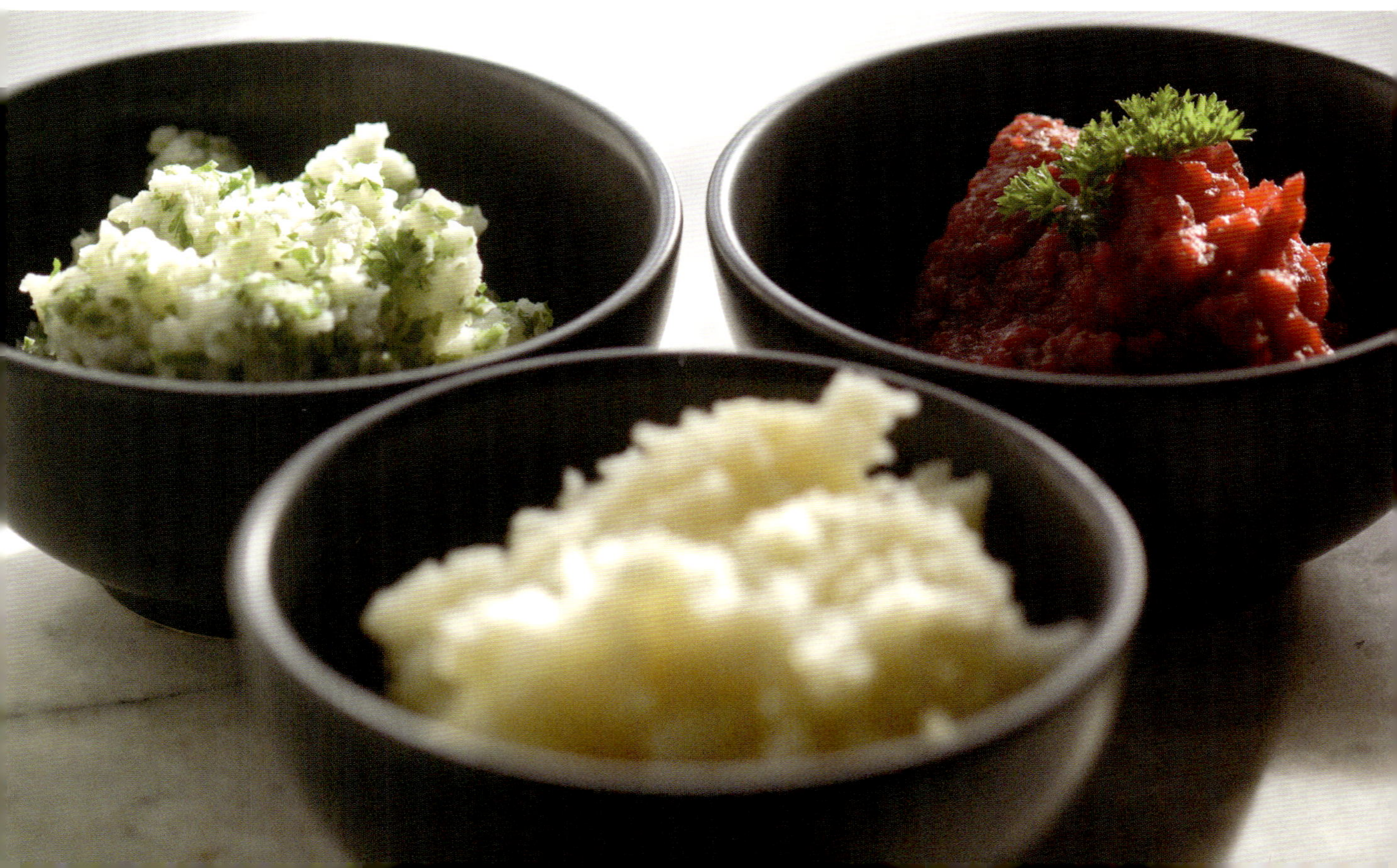

Sopa de cenoura com gengibre

(acima de 8 meses)

A sopa de cenoura pode ser congelada por até 1 mês. Use pequenos potinhos individuais para guardar. Servida com pão, também é uma ótima refeição para adultos.

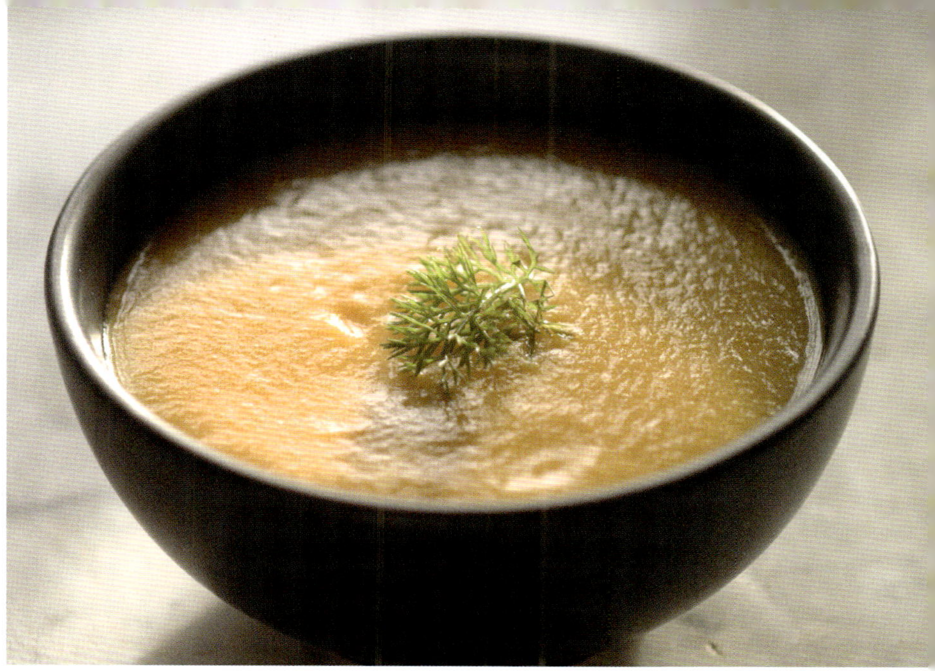

Ingredientes

50 g de manteiga
700 g de cenoura picada
1 cebola média picada
2,5 cm de gengibre ralado
1,2 litro de caldo de legumes sem sal

Modo de preparo

- Derreta a manteiga numa panela e junte a cenoura e a cebola. Deixe refogar por 5 minutos.
- Acrescente o gengibre e cozinhe por mais 3 minutos.
- Adicione o caldo e deixe apurar por 15 minutos com a panela tampada, até reduzir.
- Espere esfriar e bata no processador ou liquidificador.

Sirva com um pouco de iogurte natural por cima e salsinha picada.

Variação

Mandioquinha com gengibre Substitua a cenoura por 700 g de mandioquinha.

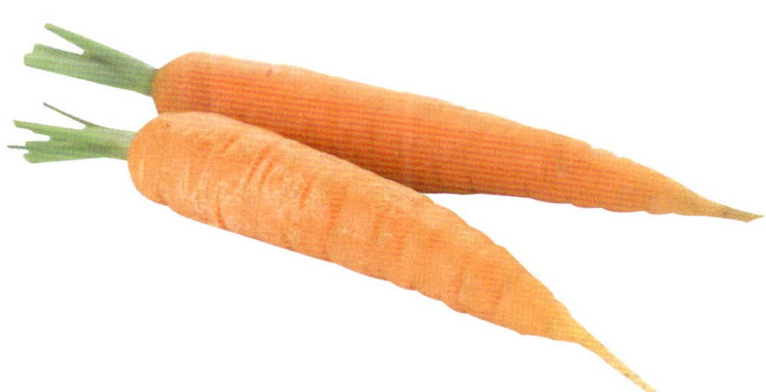

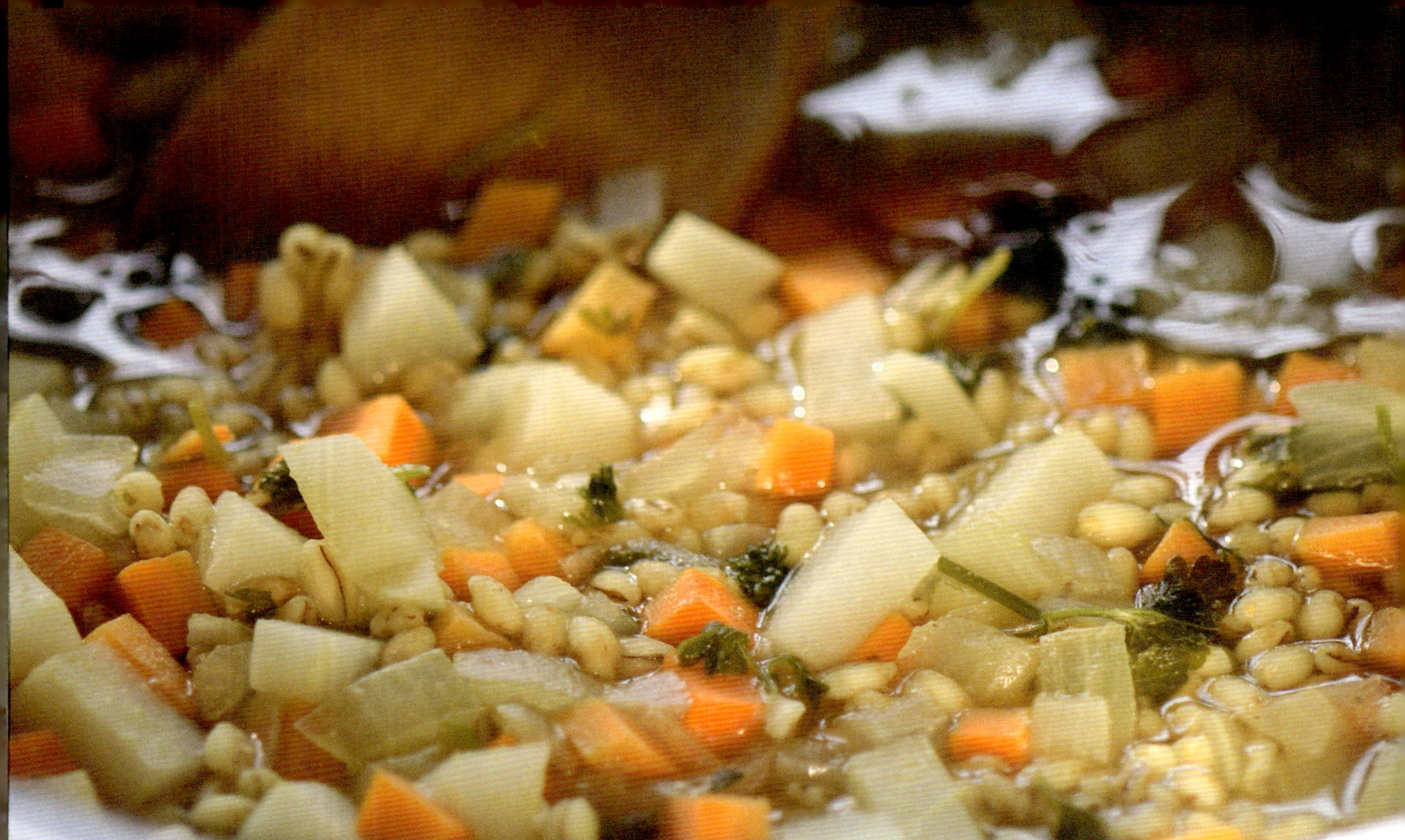

Cozido de cevadinha e legumes

(a partir de 10 meses)

Este prato é delicioso fresco e pode ser congelado.

Ingredientes

2 colheres (sopa) de azeite
2 dentes de alho picados
1 cebola picada
1 mandioquinha picada
1 cenoura média picada
1 ramo de salsão pequeno picado
50 g de cevadinha cozida
500 ml de caldo de legumes sem sal

Modo de preparo

- Aqueça o azeite em uma panela. Doure o alho por alguns minutos.
- Adicione os legumes e mexa por 2 minutos. Junte a cevadinha e o caldo.
- Deixe levantar fervura, reduza o fogo e apure por 40 minutos, até reduzir.
- Amasse, se necessário, e sirva.

Variação

Grão-de-bico e legumes Substitua a cevadinha por grão-de-bico deixado de molho na água de véspera antes de ir ao fogo.

Vitamina de banana com framboesa

(a partir de 8 meses)

Estas vitaminas devem ser consumidas imediatamente após o preparo.

Ingredientes

1 banana picada

1 punhado de framboesas descongeladas

150 ml de suco de maçã

Modo de preparo

- Coloque todos os ingredientes no liquidificador.
- Bata em velocidade média, até obter uma mistura homogênea.
- Coloque a vitamina em um copo e sirva com canudinho.

Variações

Banana e morango

Substitua as framboesas por morangos picados.

Banana e amora

Substitua as framboesas por amoras.

Frutas com proteína Para bebês com mais de 1 ano e meio, substitua o suco de maçã por leite de amêndoas, feito com uma mistura de água e amêndoas batida no liquidificador, na proporção de 1 para 3.

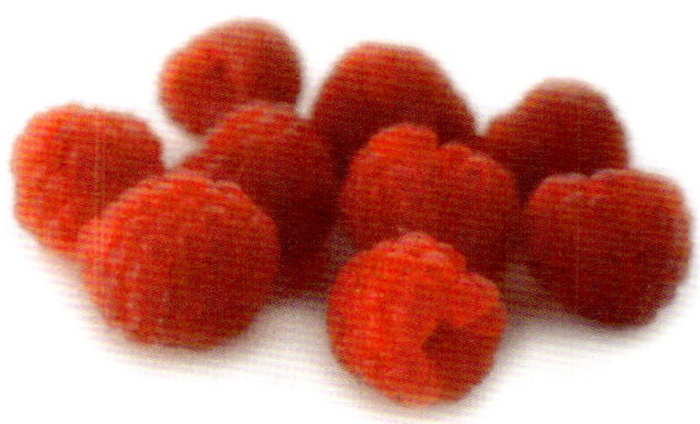

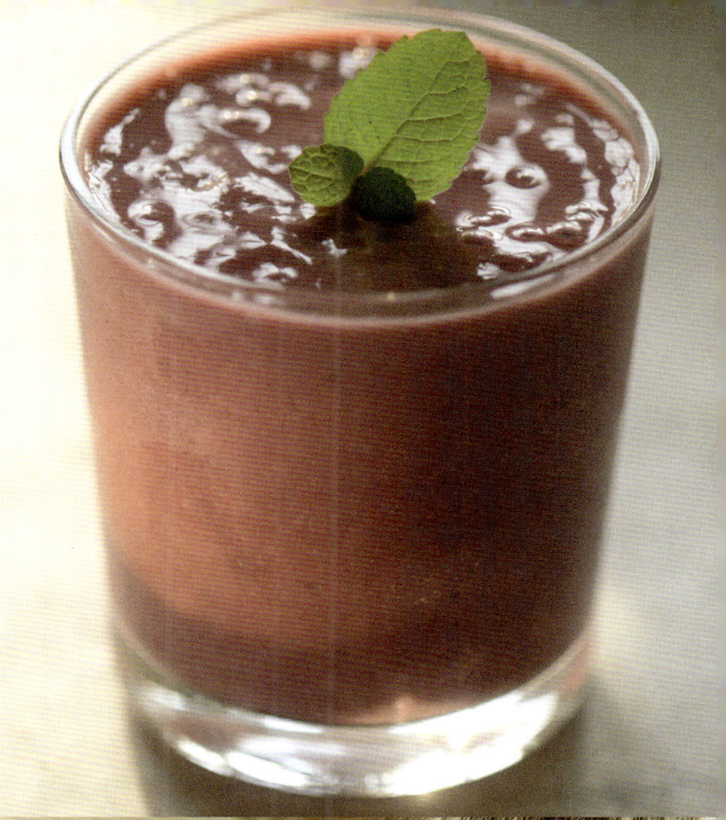

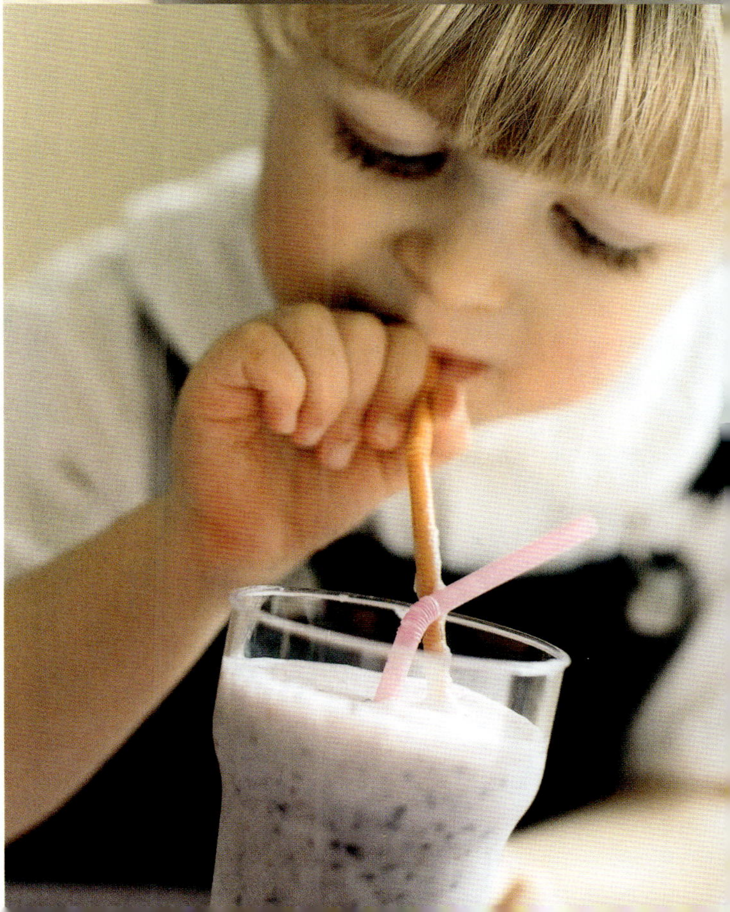

PRODUTOS DE BELEZA NATURAIS

É importante usar cosméticos tão puros quanto possível. Nos convencionais há literalmente centenas de substâncias químicas presentes; algumas não oferecem risco nenhum, porém outras podem ser bastante nocivas.

A melhor forma de se defender dos efeitos nocivos dos ingredientes é ler atentamente o rótulo dos produtos. Normalmente, os componentes mais perigosos têm a função de conservar o produto ou fornecer a sensação de maciez e frescor quando aplicado, como óleo mineral e silicone. Os perfumes também podem ser nocivos e, muitas vezes, não trazem nenhum benefício real.

Produto	Ingrediente	Procure por	Efeitos nocivos
Sabonete bactericida para o rosto	Bactericidas	Cloreto de benzalcônio, clorexidina, triclosano	Irritação na pele, resistência bacteriana. Também encontrados em pasta de dente e antisséptico bucal.
Desodorantes	Alumínio	Alumínio zircônio, cloridrato de alumínio	Neurotoxina relacionada ao mal de Alzheimer. Pode provocar doenças cardíacas e pulmonares. Também encontrado em maquiagens.
Hidratantes para rosto e corpo	Óleo mineral	Parafina líquida, petrolato	Irritação na pele, alergias, tem potencial cancerígeno. Também encontrado em óleos para bebês e batons.
	Silicone	Ciclometicone, ciclopentasiloxane, dimeticone, simeticone	Irritação na pele, tampa os poros. Alguns silicones provocam câncer e se acumulam nos linfonodos e no fígado. Não biodegradável. Também encontrado em condicionadores e maquiagens.
	Conservantes	EDTA, formaldeído, metilisotiazolinona, parabenos (metilparabeno, etilparabeno, butilparabeno, propilparabeno etc.), quatérnio 15	Irritação na pele, alergias. Podem ser neurotóxicos. Alguns conservantes, como os parabenos, podem causar alterações hormonais. Encontrados em diversas maquiagens e cosméticos.

Alguns, como detergentes e agentes antibacterianos são desnecessários, já que é possível obter o mesmo resultado com substâncias menos agressivas e até mais eficazes. Ao comprar cosméticos, procure os orgânicos, pois não contêm conservantes, fragrâncias artificiais ou corantes. Use a tabela abaixo para identificar o que deve ser evitado.

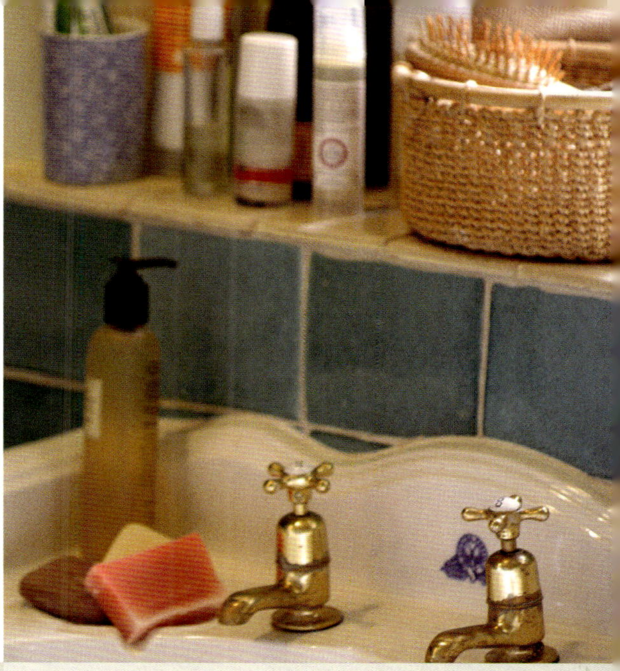

Produto	Ingrediente	Procure por	Efeitos nocivos
Fixadores de cabelo	Ftalatos	Dibutil ftalato (DBP), dietilexil ftalato (DEHP)	Podem causar alterações hormonais, danos ao fígado, pulmões e rins, além de afetar a fertilidade e o desenvolvimento do feto. Também encontrados em esmaltes e produtos perfumados.
Produtos com perfume	Fragrâncias	Perfume	Os perfumes são a mistura de dezenas de produtos químicos e sintéticos que podem causar asma, irritação na pele, náusea, mudanças de humor, depressão, letargia, irritabilidade e lapsos de memória.
Xampus e sabonetes	Detergentes	Lauril sulfato de sódio, cocamidopropil betaína, lauril sulfato de amônia, cocamida DEA, cocamida MEA	Irritação na pele. Podem causar a formação de nitrosaminas, que possuem potencial cancerígeno. Também encontrados em sabonetes comuns e sais de banho.
Protetores solares	Bloqueador solar	Benzofenona-3, homosalate, 4-metil-benzilideno cânfora (4-MBC), octil-metoxicinamato, octil-dimetil-PABA, octocrileno	Pode causar alterações hormonais. Sabe-se que afeta a fertilidade de animais selvagens. Também encontrado em batons e bases para o rosto.

CAMPANHA!

Todos nós podemos fazer algo para mudar o mundo. Mas as maiores mudanças ocorrem quando outras pessoas – particularmente aquelas que influenciam as decisões políticas – aderem às mesmas causas.

Ferramentas

Escolha um método que seja adequado à sua causa.

Cartas e e-mails Envie-os para políticos, formadores de opinião e jornais locais e de bairro. Apresente os argumentos de maneira objetiva e consistente.

Abaixo-assinado Demonstra que sua causa tem apoiadores.

Mobilização Pode ser uma ótima forma de ganhar publicidade.

Ação direta Boicotar certos produtos é um exemplo. Além das consequências diretas, ainda pode render publicidade.

Mídia Tente apoio para sua causa em jornais, rádio e televisão, que podem vincular matérias com informações sobre o assunto.

Uma boa campanha precisa de planejamento. É necessário pensar bem sobre o objetivo a alcançar, como ele será alcançado e quanto tempo levará.

Delimite seus objetivos

É preciso especificar bem o objetivo para que fique claro também aos outros. Você só ganhará com isso:

- Outras pessoas poderão aderir à sua campanha.
- Seu foco será maior.
- Será possível delimitar bem o que deve ser feito.
- Você saberá exatamente quando o objetivo foi atingido.

Uma causa forte

Mostre aos outros o peso e a importância de sua causa. Todos devem saber que não é uma causa pessoal, mas de interesse público. Para isso, será necessário juntar bastante informação sobre o assunto.

Como chegar lá

Coletividade O maior trunfo de uma campanha é o número de pessoas envolvidas nela.

- Forme uma equipe.
- Construa alianças com outros grupos já existentes que possam se sensibilizar com a causa, como associações de bairro, empresa, organizações não governamentais etc.

Saiba como as decisões são tomadas Informe-se sobre os deputados e políticos que elegeu. Eles podem ser pressionados por seus eleitores. Algumas empresas também querem ouvir seus clientes e podem ser influenciadas por eles.

Descubra quando as decisões são tomadas Por exemplo: quando certa lei relacionada à sua causa será votada?

Desânimo?

Militar em prol de uma causa lhe parece muito complicado e ambicioso e os objetivos quase impossíveis de alcançar? Lembre-se de que todos os problemas têm um aspecto local, ou seja, se você se preocupa com o aquecimento global, comece diminuindo a quantidade de gás carbônico que produz. Depois, incentive seus amigos, colegas de trabalho e familiares a fazer o mesmo.

Mande sua mensagem

Dependendo da sua causa, será necessário conseguir apoio político.

Inclua também:

- Autoridades locais
- Governos municipal, estadual e federal
- Sindicatos
- Comércio local
- Transnacionais
- Grupos ativistas
- Mídia
- Associações de bairro
- Escolas
- Celebridades

Como escrever uma carta

- Procure contar com o apoio de uma pessoa importante e cite-a na carta.
- Apresente-se.
- Seja objetivo e mostre soluções.
- Inclua informações e exemplos.
- Seja breve. Se necessário, faça referência a outros documentos e reportagens e anexe.
- Mantenha cópias de todas as cartas e respostas.

FAÇA LICOR DE FLORES E FRUTAS

Preparar licores é mais fácil do que parece. Saborosos, podem dar um charme especial aos jantares para amigos e familiares. Se conservados de forma adequada, podem durar meses. Experimente também dá-los de presente.

Um licor é uma boa maneira para finalizar uma bela refeição. Os caseiros, feitos com ingredientes orgânicos, são ainda mais interessantes. Use flores e frutas bem frescas para o preparo, se possível colhidas em sua própria casa. Seja criativo e experimente diferentes frutas e combinações.

Uma boa opção é misturar o licor de frutas com água tônica, ou soda e o licor de flores com vinho branco e/ou água com gás. Os mais concentrados também podem ser usados com cobertura para sorvetes e musses.

Receita básica

(1 litro)

Ingredientes

15 cachos de flores de sabugueiro ou 500 g de frutas vermelhas frescas (morangos, framboesas, amoras e mirtilos)
500 ml de água
1 limão
900 g de açúcar
40 g de ácido cítrico ou tartárico

Modo de preparo

- Se usar frutas vermelhas, amasse-as levemente para realçar os sabores.
- Coloque a água para ferver em uma panela.
- Corte o limão em fatias finas e coloque em uma tigela grande com as frutas vermelhas, o açúcar e o ácido cítrico.
- Assim que a água ferver, acrescente o conteúdo da tigela à panela e mexa, até o açúcar dissolver por completo.
- Espere a mistura esfriar, cubra e deixe em local fresco e escuro por 4 dias.
- Com uma colher, prove para ver se a bebida está bem concentrada. Se precisar de mais tempo, deixe na geladeira por 1 dia ou mais.
- Coe a bebida.
- Coloque em uma garrafa de vidro e mantenha na geladeira. Consuma em até 6 meses.

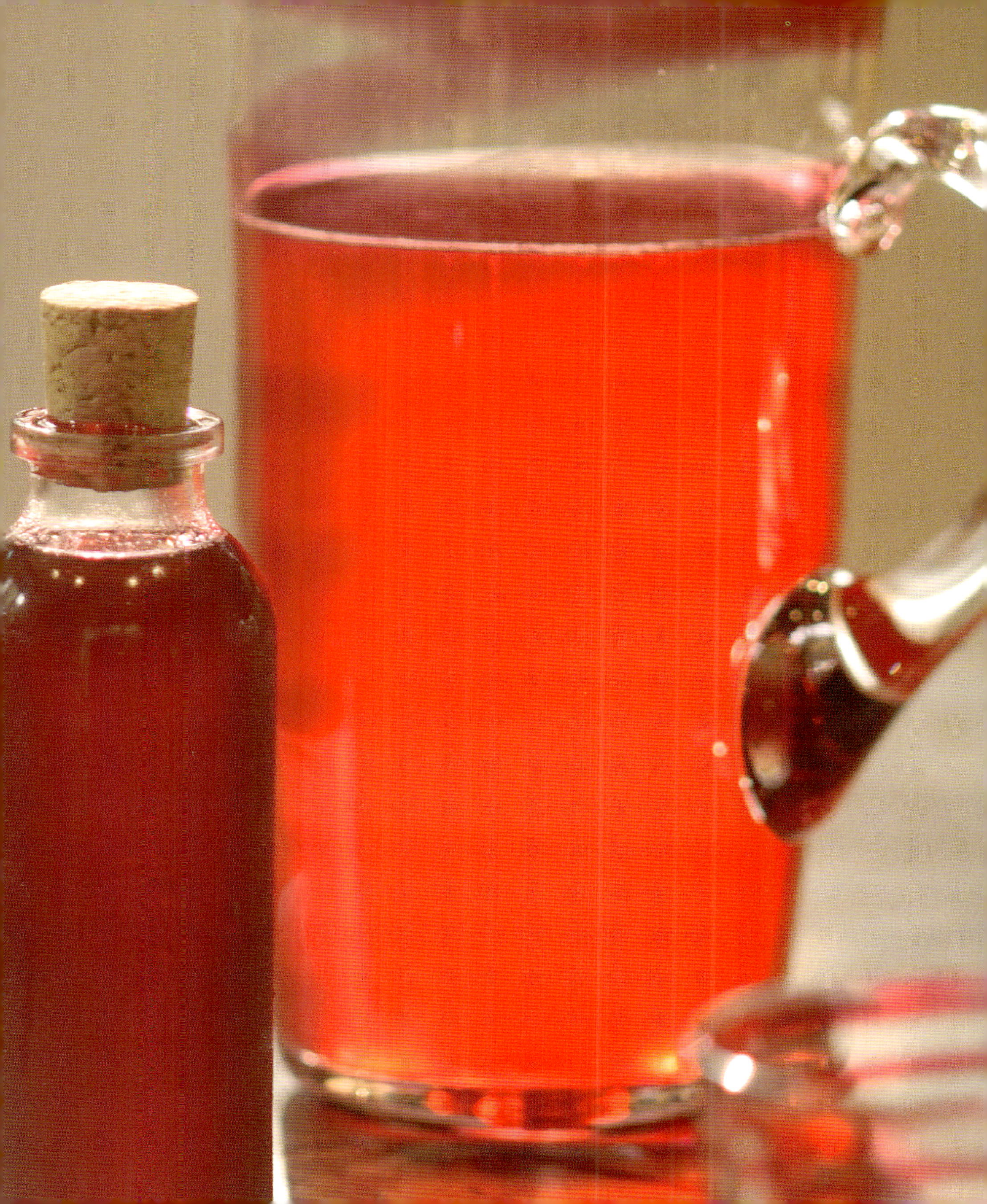

USE PRODUTOS DE LIMPEZA NATURAIS

Muitas pessoas estão sempre esfregando aqui e ali para afastar a sujeira e os germes de casa. Mas a verdade é que grande parte dos produtos de limpeza oferece mais riscos que os próprios germes. Portanto, use produtos ecológicos como uma alternativa mais saudável.

É irônico que a maioria dos produtos de limpeza atuais seja capaz de remover todo tipo de sujeira e germes, mas deixe o ar e as superfícies com outros tipos de "sujeiras": substâncias químicas, como hidrocarbonetos, cloro e outros. Mas o que os produtos ecológicos têm a oferecer se comparados com as fórmulas das grandes empresas?

- **Limpa mais** Em vez de se livrar da sujeira com substâncias químicas e disfarçar odores ruins com perfumes fortes (que podem causar problemas respiratórios e dor de cabeça), os ecológicos limpam a casa de verdade.
- **Custa menos** Os produtos caseiros usados para limpeza, como o vinagre, são bem mais baratos que os disponíveis nos supermercados.
- **Diminui o perigo** Usar produtos naturais é mais seguro, especialmente se há crianças na casa. A maior parte dos pisos pode ser limpa apenas com água quente e uma pequena quantidade de detergente biodegradável. Ou experimente fazer um produto para limpar pisos *(veja ao lado)*.

Pisos de madeira

São uma boa opção, já que são fáceis de limpar, ao contrário dos carpetes, que juntam poeira e germes e são difíceis de manter limpos. Apenas não esqueça de

Para limpar pisos

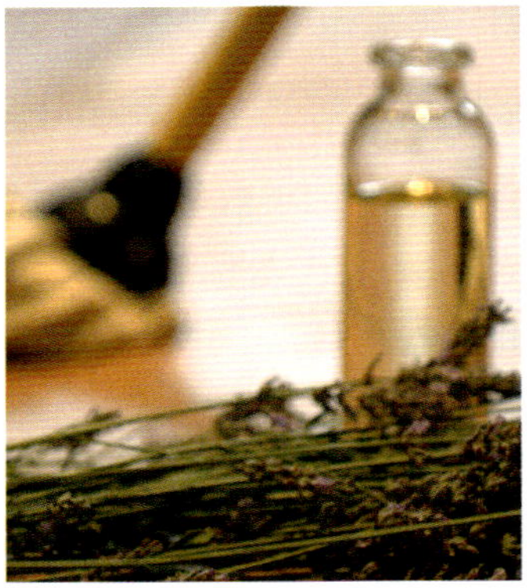

Em um balde com água, misture:

¼ de xícara de detergente biodegradável

1½ xícara de vinagre de vinho branco (ou de maçã) ou suco de limão

Para obter um perfume mais agradável, use 1 xícara do chá de sua preferência bem fresco e concentrado.

verificar a procedência da madeira (se é certificada ou de reflorestamento).

Para mantê-lo sempre brilhante, evitando ressecamento e rachaduras, use uma cera. As disponíveis no mercado normalmente contêm ingredientes inflamáveis e tóxicos, que podem provocar dores de cabeça, asma e depressão.

Pisos de madeira sem verniz podem ser limpos e lustrados com materiais bem simples: um pouco de vinagre em um pano úmido é o suficiente; depois lustre com azeite. Abaixo, aprenda como fazer uma cera. Aplique com um pano que não solte fiapos, como os de microfibra, e esfregue bem.

Cera caseira

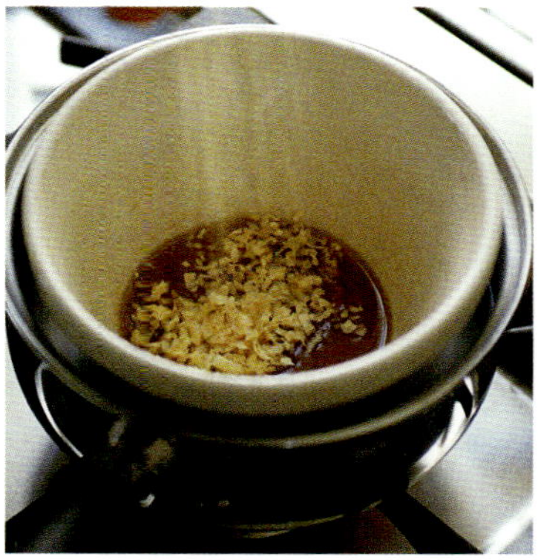

Rale ¼ de xícara de cera de abelha (ralar ajuda a derreter mais rápido) e coloque em uma tigela em banho-maria.

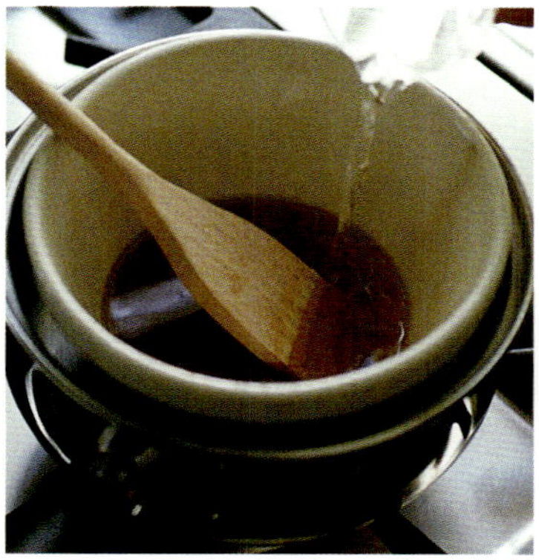

Quando a cera derreter totalmente, retire do fogo e acrescente ¼ de xícara de terebentina aos poucos. Mexa bem. Use uma máscara para não inalar a terebentina.

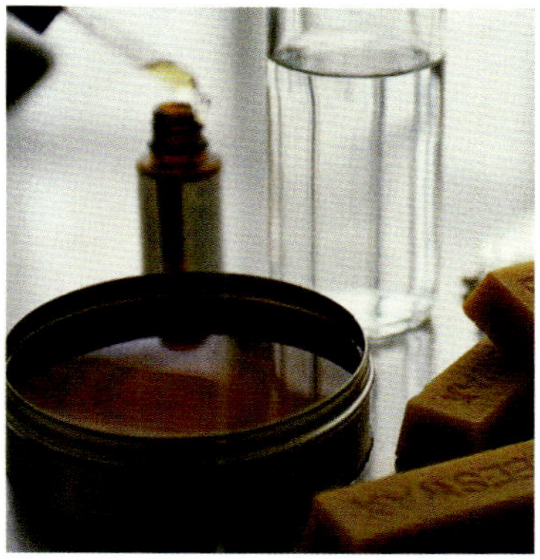

Transfira a mistura para uma vasilha pequena. A terebentina tem odor forte, por isso acrescente algumas gotas de óleo essencial de lavanda, laranja, limão, eucalipto ou outro de sua preferência quando a mistura estiver fria mas ainda mole. Espere endurecer e use.

DÊ PRESENTES ECOLÓGICOS

Quando saímos para comprar presentes, quase nunca pensamos em opções ecológicas. A seguir, há uma série de sugestões para a próxima vez que você tiver que presentear alguém. Dar algo ecológico faz a diferença e pode influenciar outras pessoas.

❶ **Árvore – um presente para a vida** Dedique uma árvore que você plantou a alguém ou dê uma muda para a pessoa plantar.

❷ **Carregador solar para portáteis** Use a energia do sol, limpa e gratuita, para carregar iPods e celulares. Bom para pessoas que adoram eletrônicos.

❸ **Geleias e doces caseiros** Escolha a fruta favorita da pessoa e cozinhe para ela com produtos naturais ou da sua horta. Monte uma embalagem bem bonita.

❹ **Reservatório ecológico** Incentive a pessoa a coletar água da chuva para molhar as plantas: isso economiza água e reduz as contas.

❺ **Cesta orgânica** Coloque frutas, legumes e verduras, geleias, mel e outros produtos de que a pessoa gosta. É uma forma de divulgar os orgânicos, já que são mais saudáveis e a pessoa vai conferir o ótimo sabor.

❻ **Roupa de cama de tecido orgânico** Lençóis, edredons e fronhas podem ser feitos com tecidos crus e naturais, produzidos sem tratamento químico pesado.

❼ **Bicicleta** Um ótimo presente para deixar o carro de lado alguns dias da semana.

❽ **Brinquedos de madeira** Cerca de 80% dos brinquedos são feitos à base de plástico. Evite esse material, derivado do petróleo, e prefira presentear com os de madeira ou pano.

❾ **Tênis ecológico** Há opções no mercado que usam materiais ecológicos.

❿ **Produtos caseiros** Dê uma mistura de ervas, um punhado de amoras, morangos, tomates, ou qualquer outro alimento que você tenha plantado em casa.

⓫ **Objetos reciclados** Bolsas de tecido feitos a partir da fibra de garrafas PET, jarras e vasos de vidro recicláveis são algumas opções.

⓬ **Associar-se a uma organização ecológica** Ofereça esse convite. Há diversas organizações sociais engajadas em difundir ideias ecológicas pelo mundo.

⓭ **Presentes para caridade** Compre em lugares que fazem os mais diferentes artigos e revertem os lucros para instituições. É uma ótima opção para aqueles que já têm de tudo.

⓮ **Bebida caseira** Faça uma batida ou incremente garrafas de vodca ou gim com frutas orgânicas. Vodca com framboesas é uma boa opção.

⓯ **Cosméticos orgânicos** Dê óleos essenciais, maquiagem, cremes e outros produtos sem substâncias nocivas para a saúde.

⓰ **Fraldas de pano** Para os futuros papais e mamães, dê um jogo de fraldas desse tipo e mostre que não são coisa do passado, mas de um futuro ecologicamente mais sustentável.

⓱ **Artigos úteis** Descubra de que a pessoa está precisando, como ferramentas para o jardim, cosméticos ou panelas.

⓲ **Sacolas de compras reutilizáveis** Dê uma bem bonita e incentive a abandonar as sacolas plásticas na hora das compras.

⓳ **Livros sobre sustentabilidade** Eles trazem informações sobre muitos temas ecológicos, desde reciclagem até jardinagem e cultivo de plantas orgânicas.

⓴ **Chaleira** Assim a pessoa será avisada quando a água ferver, economizando energia, água e tempo.

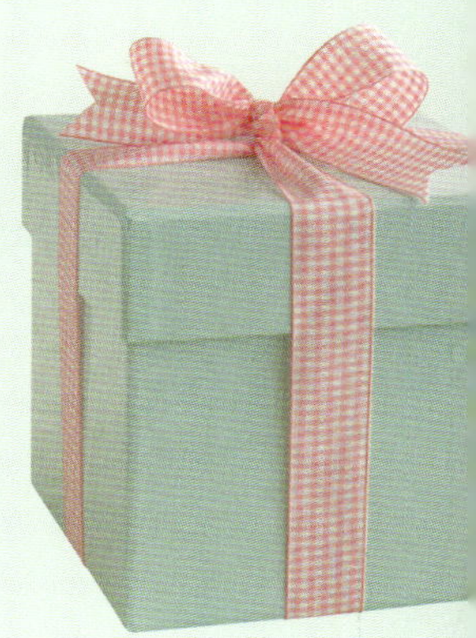

OPTE POR TECIDOS ORGÂNICOS

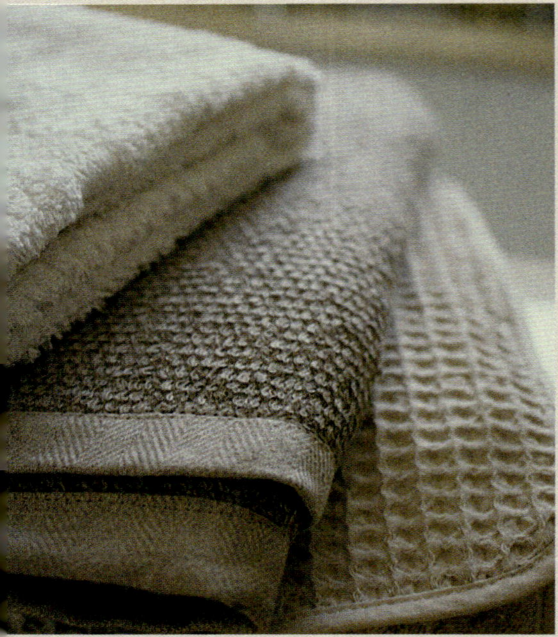

Por que usar tecidos orgânicos? Seja algodão, linho, cânhamo ou lã, as fibras naturais arejam melhor a pele e causam impacto ambiental reduzido se comparadas aos modelos sintéticos.

Há uma variedade imensa de tecidos. Além de bonitos, devem ser suaves no contato com a pele ou, no caso das cortinas, estofados e tapetes, resistentes e laváveis. As exigências são tantas que, na hora de comprar, a última coisa em que pensamos é como o tecido foi feito, se faz mal à saúde ou se houve algum impacto sobre o meio ambiente.

A roupa de cama está em contato direto com a pele bem mais do que qualquer outra peça do guarda-roupa. Durante a noite suamos e, com a pele úmida, ficamos mais permeáveis a substâncias químicas presentes nos lençóis convencionais. Portanto, fique sempre atento ao que está comprando.

As vantagens das fibras naturais

- Não abafam a pele, permitindo que ela respire melhor e evitando a retenção do suor.
- São mais fáceis de tingir do que as sintéticas, portanto menos substâncias químicas são necessárias em sua fabricação.
- Roupas de fibra natural estragam. É possível descartá-las em usinas de fabricação de adubo orgânico.
- Os tecidos naturais são feitos de fontes renováveis. Os sintéticos são feitos com derivados de petróleo, uma fonte esgotável.

Compre tecidos orgânicos

O fato de o tecido ser natural não quer dizer que ele seja totalmente ecológico. Até mesmo os naturais, dependendo da maneira como a matéria-prima é produzida, podem ser bastante prejudiciais. Portanto, dê preferência às fibras que, além de naturais, sejam orgânicas.

- O algodão é uma das culturas que mais recebem agrotóxicos no mundo – é responsável por mais de 10% de todos os pesticidas vendidos, causando intoxicações e a contaminação da água e do solo em diversos países.

- Infelizmente, os cientistas já criaram o algodão transgênico para resistir a certos herbicidas e pragas. Nos EUA, mais de três quartos do algodão são geneticamente modificados. No Brasil, o cultivo dessa variedade também foi aprovado – assim como de soja e de milho. As produções transgênicas têm crescido muito no país, que é o segundo do mundo a utilizar essas variedades, perdendo apenas para os EUA. Ao contrário do que os fabricantes de organismos geneticamente modificados prometem, o uso de agrotóxicos não diminui com essas culturas, pois as pragas se tornam resistentes, de fácil multiplicação, havendo a necessidade de utilizar a cada vez um novo agrotóxico mais bem elaborado.

Os tecidos orgânicos causam impacto ambiental reduzido. Além disso, você e sua família estarão optando por alternativas mais saudáveis, já que não serão expostos a substâncias prejudiciais.

A fabricação

A maioria dos tecidos passa por processos industriais antes de chegar aos cabides das lojas:

- **Tingimento e clareamento**
As tinturas estão relacionadas à ocorrência de alergias; os piores tingimentos são feitos em tecidos sintéticos.

- **Tratamento químico**
Alguns tecidos sofrem processos que liberam formaldeídos e amônia, que podem causar alergias em pessoas suscetíveis.

- **Estampas**
Os modelos com figuras pintadas com tinta plástica podem conter níveis altos de ftalatos – substâncias causadoras de alteração hormonal e potencialmente cancerígenas. As crianças são mais vulneráveis, pois vivem colocando a roupa na boca.

- **Inseticidas e fungicidas**
Servem para estocar os tecidos.

Dicas para compras

Evite boa parte dos problemas sociais, ambientais e de saúde causados pela indústria têxtil apenas aprendendo a comprar de forma responsável.

Compre fibras orgânicas sempre que possível.

Evite sintéticos Linho, lã, cânhamo e seda são opções naturais e menos agressivas ao meio ambiente.

Evite roupas muito baratas A produção de uma simples camisa de R$ 10 provavelmente adota práticas trabalhistas abusivas e emprega métodos repletos de substâncias químicas.

Compre roupas usadas Em brechós e feiras beneficentes é possível encontrar peças em ótimo estado.

Procure roupas feitas a partir de fibras de plástico recicladas.

Evite peças "espalhafatosas" Muitas delas você usará pouquíssimas vezes e ficarão encostadas. Invista em roupas mais clássicas.

Após ir às compras, lave bem qualquer peça antes de vestir, para retirar eventuais produtos químicos de fabricação. Evite lavagem a seco, pois os solventes utilizados prejudicam o meio ambiente.

Guia das fibras

Fibras naturais Feitas a partir de animais ou plantas, como lã, linho, cânhamo e seda (produzida pelo bicho-da-seda).

Semissintético O ingrediente principal para fazer viscose e acetatos é a celulose, matéria--prima que vem das árvores, sobretudo do eucalipto, cuja monocultura tem crescido no Brasil. Os processos industriais para produzir a celulose são conhecidos pelo seu grande potencial poluidor, principalmente de rios.

Fibras sintéticas A maioria dos tecidos sintéticos tem como matéria-prima os petroquímicos, ou seja, derivados de petróleo, como náilon, acrílico e poliéster. O tipo mais comum de poliéster também é usado em embalagens, por isso garrafas de plástico podem ser recicladas e virar tecido. O PVC (cloreto de polivinila) é usado para fazer diversos produtos, roupas inclusive. Sua fabricação e decomposição liberam dioxina, uma substância química muito tóxica.

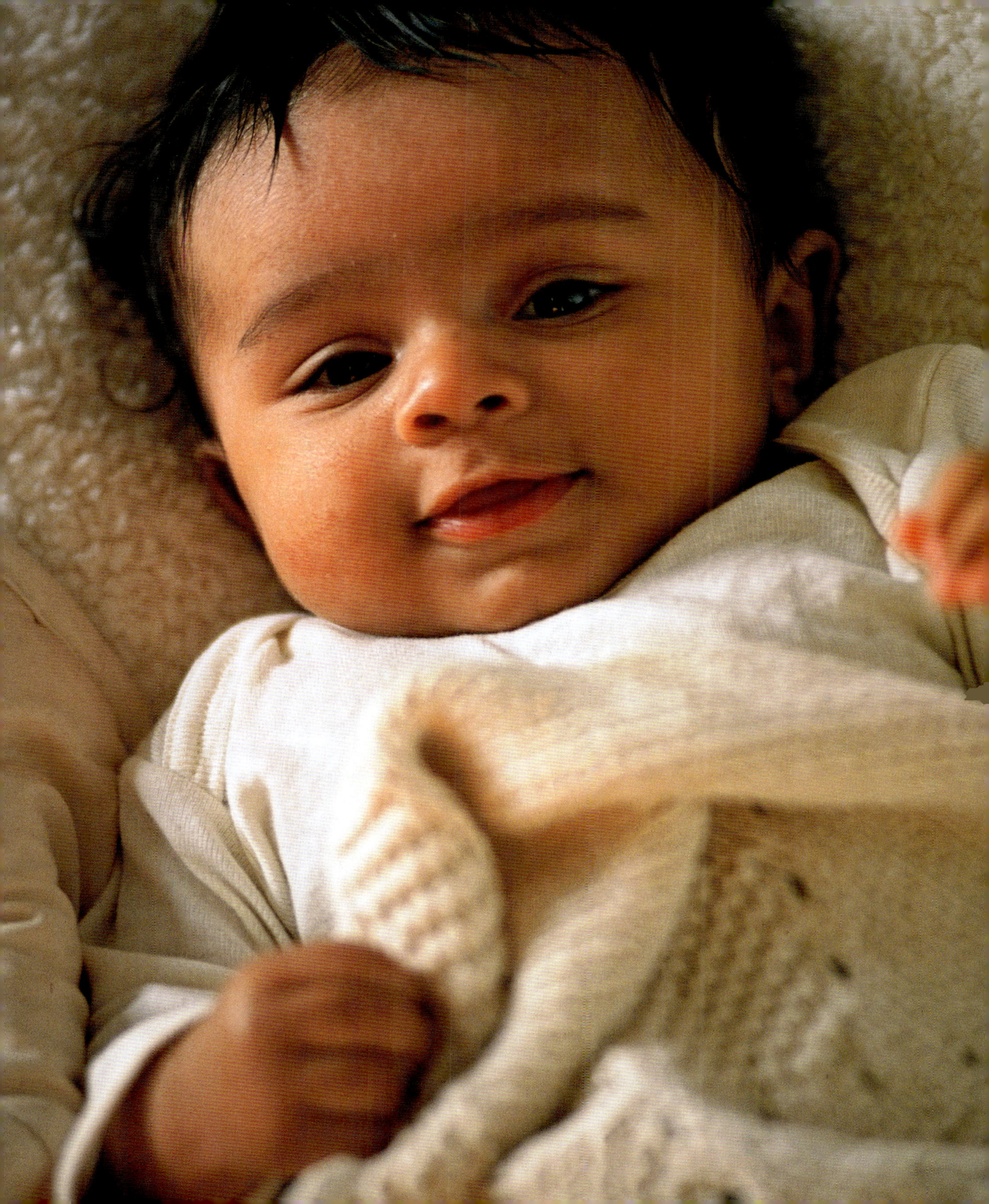

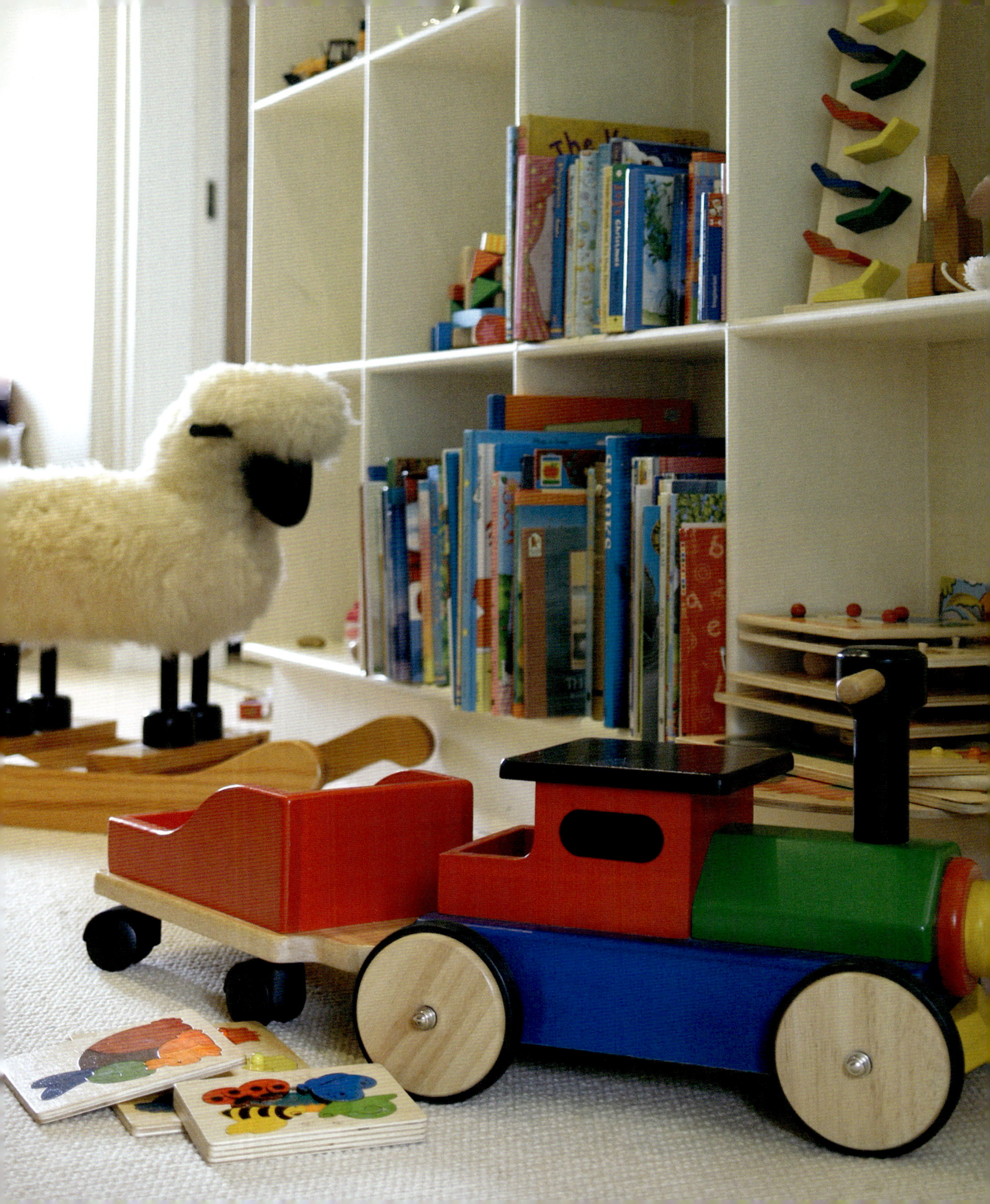

BRINQUE DE FORMA ECOLÓGICA

Escolhendo os brinquedos adequados, você faz a diferença – tanto para os trabalhadores que fabricam brinquedos quanto para o meio ambiente. E também colabora com a criatividade e imaginação da criança. Basta saber alguns dados básicos sobre a origem do brinquedo, como é fabricado e sua utilidade.

Longe de produtos nocivos

As crianças são mais suscetíveis aos efeitos nocivos das substâncias químicas, pois ainda estão em fase de desenvolvimento. As mais novas costumam colocar os brinquedos na boca, por isso é melhor escolher as opções mais seguras.

- Compre brinquedos educativos naturais, como os de madeira, algodão, cânhamo e lã.
- Certifique-se de que o brinquedo não é tóxico. Se a informação não estiver na embalagem, contate o fabricante.
- Evite brinquedos de plástico maleável. A maioria contém ftalatos, notoriamente nocivos. Diversos países proibiram essa substância nos brinquedos, mas ainda assim ela pode ser encontrada.

Jogo justo

Escolha brinquedos de empresas que cumpram a legislação trabalhista, sem exploração dos trabalhadores e que não utilizem trabalho infantil.

- Evite brinquedos fabricados por multinacionais, a não ser que tenha certeza de que suas práticas são éticas.
- Prefira comprar de artesãos locais ou de lojas pequenas com produção própria.

Diversão verde

Uma boa pedida é evitar comprar novos brinquedos.

- **Troque brinquedos** com amigos que tenham filhos.
- **Compre usados** e venda ou doe o que seus filhos não usarem mais. Pesquise na internet, se preferir.
- **Invente brinquedos** "alternativos". As crianças não precisam de muito para se divertir por horas.
- **Construção ecológica** Experimente, por exemplo, massinha de modelar feita com trigo e óleo vegetal.

Outras opções:

- Informe-se sobre as práticas trabalhistas das lojas de brinquedos: cerca de 75% dos brinquedos são feitos na China, onde os trabalhadores são submetidos a más condições de trabalho. Procure confirmar as informações do fabricante.

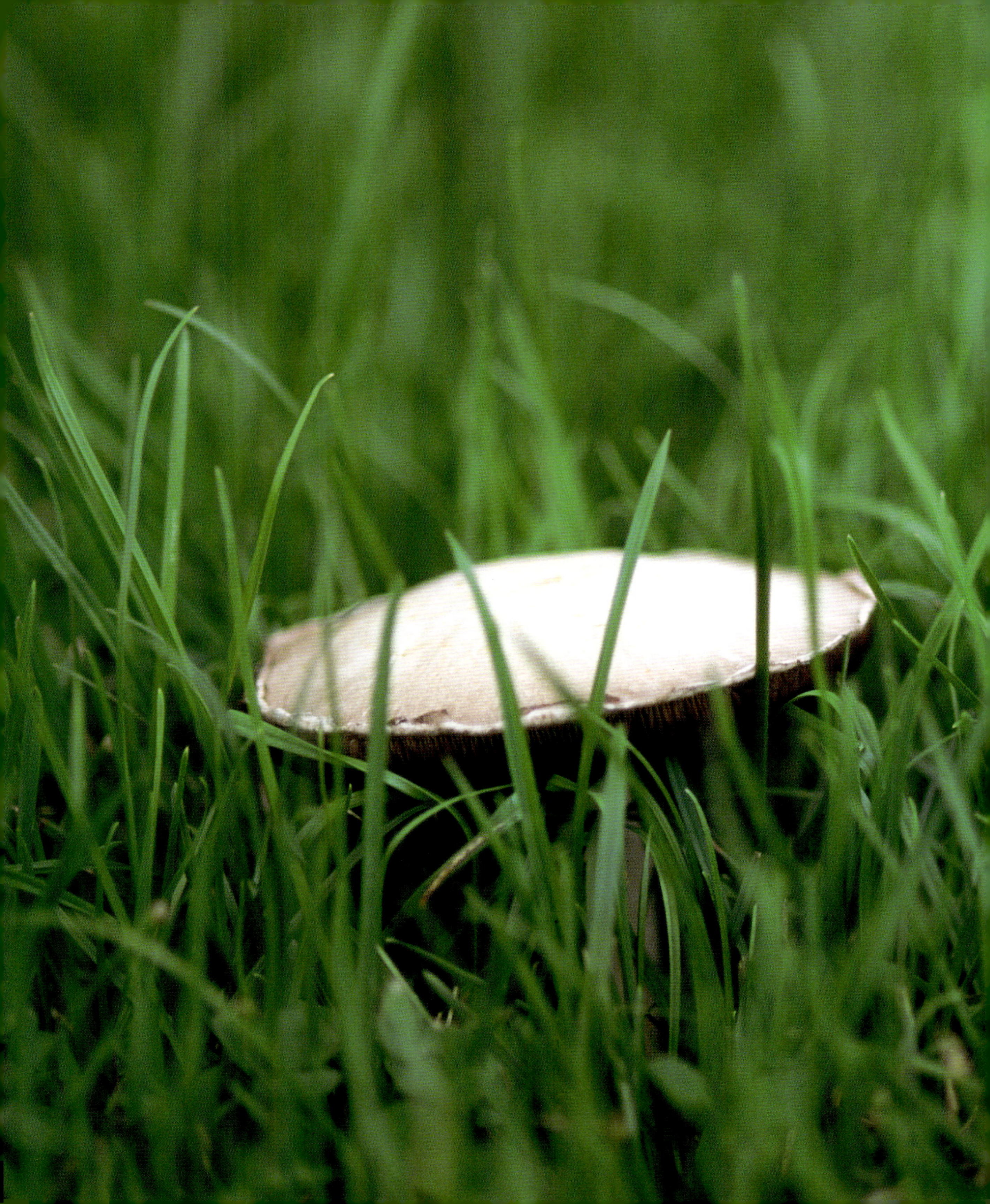

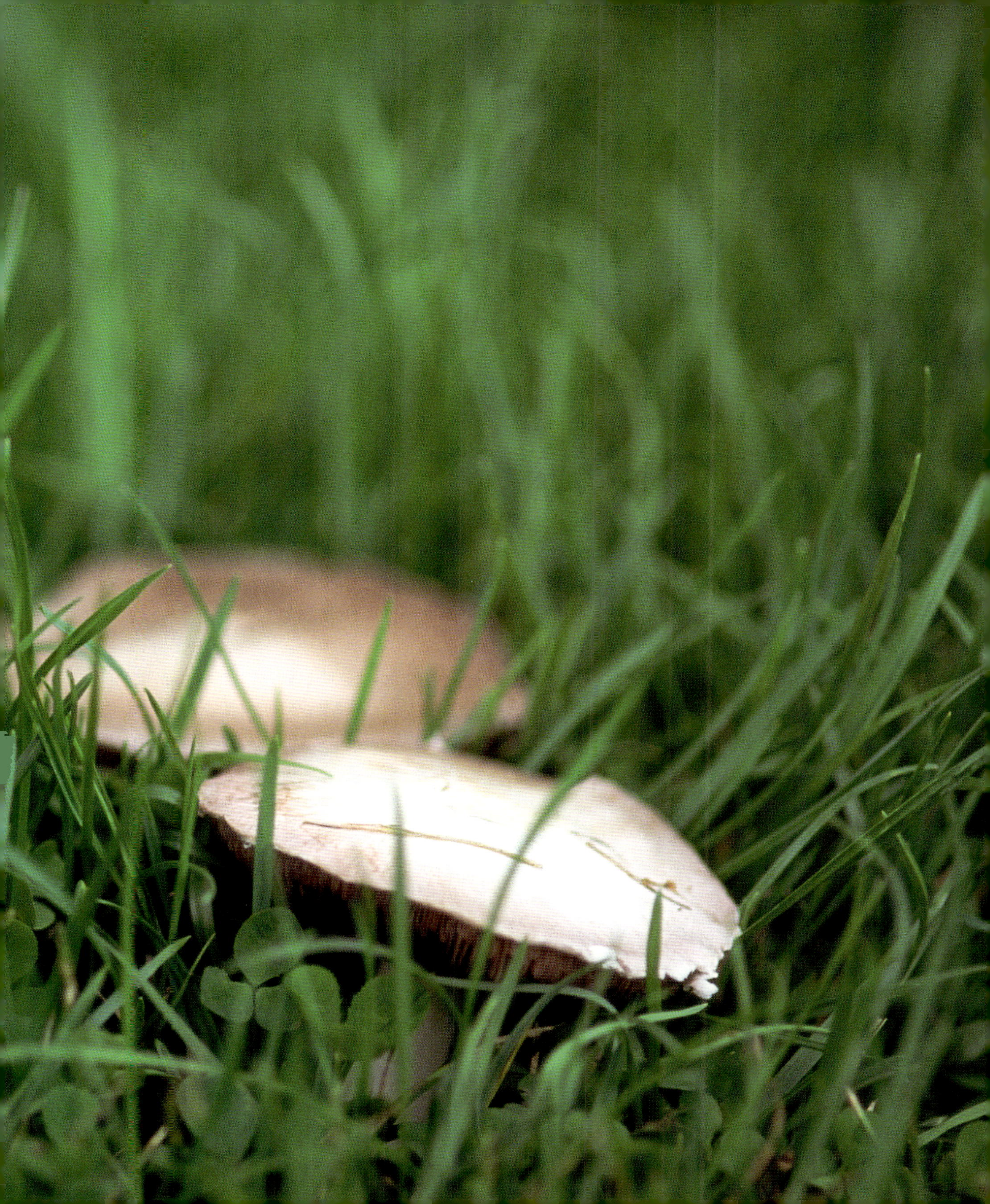

COLHA COGUMELOS

As variedades de cogumelos estão cada vez mais populares. Diversas espécies já estão sendo produzidas em todo o mundo com técnicas modernas de plantio e cultivo. Com ajuda, é até possível colher cogumelos selvagens para comer.

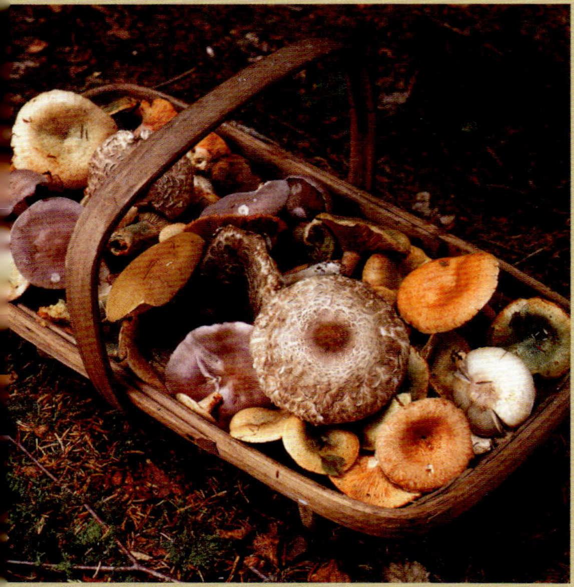

Os cogumelos são fungos, e podem ser comestíveis – como champignon, shitake, shimeji etc. – ou não comestíveis – os venenosos (que podem levar à morte) e os alucinógenos. Atualmente, há algumas técnicas para cultivar cogumelos fora do seu habitat natural, inclusive em pequena escala.

Entretanto, com a ajuda de um especialista e munido de muita informação, é possível colher cogumelos selvagens em quase todas as épocas do ano. Eles não nascem em locais pulverizados com fertilizantes ou pesticidas; portanto, há a garantia de que o alimento é orgânico.

Se você é leigo no assunto, leia um livro ou procure informações específicas. Nunca os colha sem a ajuda de um especialista. Ele auxiliará onde procurar, informará se o cogumelo já está bom para a coleta e quais as variedades comestíveis.

Os cogumelos não fazem fotossíntese, por isso não usam energia solar para fabricar o seu próprio alimento, mas retiram os nutrientes e a energia de que necessitam da matéria orgânica encontrada no solo e na água. A parte comestível é a externa, popularmente chamada de chapéu, e pode mudar de aparência de acordo com a estação do ano e o grau de desenvolvimento do fungo. Os melhores lugares para a coleta são pastos de cavalos ou gado e bosques.

A identificação é a regra número um na hora de coletar. Além disso, é necessário prestar atenção ao estágio de desenvolvimento, pois se consumido muito maduro ou já em decomposição pode causar problemas digestivos ou reações alérgicas.

No menu

Existem cerca de 100 espécies comestíveis. Algumas são tão valorizadas, como o chanterelle, que certos coletores mantêm em segredo os lugares onde eles costumam nascer. A seguir, uma seleção de boas opções.

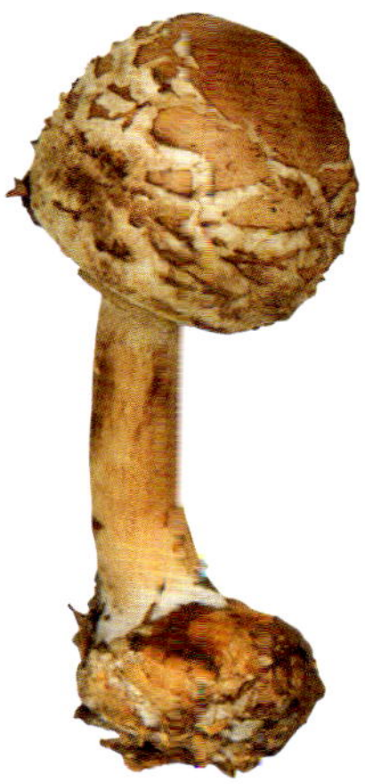

Lepiota ou frade (*Lepiota procera*)
Possui o chapéu escamado na cor marrom ou cinza, que se abre como um guarda-chuva. Retire o talo antes de cozinhar.

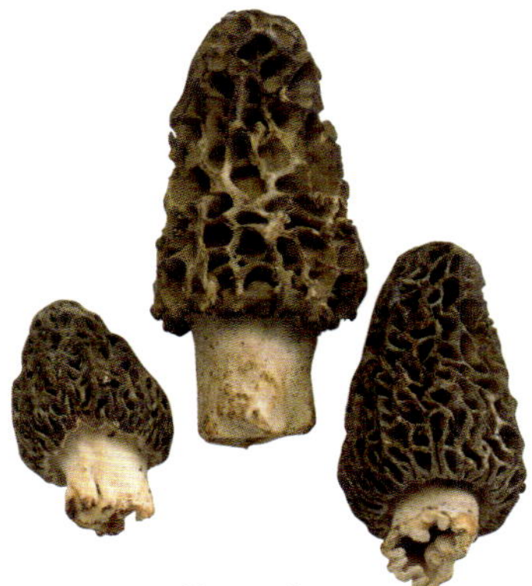

Morquela (*Morchella esculenta*)
Possui o chapéu com buracos na cor marrom acinzentada. Deve ser consumido cozido.

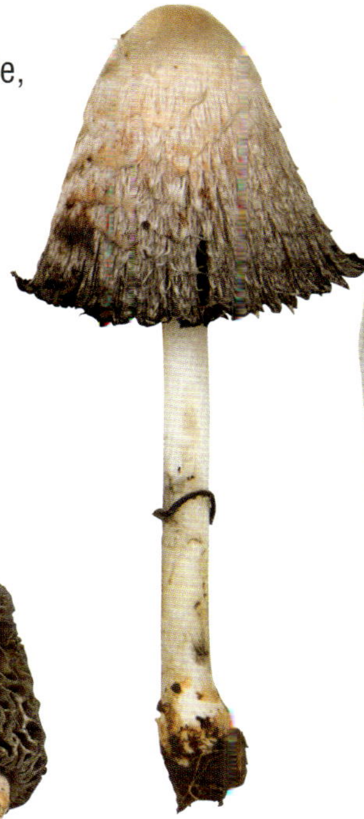

Gota de tinta ou coprino cabeludo (*Coprinus comatus*)
De cor branca, com talo fino e chapéu escamado, seus tons mudam do rosa para o marrom, cinza e depois preto.

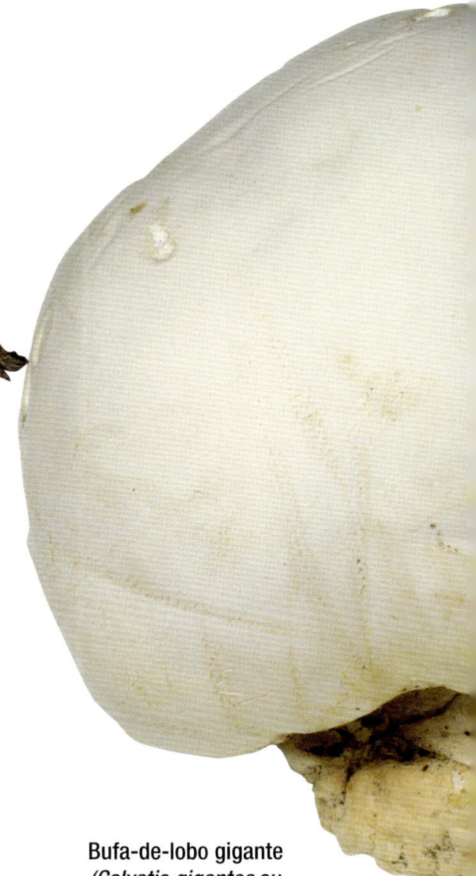

Bufa-de-lobo gigante (*Calvatia gigantea* ou *Langermannia gigantean*)
Branco, em forma de bola. Consuma jovem, antes de ganhar colorações amareladas.

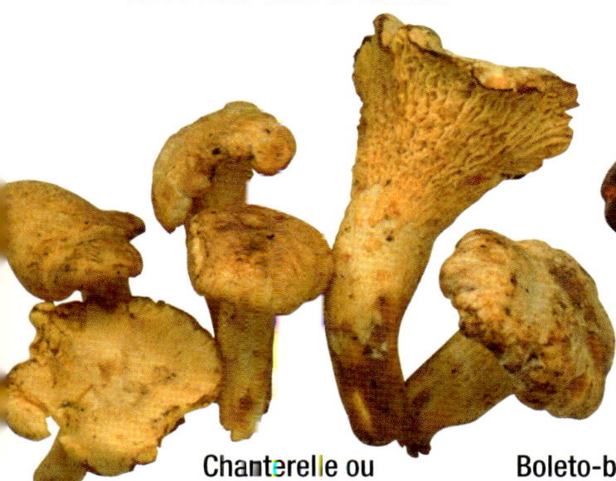

Chanterelle ou sanchas ou amarelo (*Cantharellus cibarius*)
É parecido com o shimeji branco, mas é amarelado.

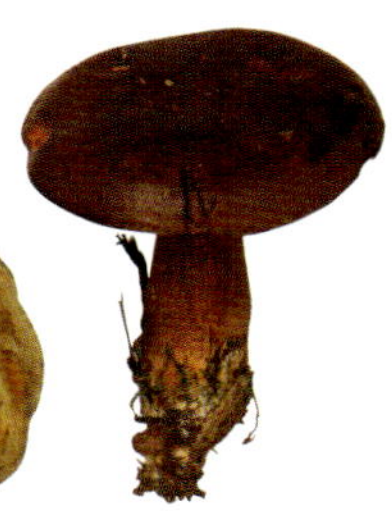

Boleto-baio (*Boletus badius* ou *Xerocomus badius*)
Possui cor escura, com pontos amarelos na parte interna. Bom para o consumo ainda jovem.

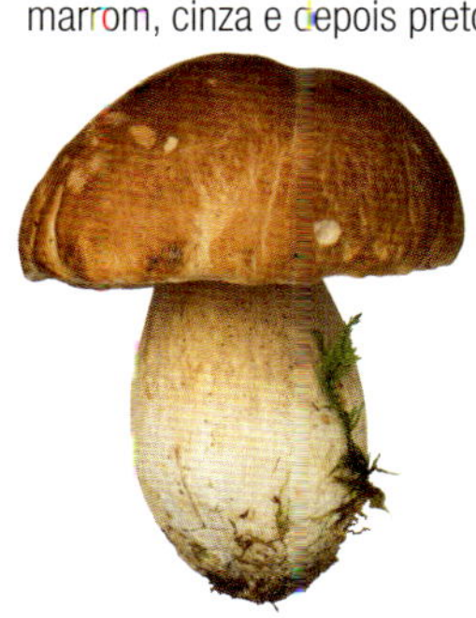

Porcini ou boleto (*Boletus edulis*)
O chapéu tem o formato de um pão cortado ao meio e seu talo é grosso.

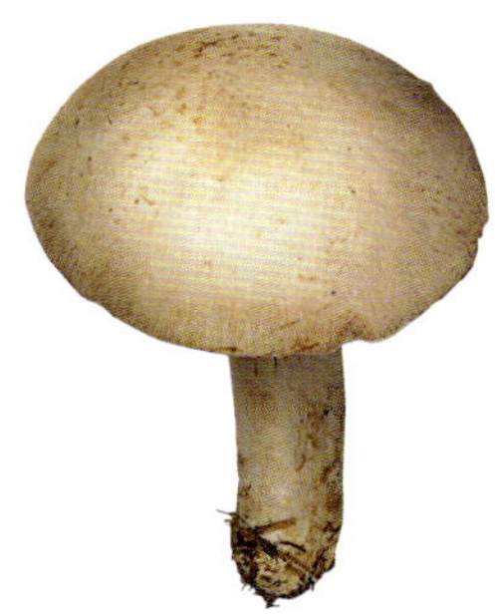

Agarico ou cogumelo selvagem (*Agaricus campestris*)
O chapéu é branco com pintas rosas. Possui um anel em torno do talo.

Fora do menu

Alguns cogumelos são venenosos, veja alguns deles abaixo. Os efeitos podem variar de dor de estômago leve até a morte por danos ao fígado.

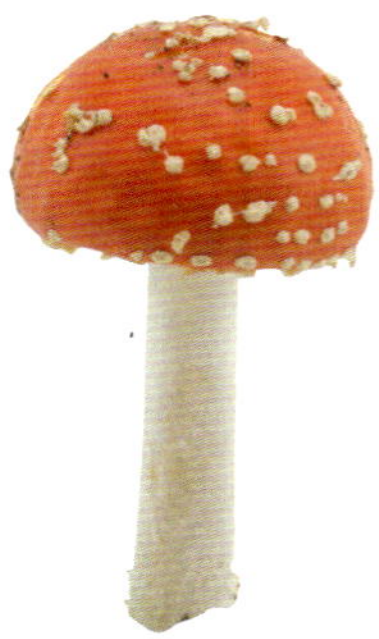

Amanita muscaria
Comumente chamado de amanita. Possui o talo branco e chapéu vermelho com pintas brancas, que desaparecem conforme envelhece.

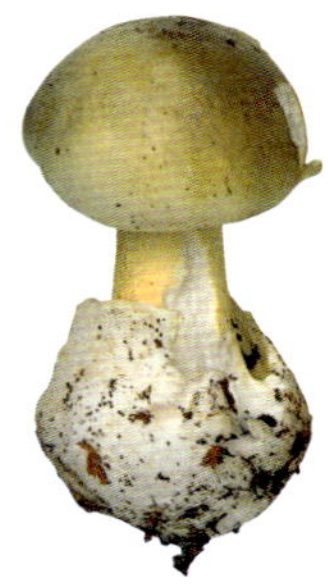

Amanita phalloides
Conhecido por cicuta verde, possui cor amarelada e uma protuberância no final do talo.

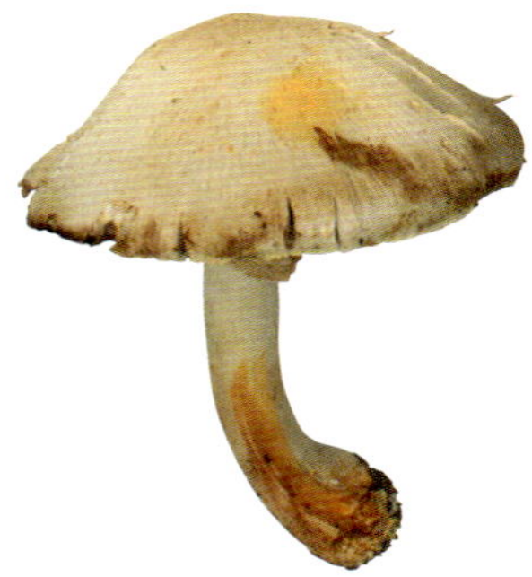

Agaricus xanthodermus
O chapéu branco vai ficando cinza conforme envelhece. Sua base é bem amarela.

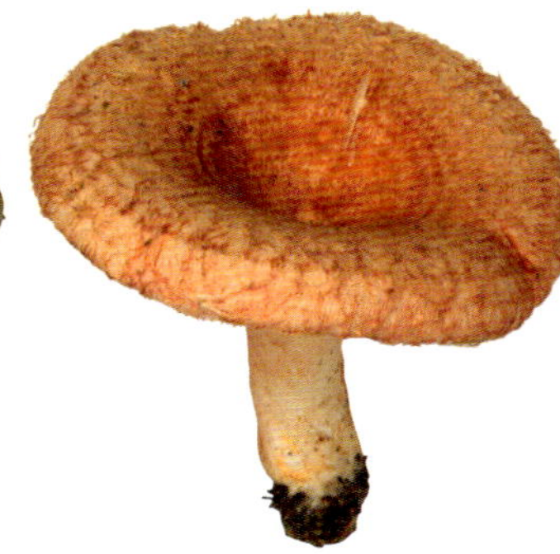

Lactarius torminosus
É rosa e o chapéu tem uma depressão no centro.

Cuidados adicionais

Certas espécies de cogumelos estão se tornando cada vez mais escassas devido ao excesso de coleta ou às alterações climáticas. Se houver oportunidade de colhê-los, procure seguir estas regras para evitar a coleta predatória:

- Não recolha muitos; deixe mais da metade para a natureza.
- Só colete o que realmente for utilizar.
- Torça o talo na hora de colher – não use tesoura –, pois pode danificar a rede de fungos no solo.
- Se você é leigo no assunto, é imprescindível a ajuda de alguém com experiência para coletá-los corretamente.

Dicas

- Não colete em dias de chuva.
- Não colha cogumelos aparentemente machucados.
- Use uma cesta de vime para coletar, nunca uma sacola de plástico, pois o calor os prejudica.
- Use cogumelos até 24 horas depois de coletados.
- Antes de cozinhar, corte-os ao meio e descarte os que tenham vermes ou galerias por onde eles podem ter passado.
- Se nunca tiver comido, experimente um primeiro e veja se gosta.

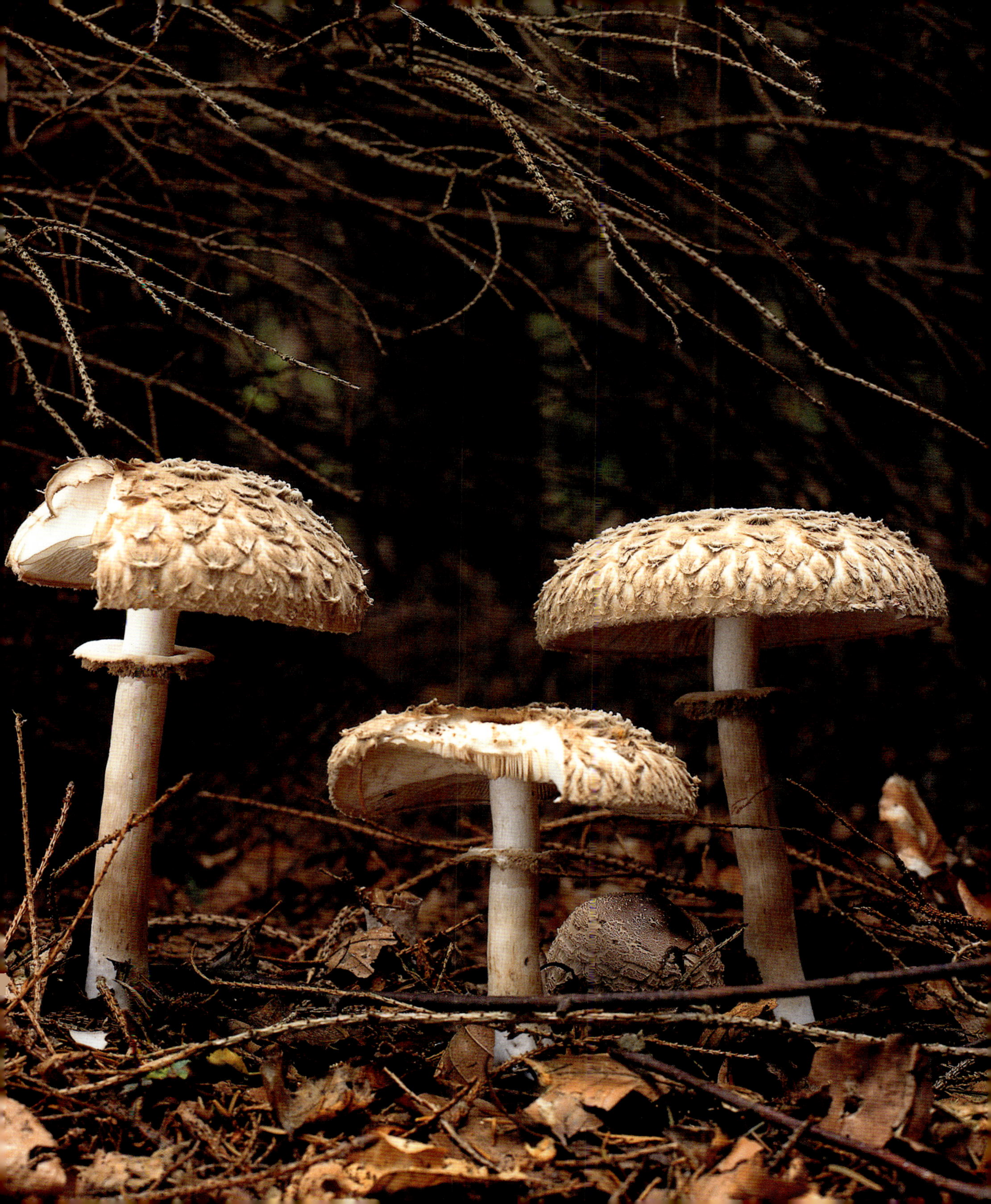

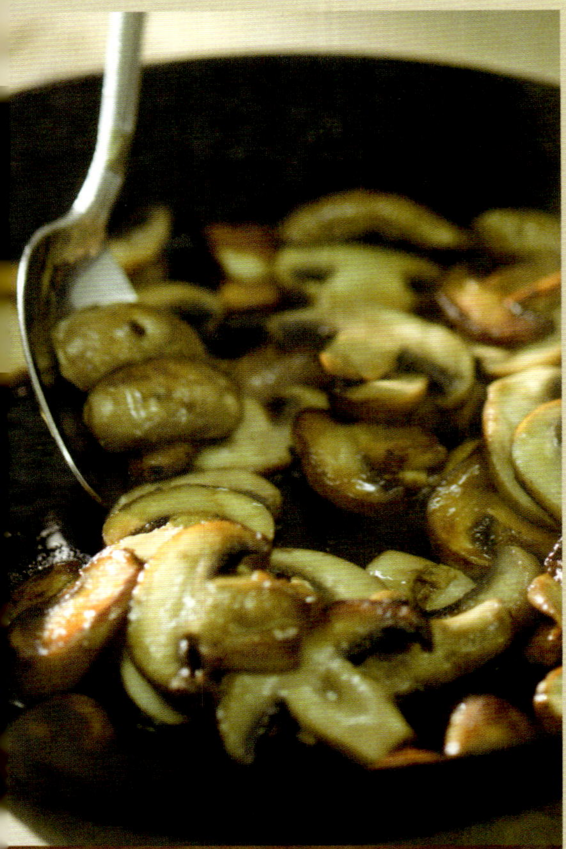

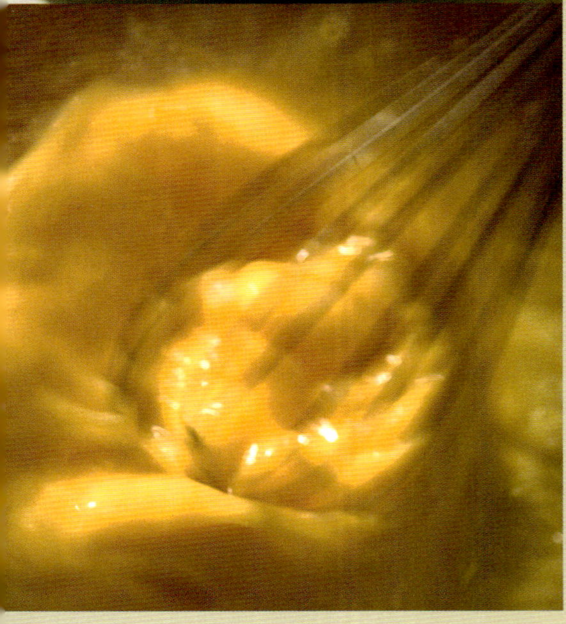

Omelete de cogumelos

(2 porções)

Nada melhor do que preparar um belo prato com esses fungos comestíveis. Se não for possível coletá-los, use as variedades existentes nas feiras e mercados.

Ingredientes

25 g de manteiga

85 g do cogumelo de sua preferência (shitake, shimeji, cogumelos-de-paris etc.) cortados em fatias

1 cebola picada

1 dente de alho picado

4 ovos

1 colher (sopa) de tomilho fresco picado

sal e pimenta a gosto

folhas de manjericão para decorar

Modo de preparo

■ Derreta a manteiga em uma frigideira, adicione os cogumelos, a cebola e o alho e refogue até começar a ganhar cor.

■ Bata os ovos com um batedor manual. Junte o tomilho, sal e pimenta.

■ Coloque a mistura de ovos por cima dos cogumelos e cozinhe em fogo médio-baixo até endurecer.

■ Se quiser, coloque a omelete em uma grelha e doure bem cada lado. Decore com as folhas de manjericão e sirva quente ou frio.

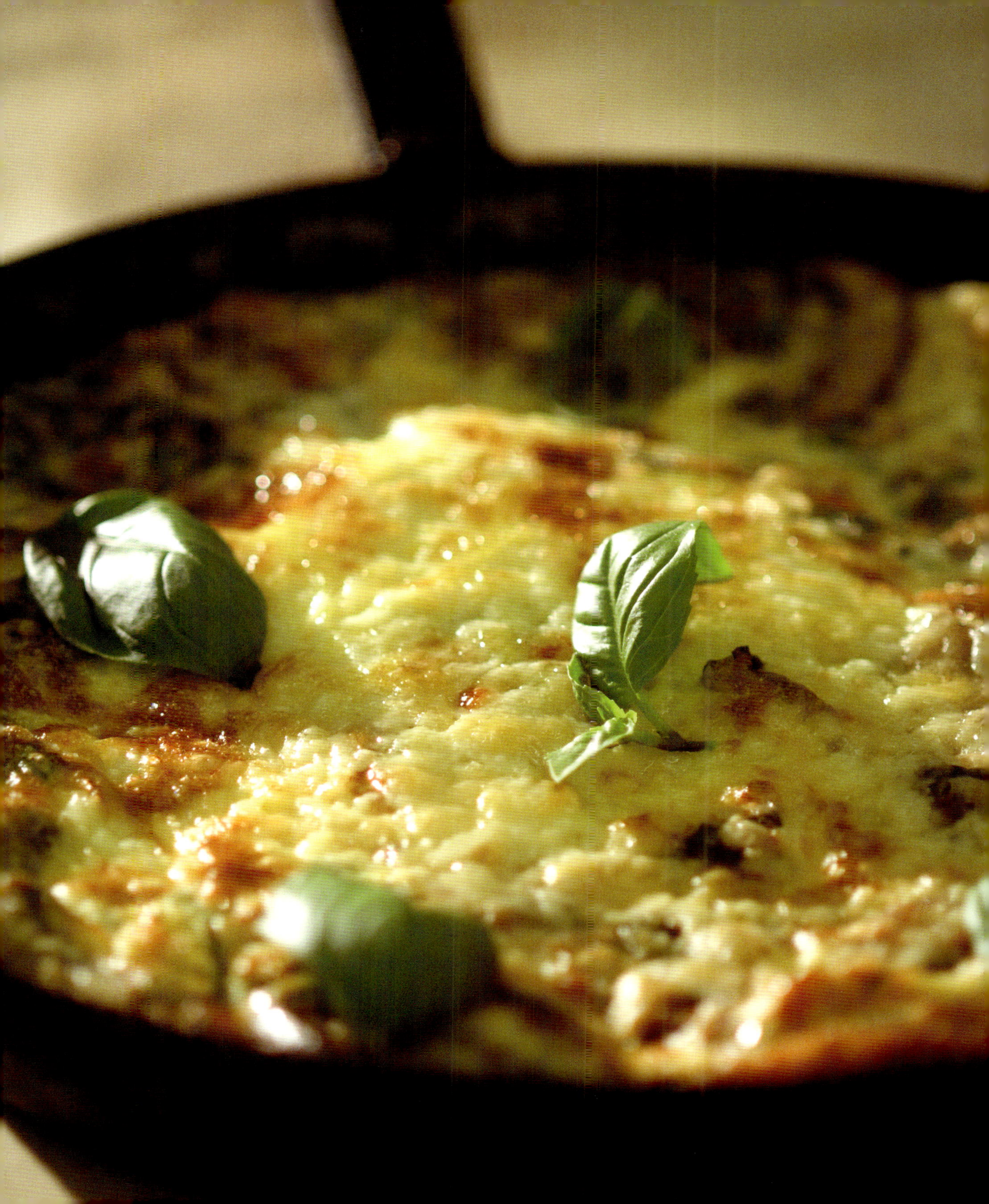

PRODUTOS SEGUROS PARA CRIANÇAS

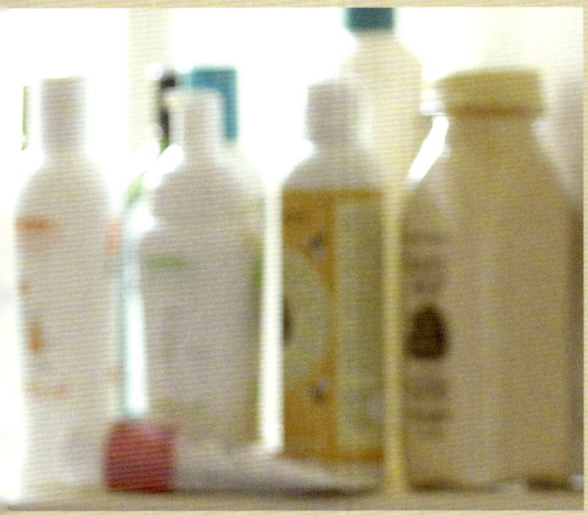

Talvez você ache que sua pele é como uma barreira, mas, na verdade, ela é uma grande esponja, podendo absorver cerca de 60% do que é aplicado nela. A pele das crianças é particularmente vulnerável às substâncias químicas presentes nos produtos para higiene e à poluição ambiental.

As crianças possuem uma série de diferenças se comparadas aos adultos que as tornam mais vulneráveis a toxinas caseiras, por exemplo:

- A pele das crianças é mais fina e mais porosa que a dos adultos, ou seja, não forma uma barreira protetora.
- O sistema imunológico delas é mais frágil, por isso desenvolvem alergias e intoxicações mais facilmente.
- Elas comem, bebem e respiram mais em relação ao seu peso que os adultos, por isso estão expostas a maior quantidade de toxinas por quilograma. Mesmo em descanso, uma criança respira duas vezes mais que um adulto.
- Como muitas crianças engatinham ou estão na fase de colocar objetos na boca, elas entram mais facilmente em contato com as toxinas.

Xampus, sabonetes e cremes são facilmente absorvidos pela pele e pelo couro cabeludo, por isso, evite usar produtos que contenham perfumes sintéticos, corantes e conservantes. Evite também produtos de limpeza repletos de substâncias químicas, pois podem contaminar o ar e as superfícies da casa.

Faça a lista

Compre produtos de higiene orgânicos.

Escolha sabonetes, óleos corporais, pasta de dente, hidratantes etc. à base de ervas.

Trate a pele do bebê com o máximo de cuidado. Compre lenços umedecidos, pomada para assadura sem perfume e opte por fraldas de pano.

Leia e entenda os rótulos. Evite produtos de limpeza agressivos ao organismo, como desinfetantes, aerossóis e ceras.

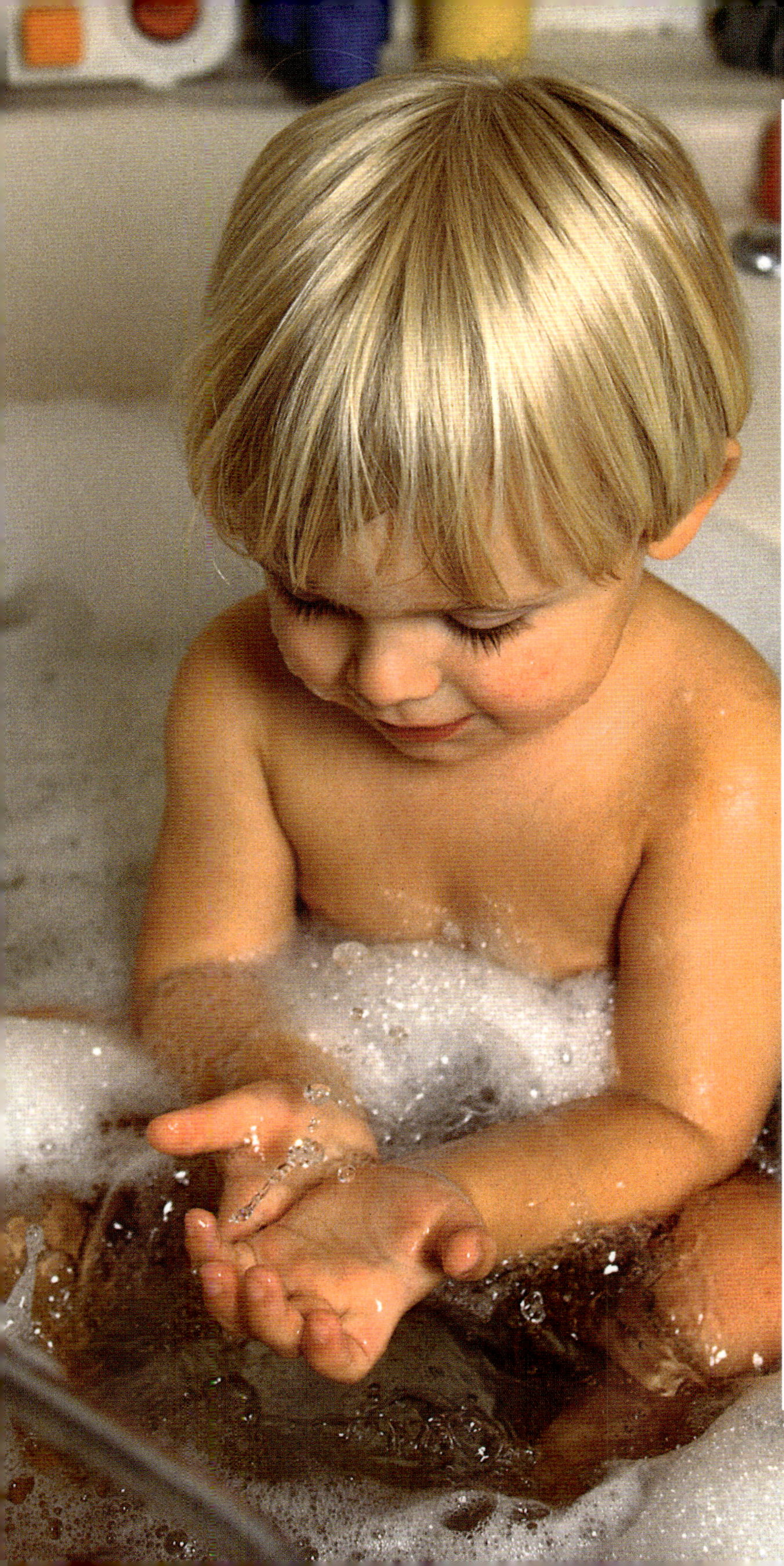

Solução para peles secas

O uso de produtos de higiene abrasivos em peles sensíveis pode ser uma das causas do aumento da ocorrência de eczemas e alergias entre as crianças. Ainda que a maioria dos pais tente resolver o problema aplicando mais produtos e remédios na pele da criança, a solução está em suspender o uso de alguns produtos.

Se seu filho está com a pele seca ou irritada, faça uma esponja de ervas.

Corte os pés de uma meia-calça para usar como "saquinhos".

Encha cada meia com um punhado de aveia e, se desejar, ervas como camomila e lavanda.

Faça um nó na ponta.

Use na banheira ou no chuveiro. Cada uma dura no máximo um dia. Se quiser usar de dia e de noite, mantenha em um saco plástico na geladeira. Não prolongue o uso, pois pode acumular bactérias. Quando umedecida, libera uma água encorpada que limpa e nutre a pele do bebê sem ressecar. Também pode ser usada por adultos.

FAÇA CHUTNEYS E CONSERVAS

Tenha sempre em casa o sabor de frutas, legumes e verduras da estação fazendo conservas e chutneys que podem durar semanas, meses e até anos. O processo de conservação modifica o gosto e a textura dos alimentos, podendo ganhar novas combinações e funções na mesa.

As conservas são uma ótima maneira de aproveitar os alimentos da estação, não deixando nada ir para o lixo. Sal, açúcar, vinagre e álcool são os ingredientes usados para conservar naturalmente os alimentos. Você também precisará de vidros com tampa esterilizados (lave-os bem e coloque-os no forno por 5 minutos).

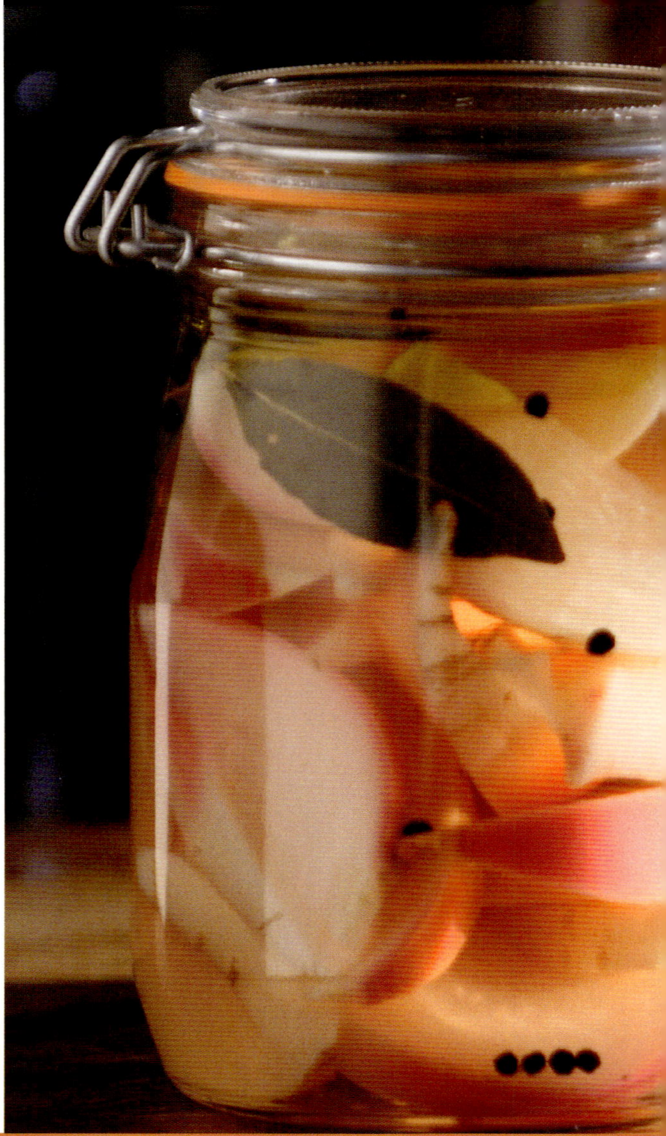

Nabo em conserva

Ingredientes

1,4 kg de nabo
700 ml de vinagre de vinho branco
1 colher (sopa) de sal
110 g de açúcar orgânico
300 ml de azeite

Modo de preparo

- Corte o nabo em pedaços médios.
- Coloque o vinagre, o sal e o açúcar em uma panela grande e espere levantar fervura. Junte o nabo, abaixe o fogo e deixe apurar por 10 minutos.
- Retire a panela do fogo e espere esfriar.
- Transfira o nabo para um vidro esterilizado e complete com o líquido à base de vinagre da

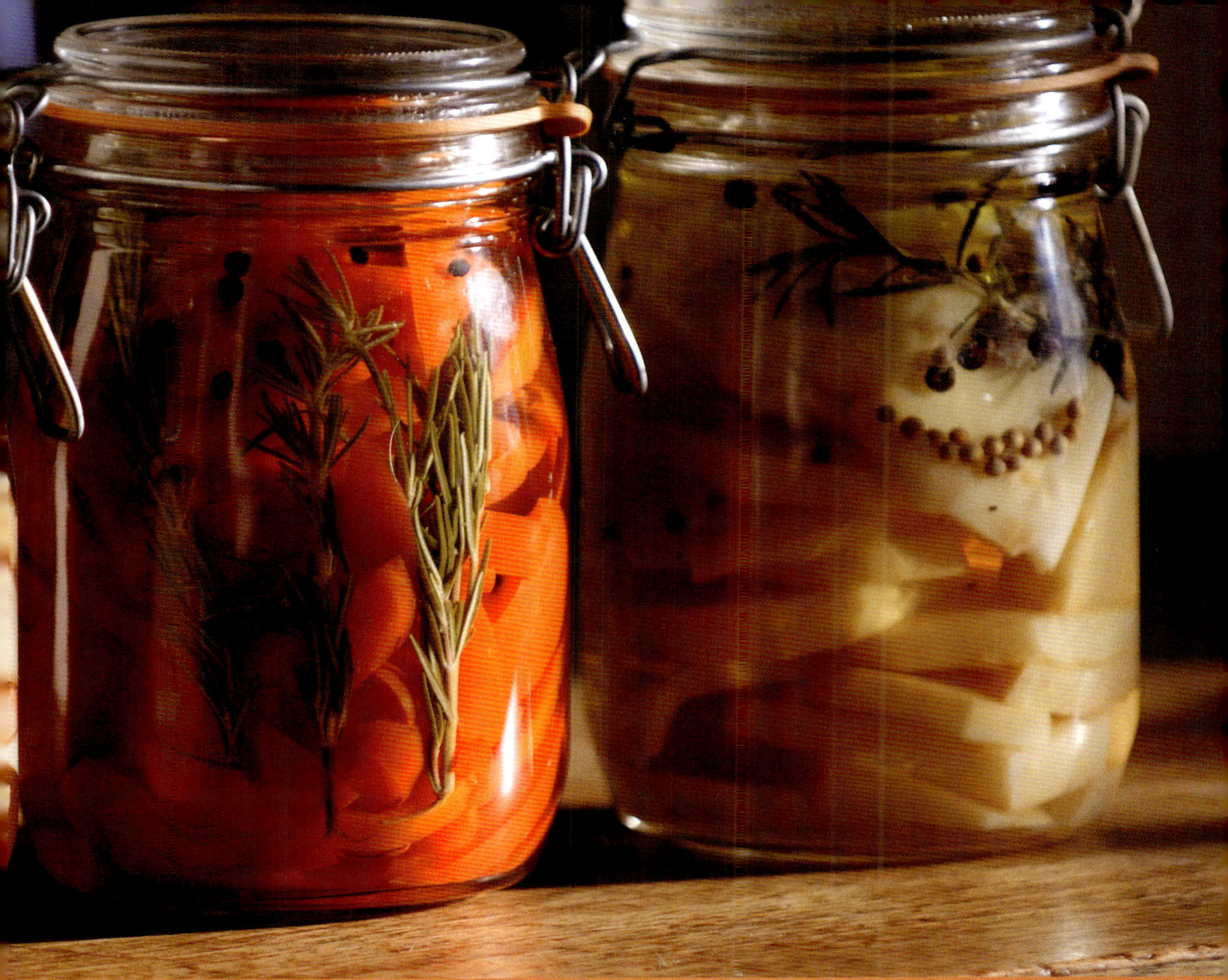

panela. Quando o vidro estiver quase cheio, acrescente uma camada grossa de azeite por cima.

Variações

Cenoura

Use 1,4 kg de cenoura em vez de nabo e corte--a em tiras grossas. Siga o método da conserva de nabo. Se desejar, adicione pimenta-do-reino moída na hora antes de cobrir com azeite.

Pimentão vermelho

Use 1,4 kg de pimentão vermelho em vez de nabo e corte cada metade em três partes. Retire as sementes. Siga o mesmo método do nabo. Adicione ramos de alecrim e folhas de louro em cada vidro antes de cobrir com azeite.

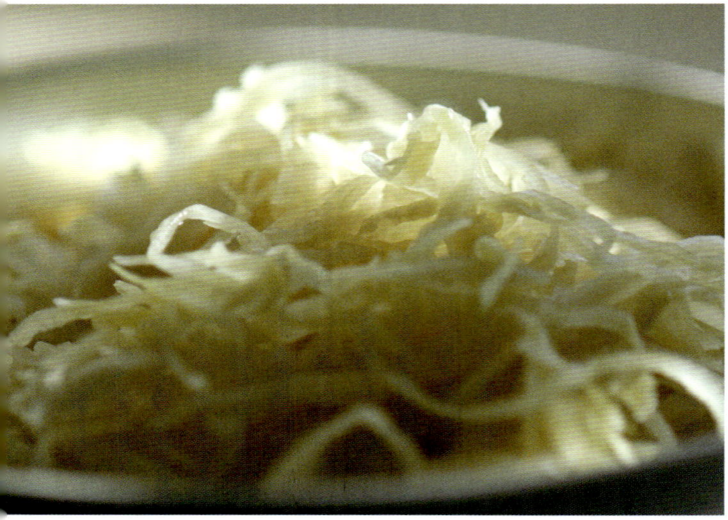

Chucrute

Esse típico prato alemão ajuda a manter o intestino saudável, pois promove o crescimento de bactérias benéficas ao organismo, aumentando a absorção de nutrientes. É também fonte de vitamina C e antioxidantes.

Ingredientes

2 repolhos grandes
2 colheres (sopa) de sal

Modo de preparo

- Com uma faca afiada ou no processador, corte o repolho em tiras bem finas.
- Coloque em uma tigela com 1 colher (sopa) de sal e amasse com um socador até começar a soltar líquido. Cubra com um pano e deixe descansar por 24 horas.
- Limpe e esterilize um recipiente com capacidade para 2 litros. Coloque uma camada de 5 cm de repolho no fundo. Acrescente um pouquinho de sal e prense bem. Repita a operação até o repolho acabar. Não encha demais, pois o repolho aumenta de tamanho durante a fermentação.
- Cubra com papel vegetal e coloque um peso por cima. Esse peso forçará a água a sair do repolho e o manterá submerso na salmoura até o momento ideal. Alguns repolhos não têm muita água; caso ele não fique submerso após um dia, adicione um pouco de água para cobri-lo.
- Deixe o chucrute em local arejado, em temperatura ambiente. Após 1 semana já estará pronto para o consumo.
- Tampe e conserve na geladeira por até 1 mês.

Variações

Chucrute com alcaravia e coentro

Coloque 1 colher de sementes de alcaravia e coentro em um pilão e amasse bem. Junte ao repolho antes de colocar em camadas no recipiente.

Chucrute com algas

Substitua o sal por um punhado de algas marinhas secas em tirinhas (25 g aproximadamente). Reidrate-as e coloque camadas alternadas entre o repolho. As algas estão à venda em lojas de produtos naturais ou orientais.

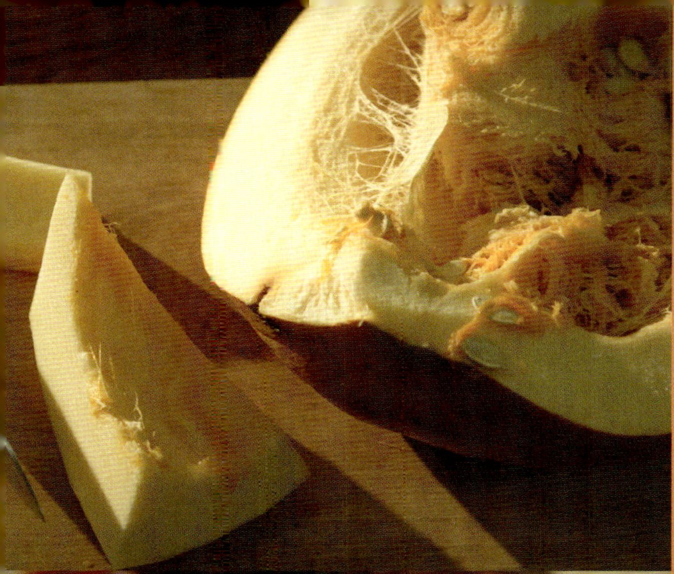

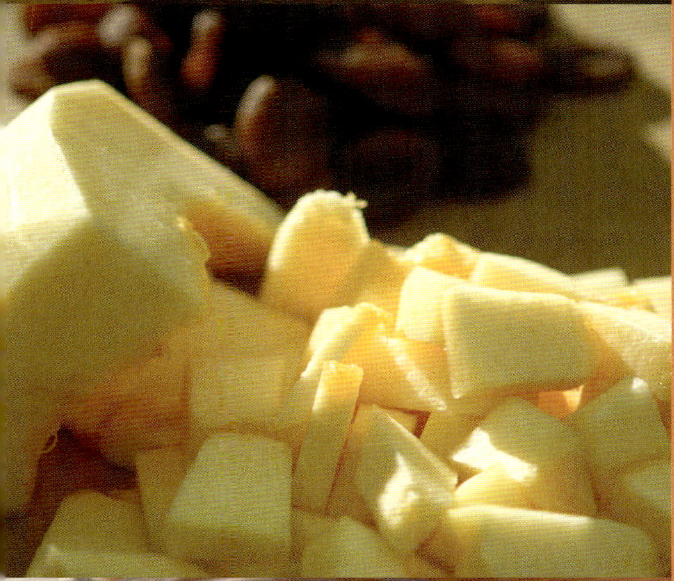

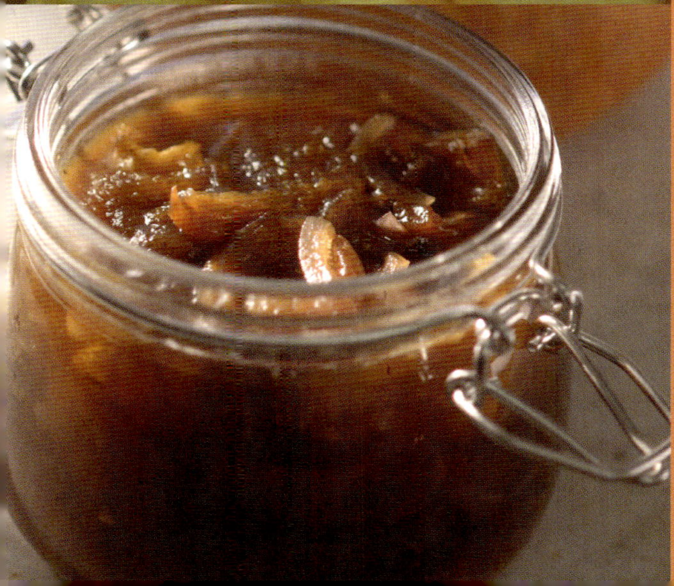

Chutney de abóbora e damasco

Ingredientes

250 g de cebola roxa picada
um pedaço grande de gengibre ralado
3 dentes de alho bem picados
1 pimenta grande bem picada
2 colheres (sopa) de azeite mais um pouco para untar
uma pitada de coentro e cominho em pó, sal e pimenta
300 g de damascos secos
½ litro de vinagre de maçã
300 g de açúcar orgânico
200 g de uvas-passas
250 ml de água
1 folha de louro
500 g de abóbora em cubos

Modo de preparo

■ Numa panela de fundo grosso, doure o alho no azeite, o gengibre, a cebola e a pimenta.

■ Junte os outros ingredientes, exceto a abóbora, e espere ferver. Abaixe o fogo e deixe reduzir por uma hora, mexendo ocasionalmente.

■ Enquanto isso, passe um pouco de azeite na abóbora e coloque em uma fôrma. Leve ao forno e asse até ficar macia.

■ Junte a abóbora ao chutney e cozinhe por mais 10 minutos. Retire do fogo.

■ Coloque em um vidro esterilizado e tampe bem. Conserve na geladeira por até 6 meses.

AQUEÇA ÁGUA NATURALMENTE

Um quarto da energia utilizada nas casas é destinado a aquecer água. Durante o verão, e também no inverno, boa parte dessa água pode ser aquecida pela luz do sol. Investir em energia solar é uma ótima maneira de diminuir as emissões de gás carbônico da sua casa.

Os benefícios dos coletores de energia solar colocados sobre o telhado são muitos: requerem pouca manutenção, a energia solar é gratuita, normalmente é necessário apenas um dia para instalar e, na maioria dos casos, não é necessária autorização.

Como achar um coletor de energia solar?

Há diversos fabricantes de placas de energia solar. Faça uma pesquisa antes de comprar e veja com o fabricante qual o melhor modelo a partir de suas necessidades. Normalmente, o produto é instalado rapidamente. A manutenção é simples e pode ser feita por você mesmo.

Como funciona?

- O coletor é instalado em cima do telhado.
- O calor do sol é absorvido e retido por tubos desenhados para funcionar mesmo com um mínimo de energia solar disponível.
- A água passa por esses tubos e é aquecida.
- A água vai para a caixa, onde fica armazenada.
- Durante o verão, um coletor é capaz de esquentar toda a água necessária.
- Nas outras épocas do ano, sobretudo no inverno, associe o uso da energia solar à elétrica, se necessário. De qualquer maneira, seu consumo de energia cairá bastante.

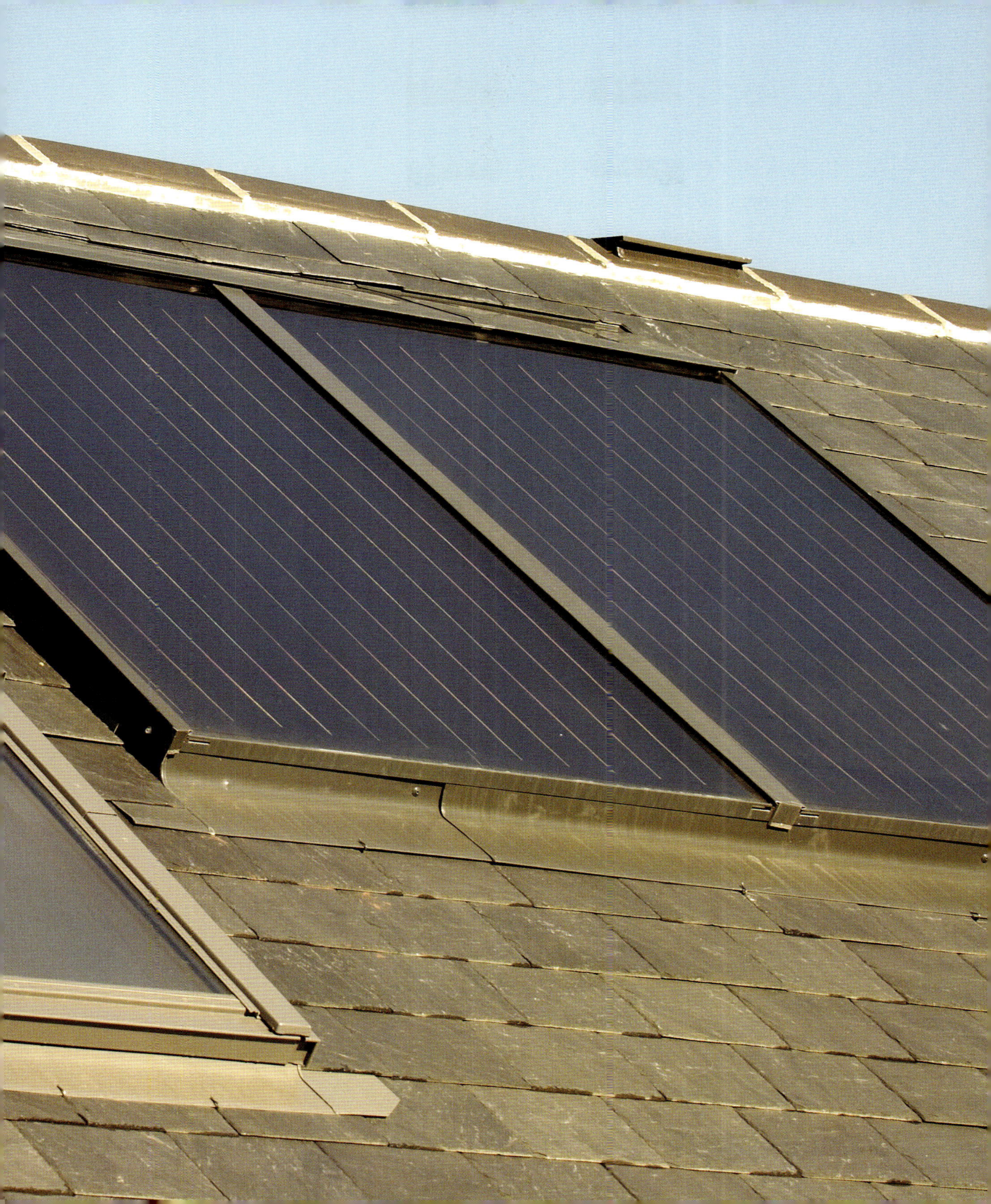

FAÇA SUCOS FRESCOS

Experimente misturar frutas e verduras. Além de delicioso, é muito saudável. Maçãs, cenouras e peras são ricas em antioxidantes e boas fontes de vitaminas A e C. O suco de maçã também é conhecido por ser desintoxicante e faz bem para o fígado e para a vesícula.

Suco de maçã, pera e gengibre

(1 porção)

Maçã e pera dão uma boa combinação. O gengibre deixa a bebida mais picante e com um sabor especial. É uma boa pedida para indigestão, gripe ou náusea.

Ingredientes

1 maçã

1 pera

1 pedacinho de gengibre

Modo de preparo

- Lave as frutas (não tire a casca) e corte em pedaços.
- Bata no liquidificador junto com o gengibre e um pouco de água. Coe, se desejar.
- Beba imediatamente, com gelo, se preferir.

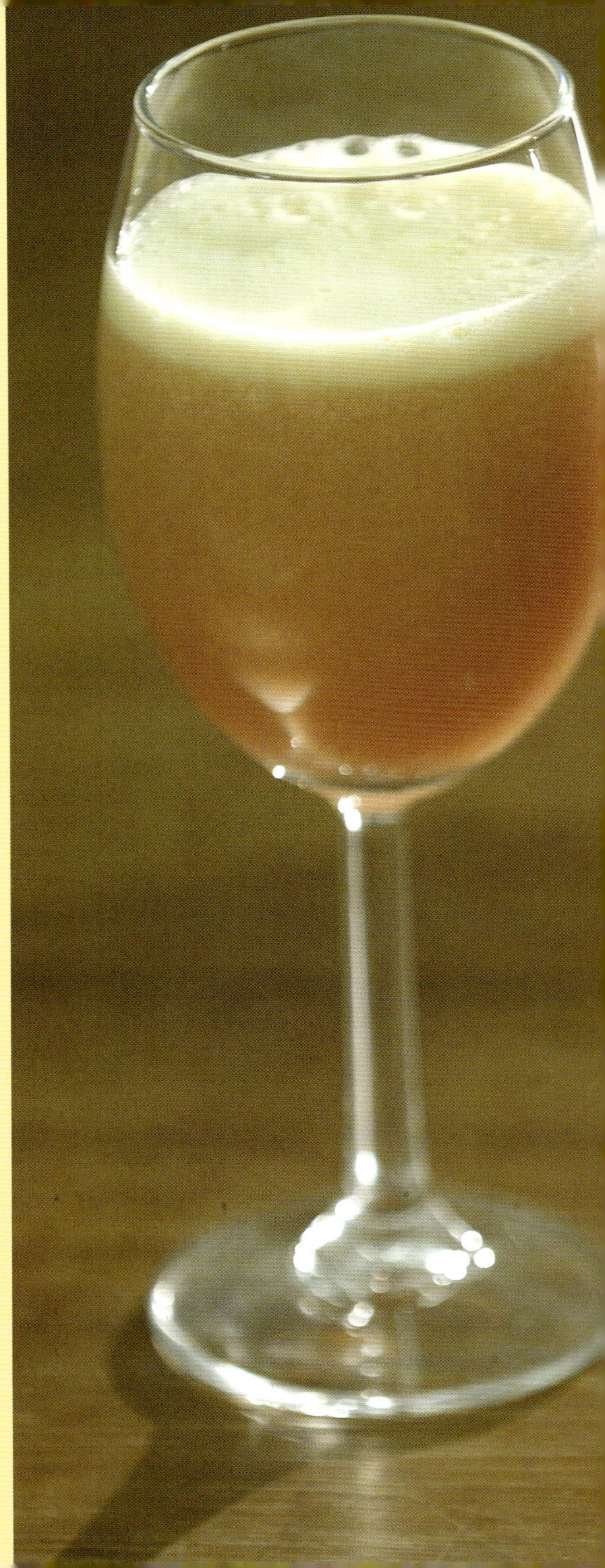

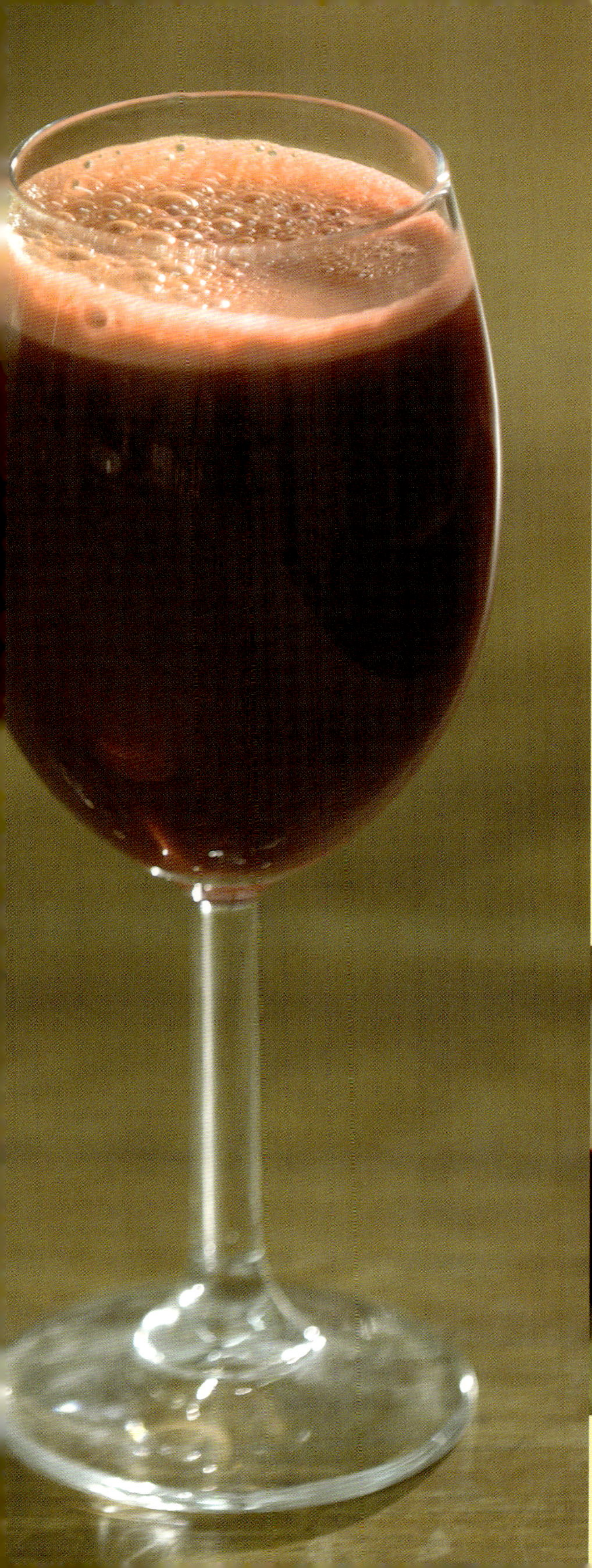

Suco de maçã, cenoura e beterraba

(1 porção)

Este suco é cheio de nutrientes, dá energia e ajuda a renovar as células sanguíneas.

Ingredientes

1 maçã

1 cenoura média

1 beterraba média

Modo de preparo

- Lave bem os ingredientes, sem descascá-los. Use uma escovinha para retirar a terra.
- Corte em pedaços e bata no liquidificador com um pouco de água. Coe, se desejar.
- Sirva imediatamente.

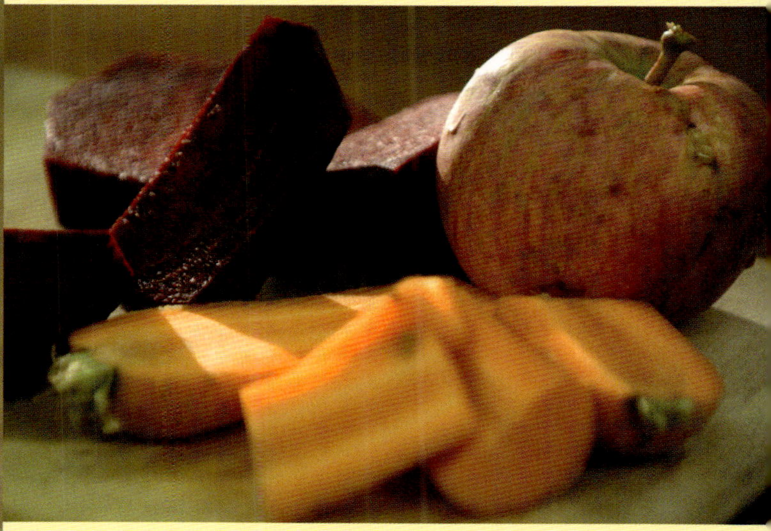

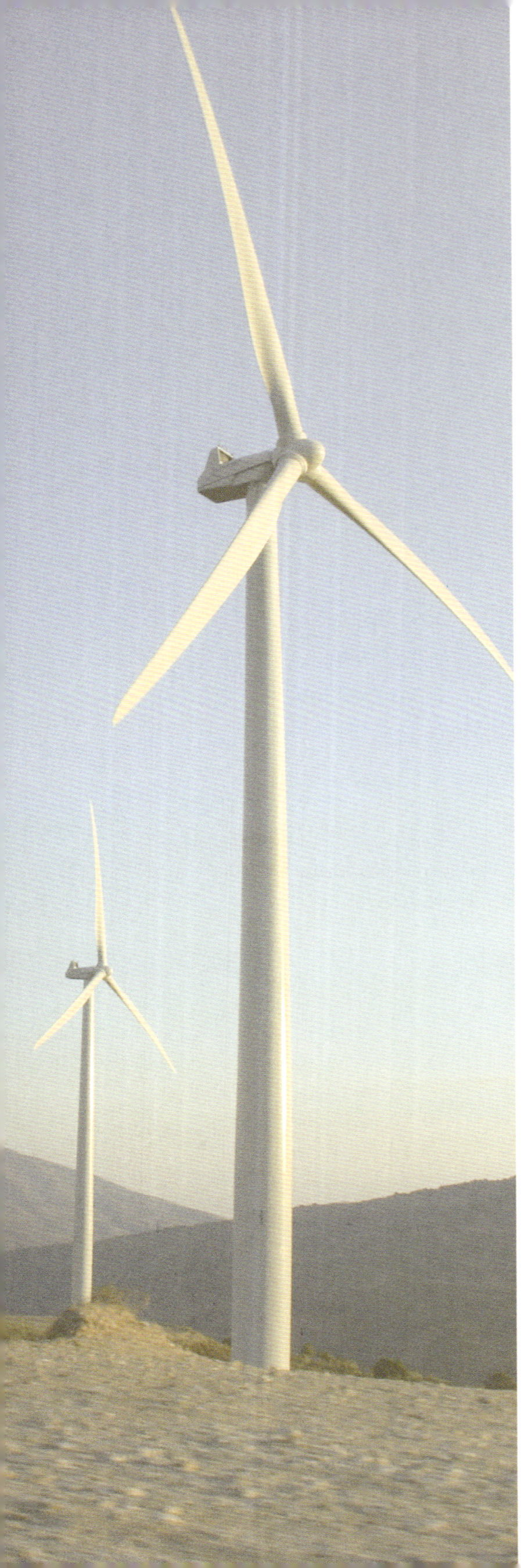

USE ENERGIA RENOVÁVEL

No Brasil, a maioria das casas é abastecida com energia elétrica produzida nas hidrelétricas. A princípio, é uma energia renovável e limpa. Entretanto, a construção das barragens e represas necessárias para gerar energia causa impactos sociais e ambientais. Uma opção verdadeiramente sustentável é tornar-se seu próprio fornecedor de energia. Existem microssistemas de geração de energia que podem resolver o problema.

Quem topa o desafio de tornar-se o próprio fornecedor não está apenas procurando livrar-se das contas de energia. Ainda que as tecnologias de geração de energia estejam se desenvolvendo a cada dia, o maior argumento para aderir a essa tendência não é econômico, mas ecológico e social. É a maneira de tornar-se parte de uma rede que aponta para um futuro mais sustentável.

Microssistemas de geração de energia

Antes de começar a pensar no seu próprio suprimento de energia, minimize a demanda. Verifique a eficiência energética dos eletrodomésticos de sua casa.

Alguns sistemas de geração de energia conseguem suprir as necessidades de uma casa, mas é prudente ter uma segunda opção disponível. A maioria dos geradores consegue funcionar de forma regular, mesmo em casos em que a fonte energética (vento ou sol) não forneça energia de maneira contínua. Por outro lado, se a energia sobrar, é possível até vendê-la.

Desconecte-se

Energia eólica

Turbinas usam a força do vento para girar hélices que acionam um motor, gerando energia. Podem ser pequenas e instaladas no telhado de uma casa, ou grandes o suficiente para ficar no cume de uma montanha ou em um espaço aberto. Informe-se sobre a velocidade do vento no local da instalação antes de ir adiante com o projeto. É mais indicado para regiões campestres do que para a cidade.

Placas solares

São instaladas em cima do telhado e captam energia solar, convertendo-a em energia elétrica. Uma placa pode gerar metade da energia necessária em um ano, evitando que 650 kg de gás carbônico sejam liberados na atmosfera.

Energia geotérmica

Também chamada de energia geotermal, essa técnica aproveita o calor do solo emitido em níveis profundos. É necessário achar locais em que o calor do solo aquece as camadas de água, pois é a partir do vapor que a energia é gerada. No Brasil há poucas experiências com esse tipo de energia; já países como a Itália e a Islândia têm saído na frente.

Água

Se você mora perto de um rio ou cachoeira, é possível aproveitar a energia da água corrente, a exemplo do que ocorre nas hidrelétricas, mas em uma escala bem menor. Dependendo do volume de água, é possível gerar energia para suprir uma casa.

Energia limpa

A produção de energia é o que mais contribui para a emissão de gases causadores do efeito estufa. Nos Estados Unidos e na Europa, a maior parte da energia produzida vem de termelétricas, ou seja, da queima de combustíveis fósseis; portanto, uma opção extremamente antiecológica. Entretanto, há outras soluções.

No Reino Unido, por exemplo, desde 1999 os cidadãos podem escolher como desejam abastecer suas casas, abrindo o mercado para energias verdes. Outra medida interessante adotada é que uma parte da conta elétrica é destinada ao desenvolvimento de energia renovável.

USE LAREIRAS

Queimar madeira pode ser uma maneira eficiente de gerar energia em casa, mas tudo depende de como isso é feito. As churraqueiras podem ser bem charmosas nas noites de inverno, mas liberam boa parte do calor pela chaminé. Um fogão a lenha ou uma lareira aproveitam muito mais o calor produzido. Alimentados por diferentes tipos de madeira, exigem um terço do combustível de uma churrasqueira e são 70% mais eficientes.

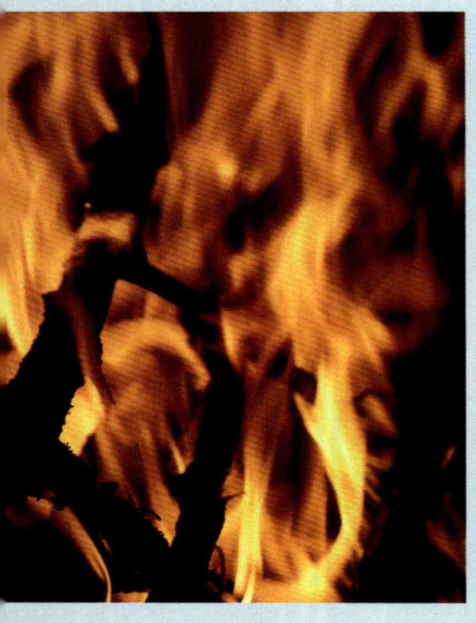

Além da lareira, há uma série de aquecedores de água movidos à queima de madeira tão eficientes como os aquecidos a gás. Eles conseguem converter 90% da energia em calor. Comparados com um aquecedor a gás ou a energia elétrica, certamente é necessário um esforço a mais, já que é preciso repor a madeira todos os dias.

Custos

Caso você não tenha uma fonte própria de madeira, haverá certo custo para manter um fogão ou aquecedor a lenha, mas não muito maior que a energia elétrica. É importante verificar se a madeira não está úmida, pois quanto maior a umidade pior o desempenho, além de liberar mais poluentes na atmosfera.

A única ressalva em relação a esse tipo de energia é checar a procedência da madeira, ou seja, se não está contribuindo para o desmatamento de florestas.

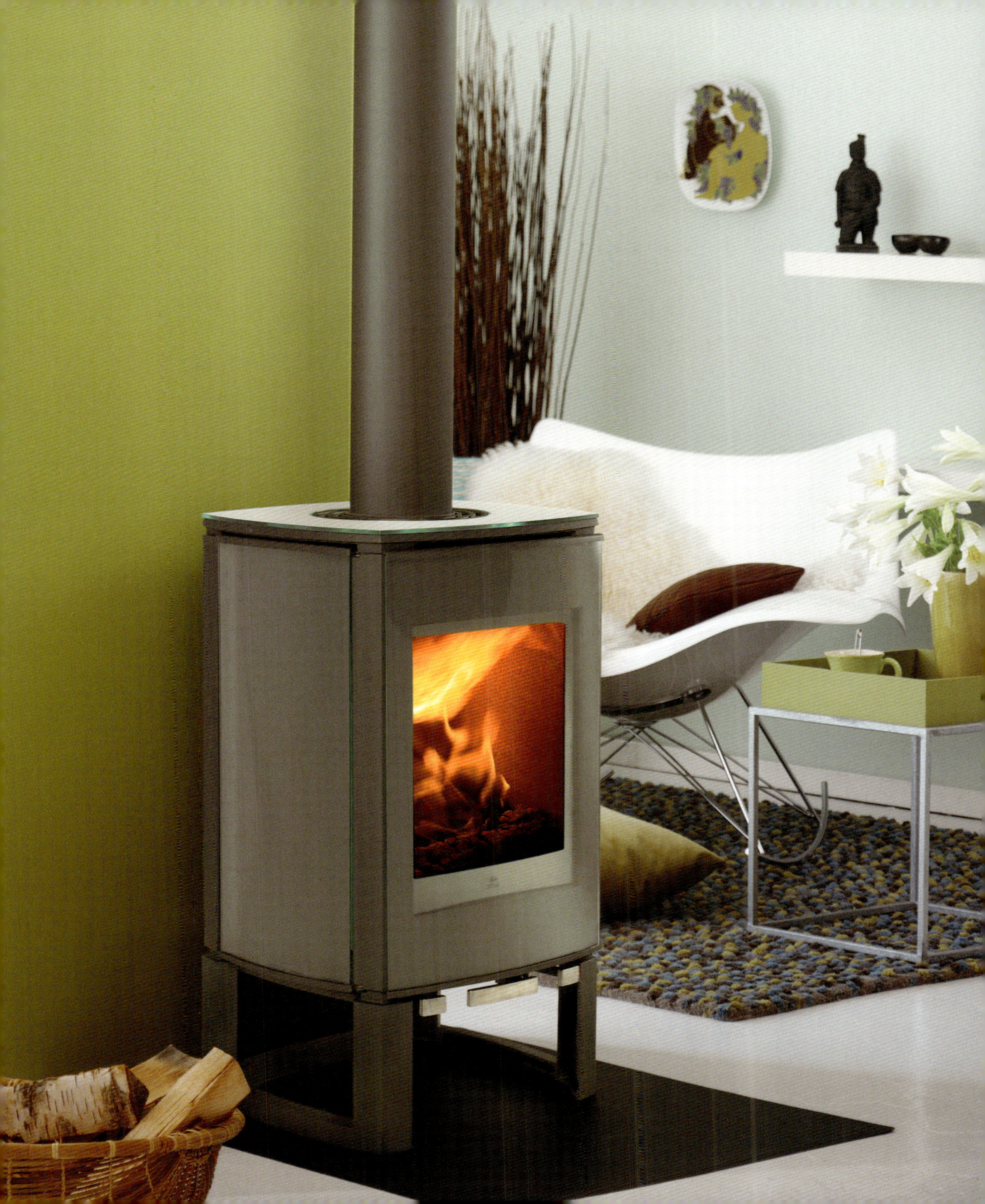

GELEIAS CASEIRAS

São boas opções para o café da manhã ou para um lanche. Feitas à base de frutas, são mais saudáveis que outras pastas, patês e maioneses. Fazer geleias é mais fácil do que se pensa. Coloque-as em vidros com tampa bem decorados e presenteie os amigos.

Não é necessário nenhum equipamento especial para preparar geleias em casa, mas é indicado o uso de uma panela com fundo bem grosso (não é necessária tampa). Se quiser investir, compre uma panela de ferro, por exemplo. Para guardar as geleias, prefira vidros bem limpos e secos. Você pode decorar a tampa com um pedaço de tecido estampado preso com um elástico. Use frutas maduras porém firmes, em vez de frutas que já passaram do ponto.

No ponto

Para testar se está pronta, coloque uma colher pequena da geleia em um prato e leve à geladeira. Se após um tempo formar uma película forte o suficiente para enrugar quando pressionada levemente com os dedos, está no ponto. Caso ainda esteja muito fluida, cozinhe por mais alguns minutos.

Esterilize os vidros

Os vidros para geleias, chutneys e conservas devem estar bem limpos. Após lavar, coloque-os por 5 minutos no forno para esterilizá-los.

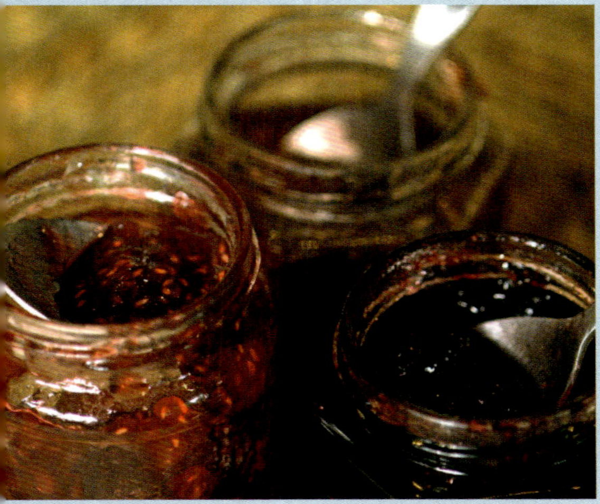

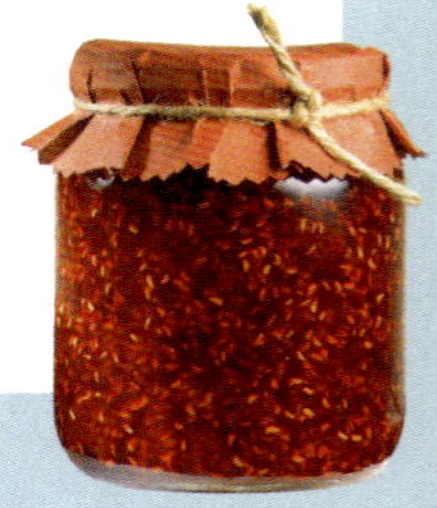

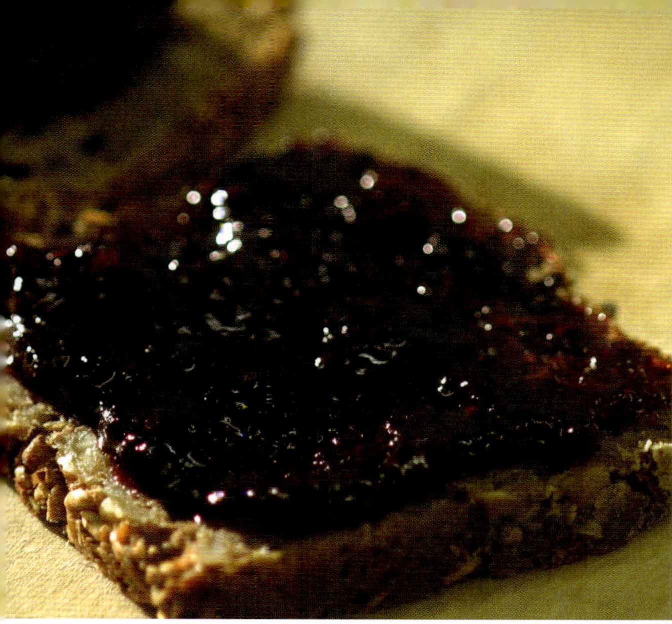 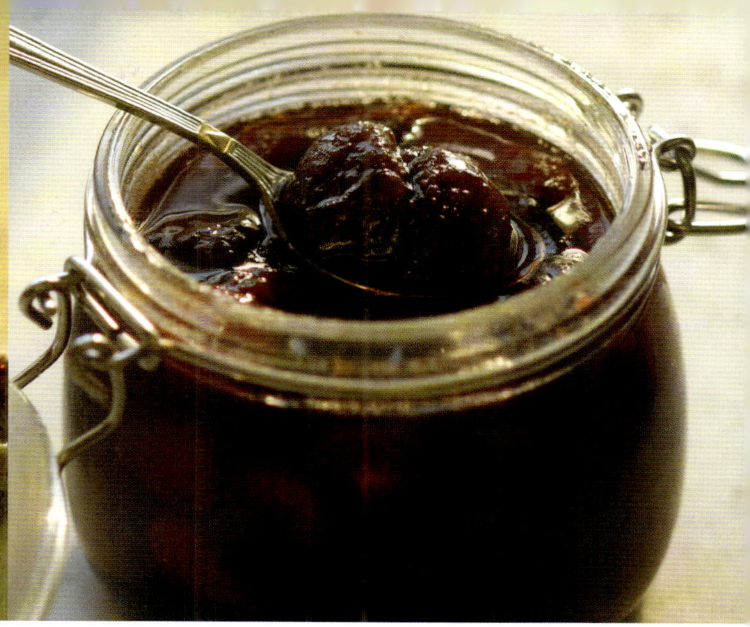

Geleia de mirtilo

(Rendimento: 2,2 kg)

Ingredientes

1 kg de mirtilos

570 ml de água

2 kg de açúcar orgânico

Modo de preparo

■ Coloque as frutas e a água na panela de fundo grosso. Cozinhe em fogo baixo por 30 minutos. Se necessário, coloque mais água para não queimar.

■ Adicione o açúcar e mexa bem, até dissolver completamente. Deixe ferver por 10-15 minutos.

■ Teste se a geleia está no ponto. Retire do fogo, espere esfriar e distribua em vidros esterilizados.

Variação

Manga

Use 1 kg de manga picada em vez dos mirtilos.

Geleia de morango

(Rendimento: 2 kg)

Ingredientes

1 kg de morangos

suco de 2 limões-sicilianos

1 kg de açúcar orgânico

Modo de preparo

■ Coloque as frutas e o suco em fogo baixo por 10-15 minutos, até a fruta começar a soltar líquido.

■ Adicione o açúcar e mexa até dissolver. Deixe ferver e cozinhe por 15 minutos.

■ Teste para ver se está no ponto, retire do fogo e espere esfriar. Distribua em vidros esterilizados.

Variação

Morango e limão

Use o suco de 2 limões-taiti. Coloque as raspas na geleia pouco antes de distribuí-la nos vidros.

DRINQUES ORGÂNICOS

É sempre mais prazeroso comer ou beber algo que nós mesmos cultivamos e preparamos. Drinques caseiros são uma maneira divertida de aproveitar frutas, preparando algo diferente para você ou para os convidados. Em garrafas de vidro, podem ser lindos presentes. Use frutas da época.

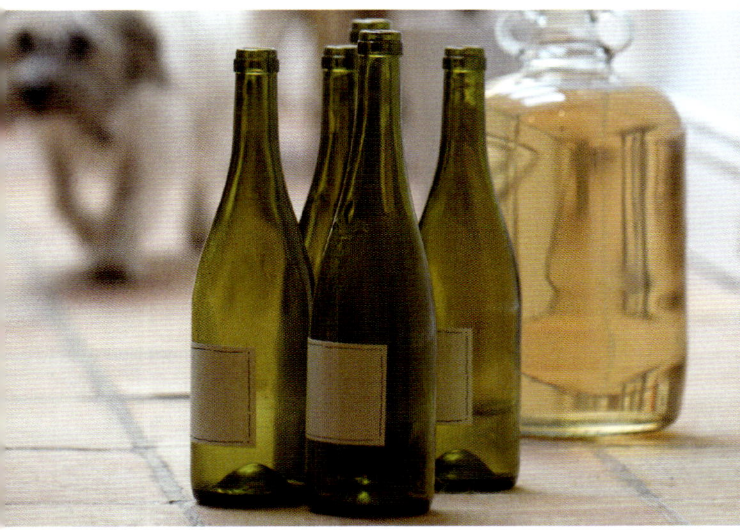

Vinho simples

É um dos mais fáceis para fazer em casa. Alguns utensílios serão necessários:

Uma vasilha ou balde de plástico grande

Um garrafão de vinho para a fermentação, uma tampa que aguente a pressão e previna que o ar entre, mas permitindo que o gás carbônico resultante da fermentação possa sair. Esterilize bem todos os utensílios que serão utilizados.

Ingredientes

1,4 kg de uvas
3,5 litros de água
1 pacote de fermento para vinho (compre em lojas especializadas)
1,4 kg de açúcar orgânico

Modo de preparo

- Coloque as uvas numa panela grande, cubra com água e leve para ferver.
- Deixe esfriar e ponha na vasilha grande. Cubra com um pano e deixe descansar durante toda a noite.
- No dia seguinte, separe um pouco do líquido e dissolva o fermento. Espere até aparecerem bolhas. Junte à vasilha, mexa com

uma colher de pau e cubra. Deixe fermentar por 3 dias, mexendo bem três vezes ao dia.

■ Dissolva o açúcar no fogo com 250 ml de água, até virar um xarope. Deixe esfriar e junte à vasilha com as uvas. Espere fermentar por mais 5 dias, mexendo uma vez ou outra.

■ Quando a fermentação parar, coe retirando todo o líquido possível e transfira para o garrafão. Tampe e armazene por 3 meses em temperatura ambiente. É importante que parte do gás formado pela fermentação possa sair naturalmente, para não estourar o vidro.

■ Retire a tampa, distribua o vinho em garrafas, tampe com rolhas e armazene por 6 meses antes de consumir.

Variação

Vinho de jabuticaba

Use 1,4 kg de jabuticabas e siga o mesmo método.

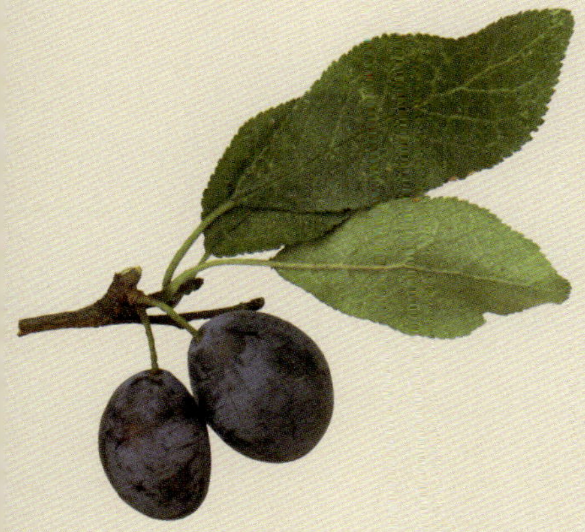

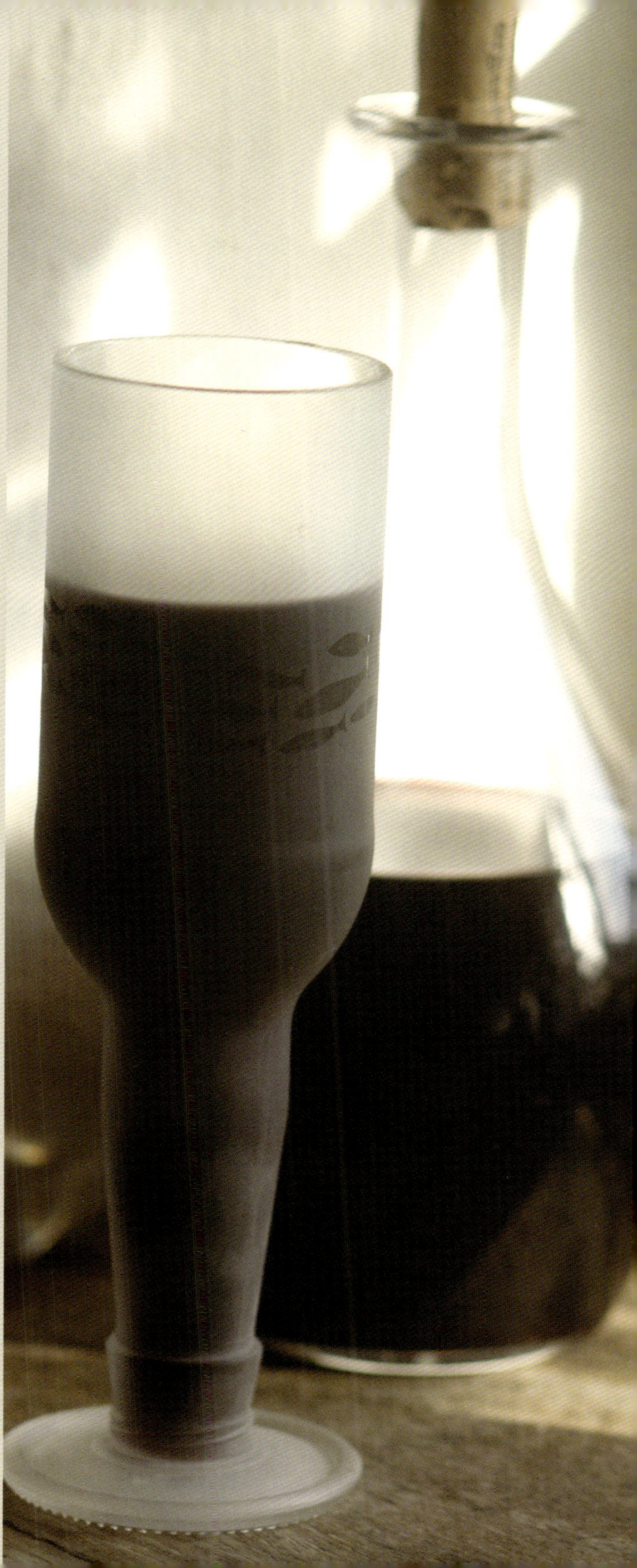

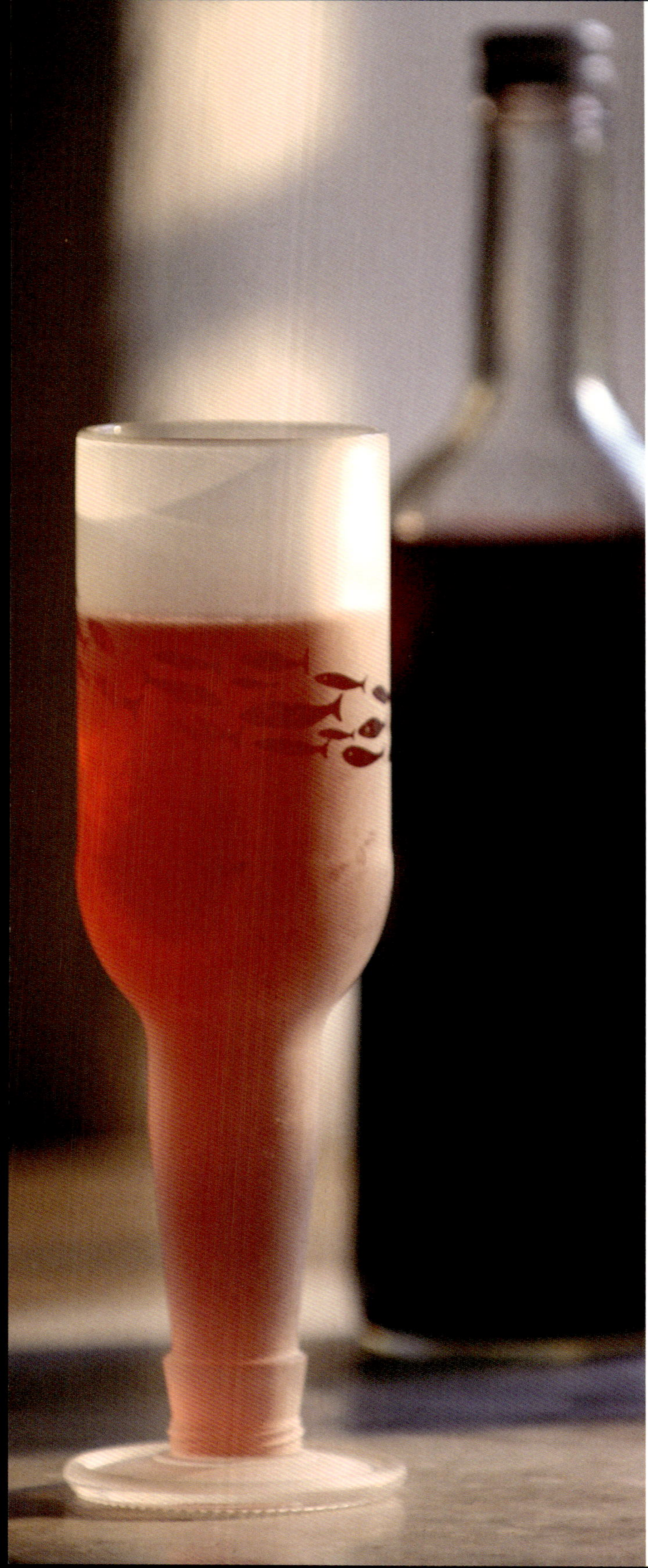

Gim com uvas

Ingredientes

900 g de uvas
25 g de mel
raspas de 1 laranja
raspas de 1 limão-siciliano
2,5 cm de gengibre em fatias finas
1 pau de canela
6 cravos
1 garrafa de gim

Modo de preparo

- Amasse as uvas suavemente com um pilão.
- Coloque em uma garrafa grande com o gargalo largo. Junte o mel, as raspas de laranja e de limão, o gengibre, a canela e os cravos.
- Preencha até a boca com o gim. Tampe com a rolha e deixe apurar por 6-12 meses.

Sirva com água tônica para um drinque refrescante. Puro, é um bom aperitivo ou drinque após as refeições.

Limonada com hortelã

Ingredientes

suco de 3 limões

110 g de folhas de hortelã

110 g de açúcar

700 ml de água

Modo de preparo

■ Bata o suco de limão com as folhas de hortelã, o açúcar e a água no liquidificador.

■ Coloque em uma jarra e mexa bem antes de servir. Use gelo, se desejar.

Café irlandês

Ingredientes

44 ml de uísque

1 colher (chá) de açúcar mascavo

130 ml de café forte

chantilly a gosto

Modo de preparo

■ Junte o uísque, o açúcar e o café e misture bem.

■ Coloque em xícaras, acrescente 1 colher de chantilly por cima e sirva.

Espumante de inverno

Ingredientes

4 maçãs sem sementes descascadas

1,2 litro de espumante

125 ml de suco de laranja

8 grãos de pimenta-da-jamaica

2,5 cm de gengibre em fatias finas

½ colher (chá) de noz-moscada

125 ml de conhaque

Modo de preparo

■ Asse as maçãs até ficarem macias.

■ Aqueça os ingredientes restantes em fogo baixo. Não ferva. Deixa esfriar por 10 minutos e coe.

■ Acrescente as maçãs e sirva.

Vinho quente especial

Ingredientes

4 cravos

½ pau de canela

algumas fatias finas de gengibre

1 garrafa de vinho tinto

raspas de 1 limão

raspas de 1 laranja

1 colher (sopa) de mel

um toque de conhaque (opcional)

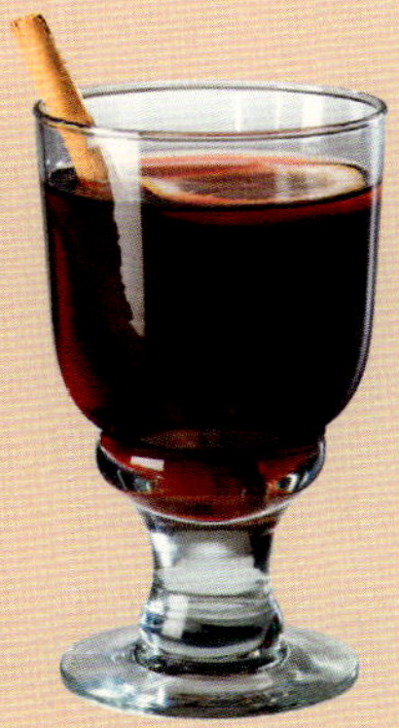

Modo de preparo

■ Aqueça os temperos, o vinho e as raspas em uma panela. Aqueça sem deixar ferver. Desligue o fogo.

■ Espere descansar por 1 hora e adicione o mel e o conhaque. Reaqueça antes de servir.

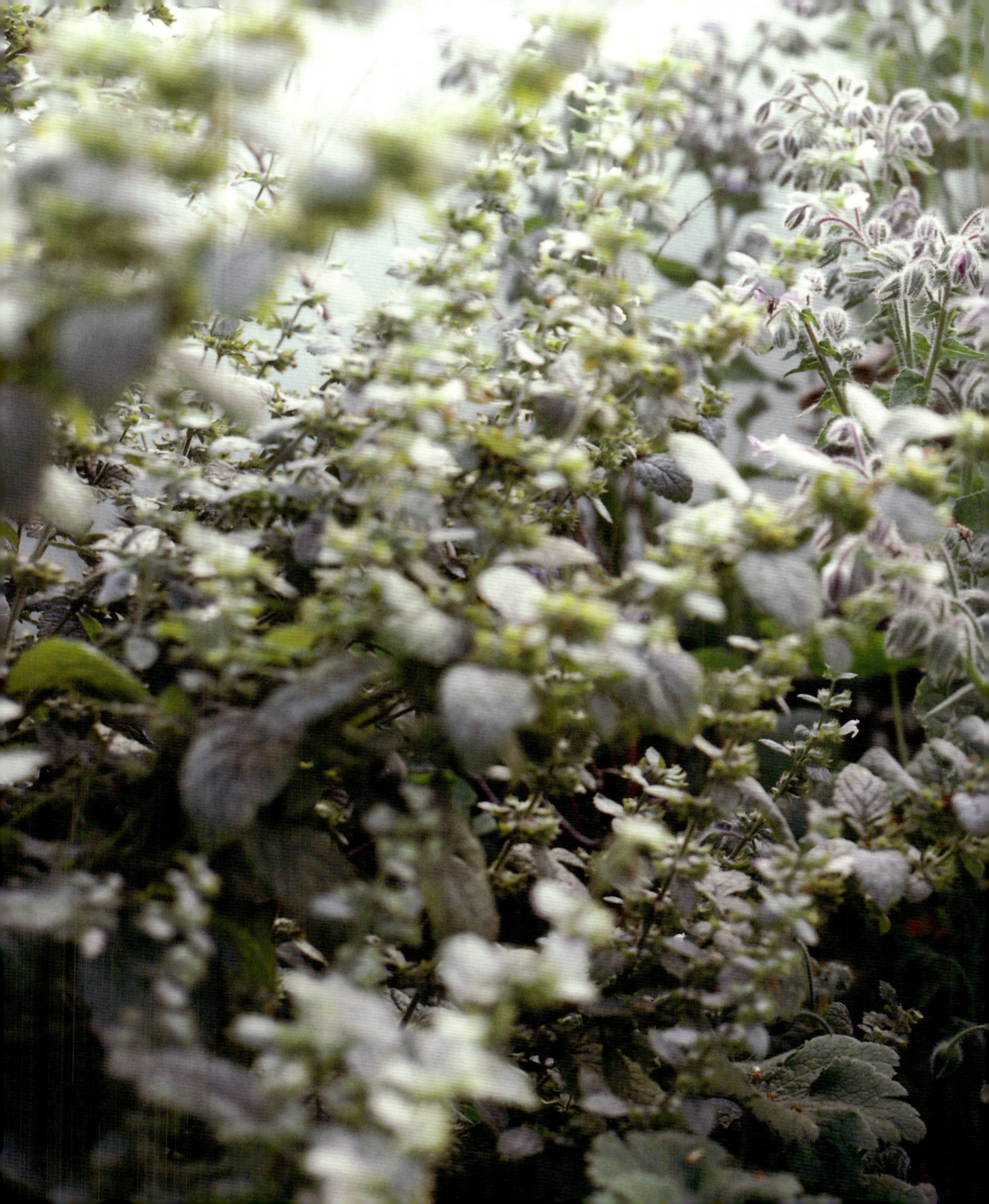

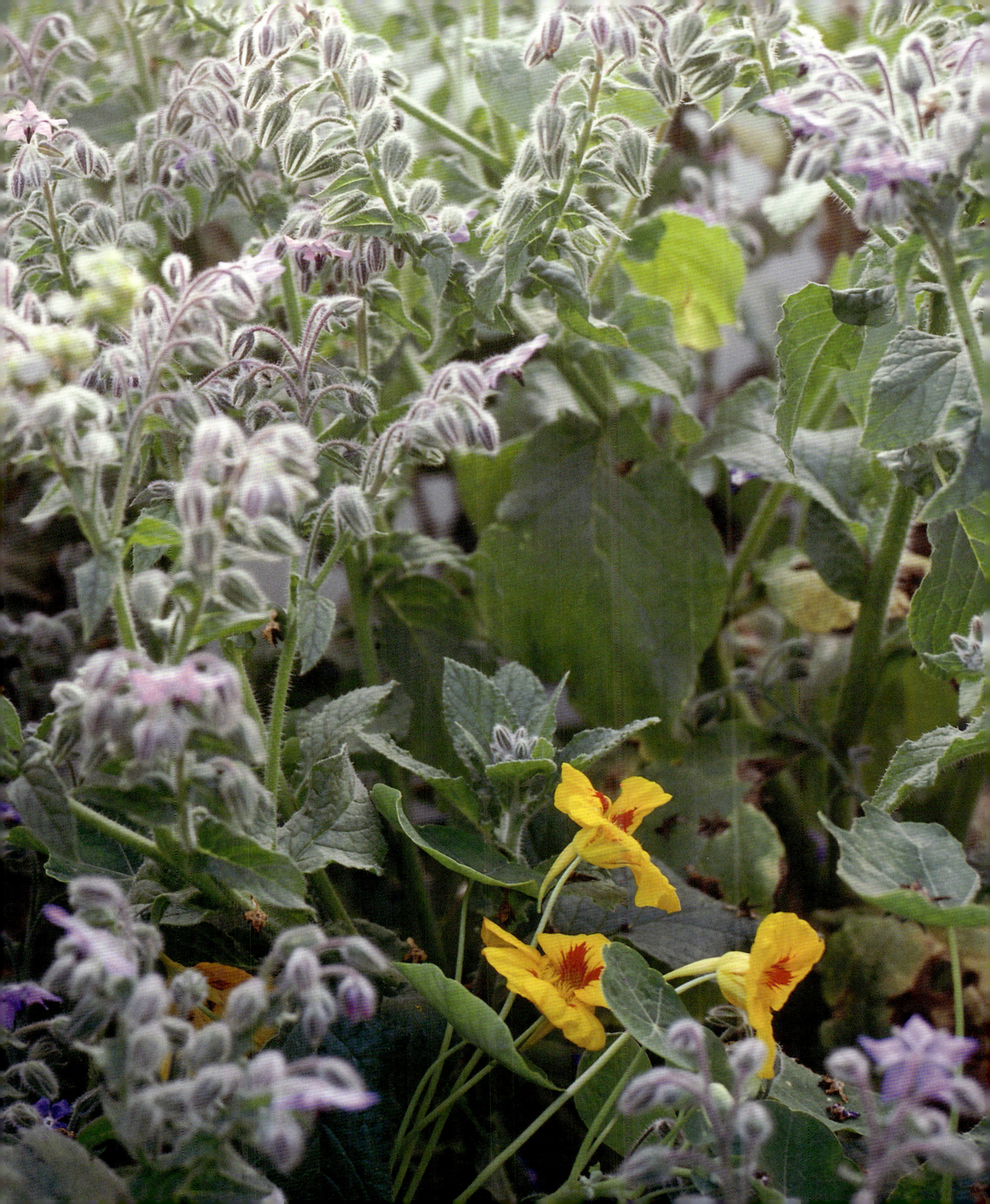

2 JARDINS E HORTAS

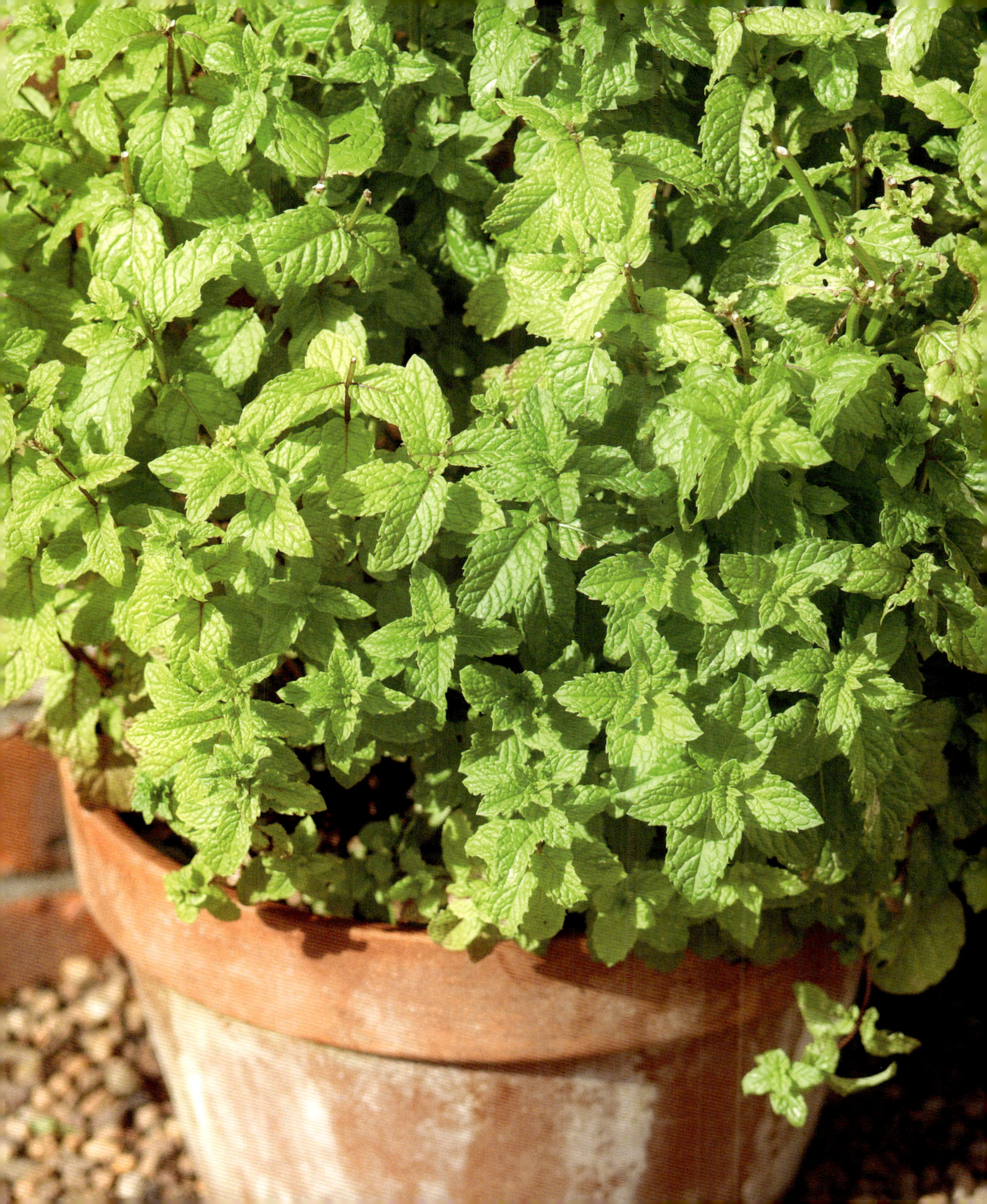

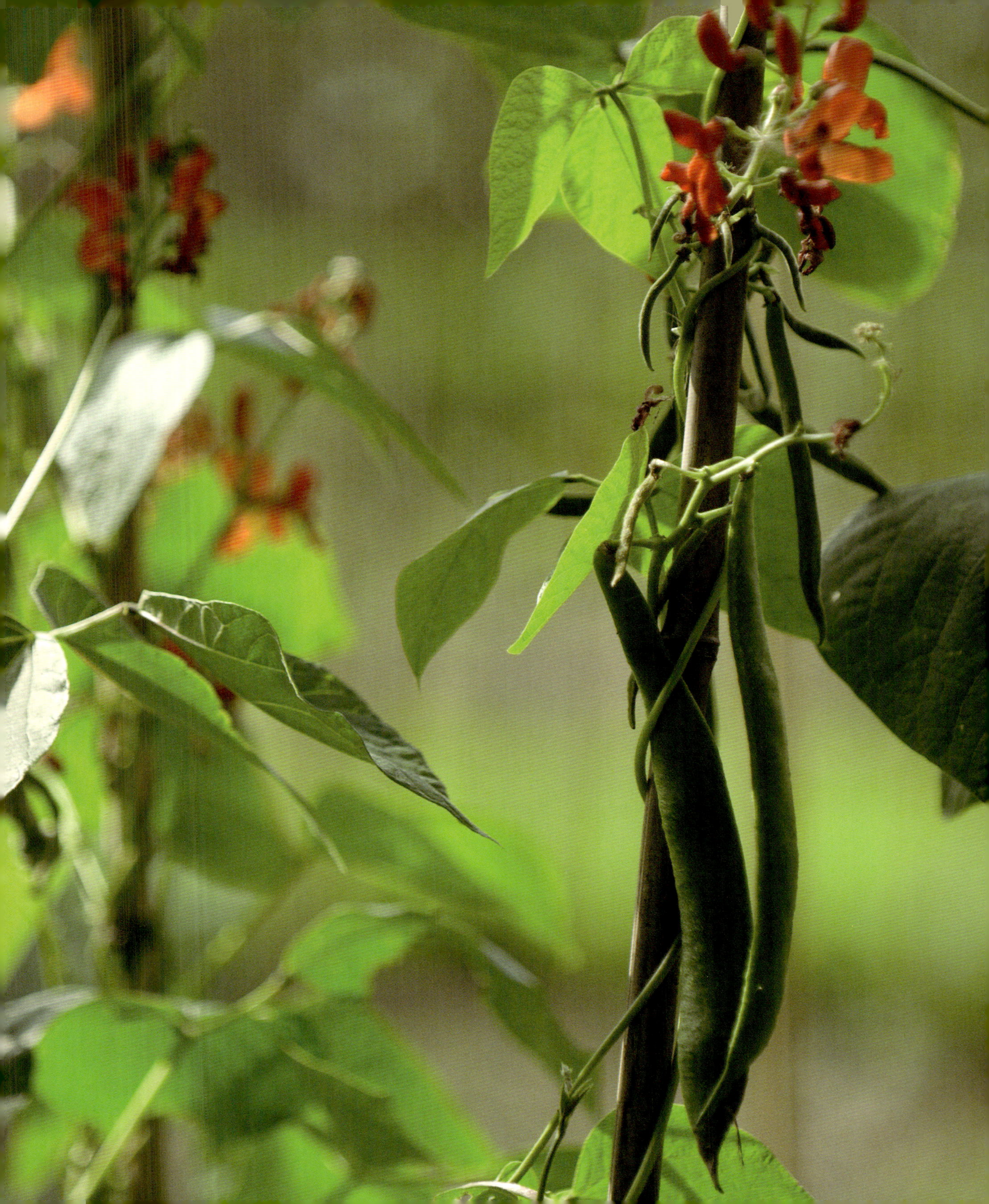

PLANTE FEIJÃO

Se você deseja plantar algo para colher por muitas semanas e ainda dar um charme especial ao seu jardim, experimente cultivar feijão. Ele não ocupa muito espaço na terra e quanto mais é colhido, mais grãos novos nascem. Além disso, as flores de algumas espécies são tão bonitas – vermelhas, brancas, rosas ou bicolores – que muitos paisagistas incluem a planta em seus projetos só pela questão estética.

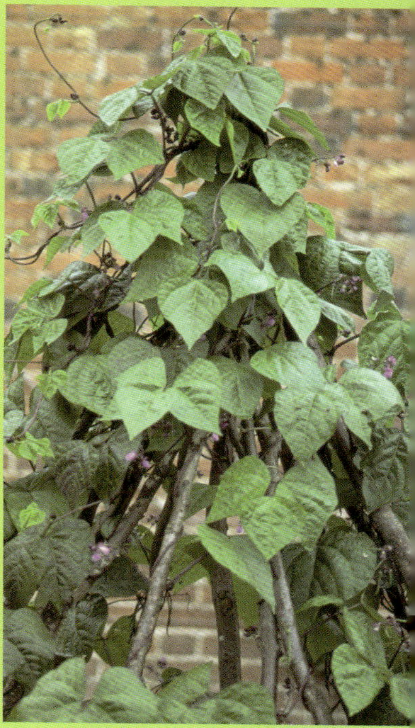

Para nascer, o feijão precisa ser plantado em solo bem fértil, rico em matéria orgânica. A maioria das variedades cresce como trepadeiras, por isso precisam de algum suporte para crescer, como varas de bambu, que deixam o visual ainda mais bonito. Se não houver espaço para colocar um suporte assim no seu jardim, cultive uma planta anã que não cresça muito, dispensando o uso desse suporte. Consulte um jardineiro ou fabricante de sementes para saber quais as melhores variedades para plantar.

Plantando as sementes

- A maior parte das variedades de feijão precisa de um lugar ao sol mas protegido, e o solo deve estar na temperatura mínima de 10ºC para que as sementes germinem.

- As sementes irão germinar rapidamente se forem semeadas dentro de casa, cada uma em um pequeno vaso, 4 cm abaixo da terra.

- Regue os vasinhos com regularidade (não deixe ressecar) e mantenha em local onde bata sol.

- Se for semear em área externa, aguarde uma época mais quente, quando a temperatura do solo é ideal. Caso contrário, aqueça o solo por algumas semanas colocando uma manta de polietileno ou um feltro no espaço de terra onde fará a semeadura. Se comprar as mudas já prontas, deixe-as na área externa por 3 semanas e só depois replante no jardim, para que a planta adquira resistência.

Como começar

- O vaso deve ter pelo menos 45 cm de diâmetro, com brita e buracos no fundo para drenar.

- Preencha o vaso com partes iguais de terra com e sem argila.

- Antes de semear, faça o suporte. Use quatro varas de bambu de 2 metros cada. Coloque as quatro varas, espaçando-as igualmente sobre a terra em forma de círculo. Una as extremidades superiores, amarrando com um barbante. A estrutura deve ter a forma de uma tenda indígena.

- Plante as sementes, uma perto de cada vara de bambu. Conforme a muda for crescendo, vá amarrando ao suporte. Quando cada planta atingir o topo, vire os ramos para baixo, para encorajar o nascimento de outros novos na parte inferior.

- Mantenha os vasos sempre úmidos e use um fertilizante líquido se a planta precisar.

- Colha os grãos ainda jovens, cortando com uma tesoura.

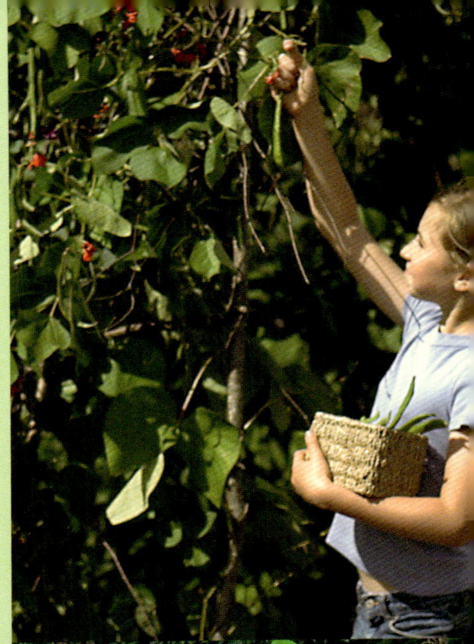

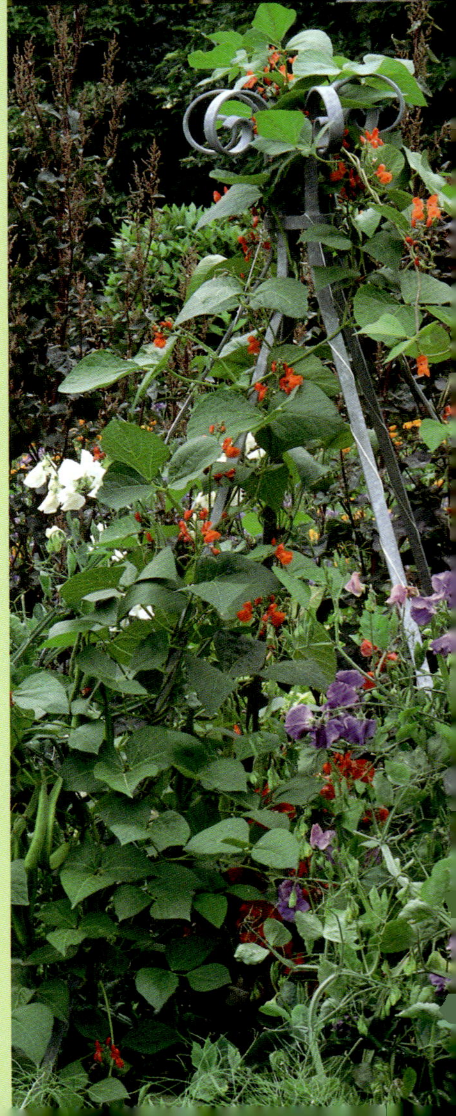

Cultive batatas

Um barril ou vaso redondo grande são os suportes mais indicados para plantar batatas. Outros suportes de plástico ou de madeira, que tenham pelo menos 30 cm de diâmetro, também podem ser usados.

- Coloque o vaso em local iluminado. Seja qual for o suporte, deve ter furos na base para drenar a água e uma camada de pedras no fundo.

- Plante as batatas com raízes optando por uma variedade que cresça com facilidade e rapidamente. Prefira o inverno ou o início da primavera.

- Preencha o vaso com uma camada de 10-12,5 cm de terra adubada e coloque as batatas com raízes com os brotos virados para cima e distantes 18 cm umas das outras. Um vaso de 30-40 cm de diâmetro e 40 cm de profundidade permite o cultivo de duas batatas.

- Regue bem o solo. Quando os pés de batata atingirem 15 cm de altura, cubra com outra camada de terra adubada, deixando só as pontinhas de fora. Repita esse procedimento até a terra atingir a borda do vaso.

- Mantenha a terra sempre úmida, especialmente se o tempo estiver quente. Quando começar a florescer, use um fertilizante líquido orgânico semanalmente.

- No início do verão, cheque o tamanho das batatas, tirando um pouco da terra ao redor delas.

- Quando estiverem do tamanho de um ovo, estarão prontas para a colheita.

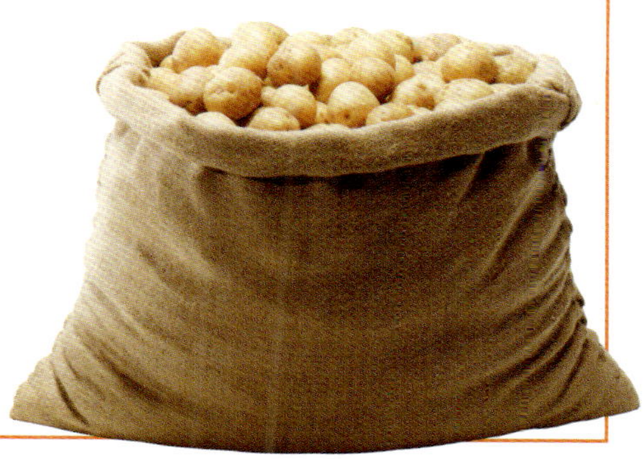

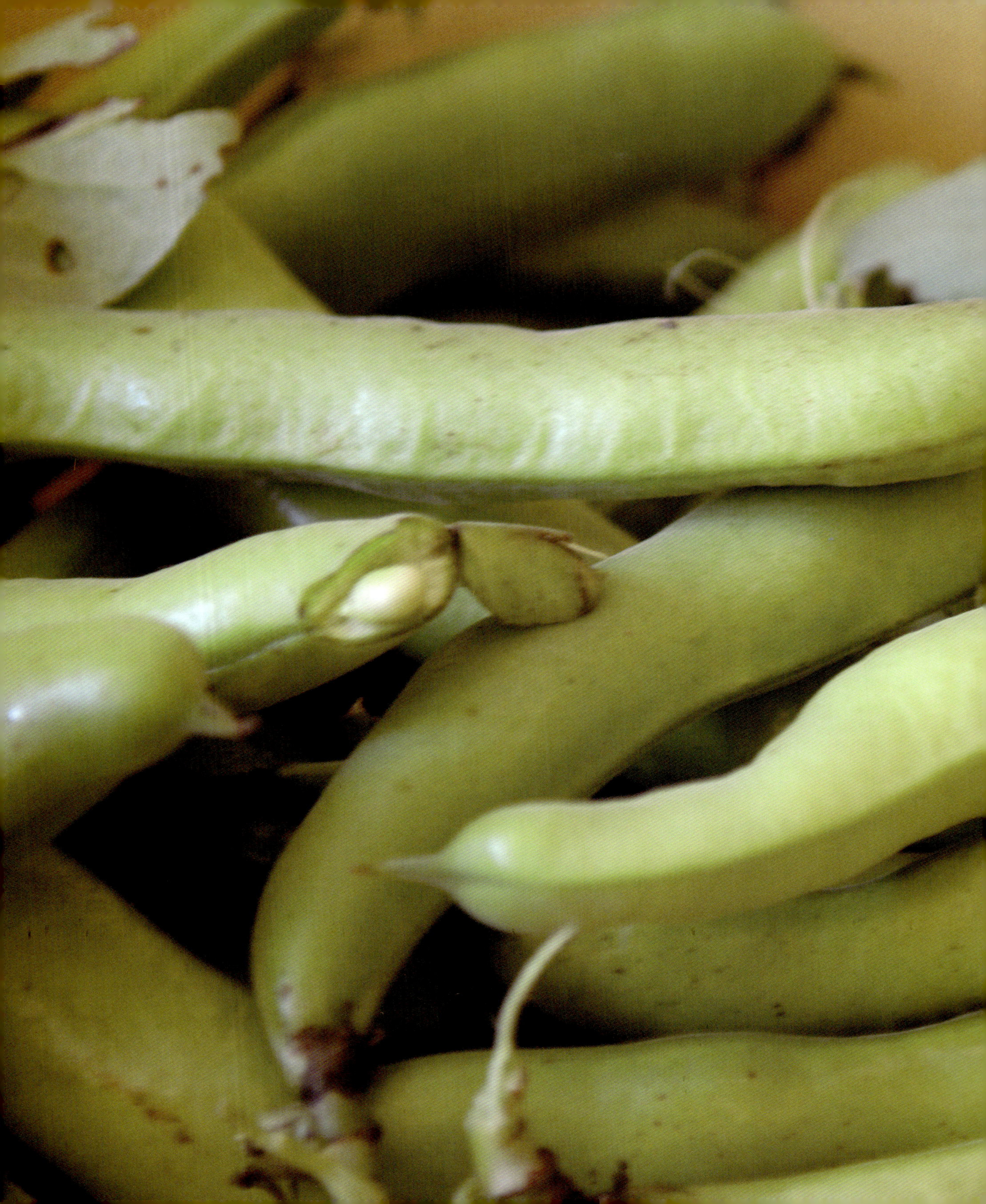

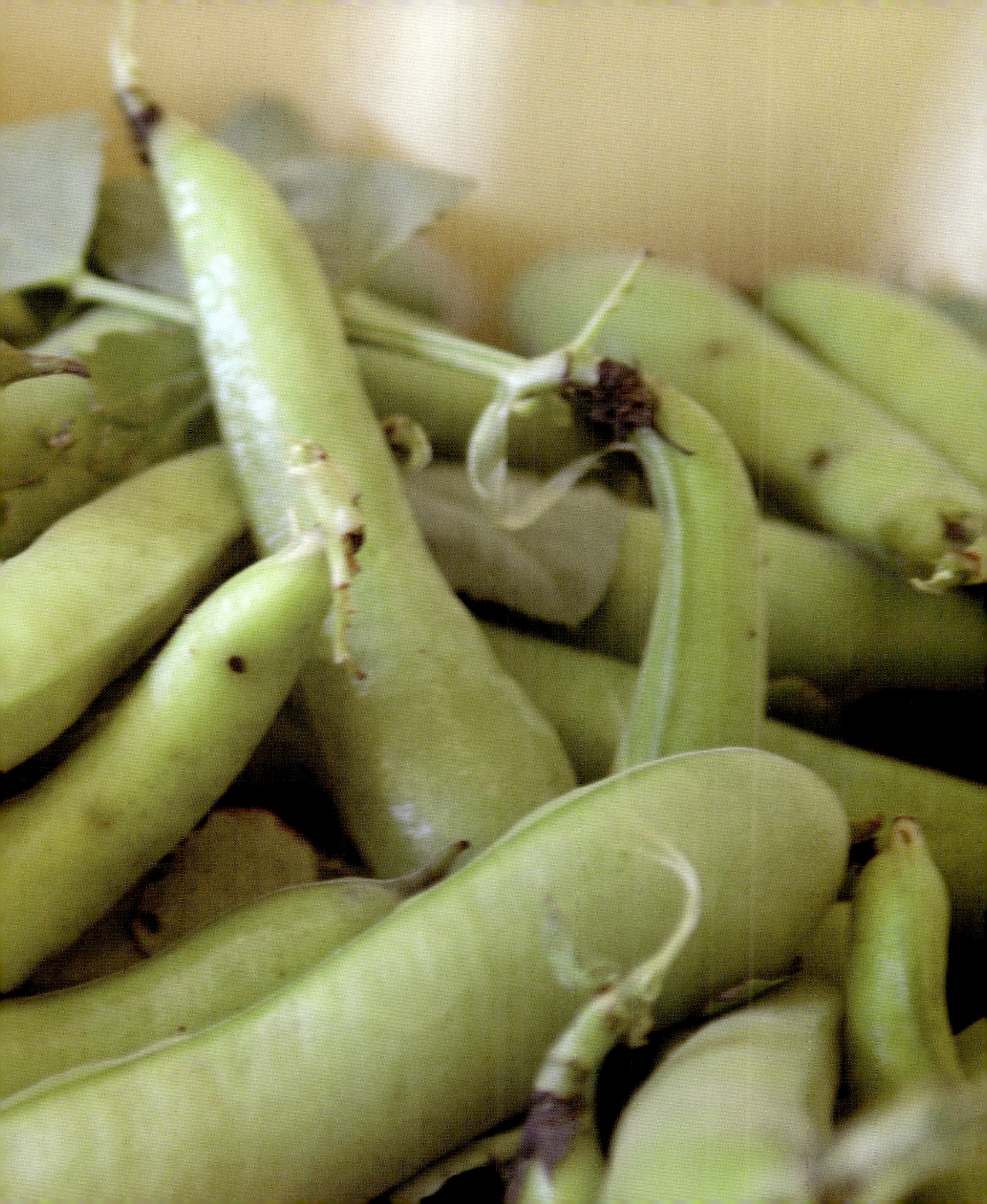

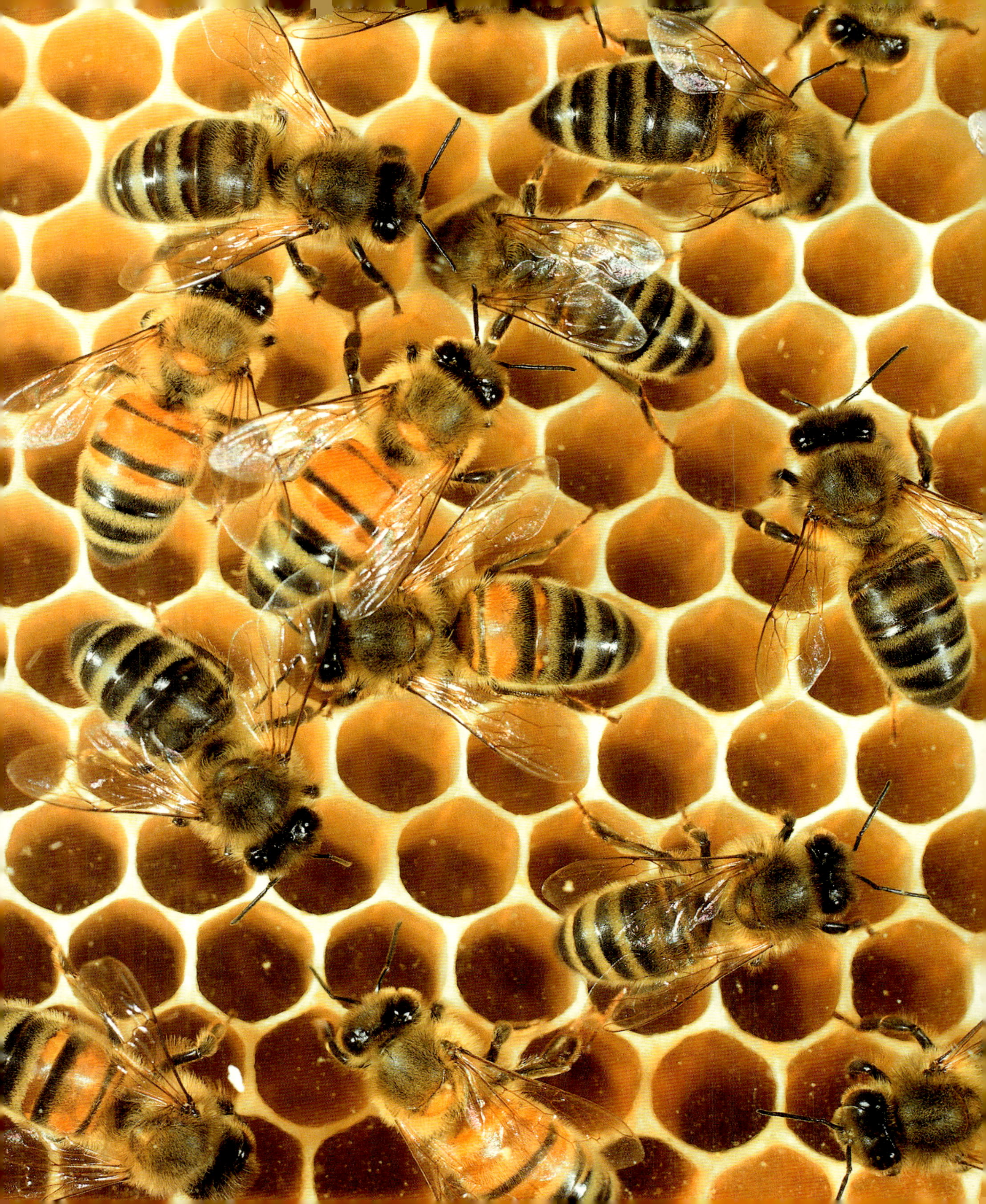

MEL EM CASA

As abelhas são um elemento importante de um ecossistema, mas não é necessário ter uma fazenda para criá-las e extrair seu mel. Em um pequeno jardim, ou até mesmo em um terraço, é possível manter algumas colmeias. Tudo de que você vai precisar é um lugar plano e aberto.

Para quem deseja criar abelhas na cidade, a vantagem é que o ambiente urbano é mais quente do que o rural. Dessa forma, as abelhas ficam mais ativas, aumentando seu período de busca por néctar. A variedade de flores urbanas também as fazem produzir mel de diferentes floradas durante todo o ano.

As abelhas preferem espaços amplos e abertos para voar em direção à colmeia, que deve estar na direção sul, se possível. Procure deixá-las em local isolado para evitar que as pessoas sejam picadas. Se o seu jardim não tiver um muro alto, plante uma cerca viva ou plantas altas para deixar a rota do inseto mais alta, longe da cabeça das pessoas.

Começando

Procure por uma associação de criadores em sua cidade para saber quais equipamentos são necessários e onde adquirir e obter outras dicas.

Benefícios do mel

- Contém vitaminas, antioxidantes e enzimas que ajudam a digestão.
- É um excelente conservante natural.
- É usado para fins medicinais há mais de 4 mil anos, pois possui propriedades antigripais, bactericidas e antissépticas, podendo inclusive ser usado em feridas e queimaduras.

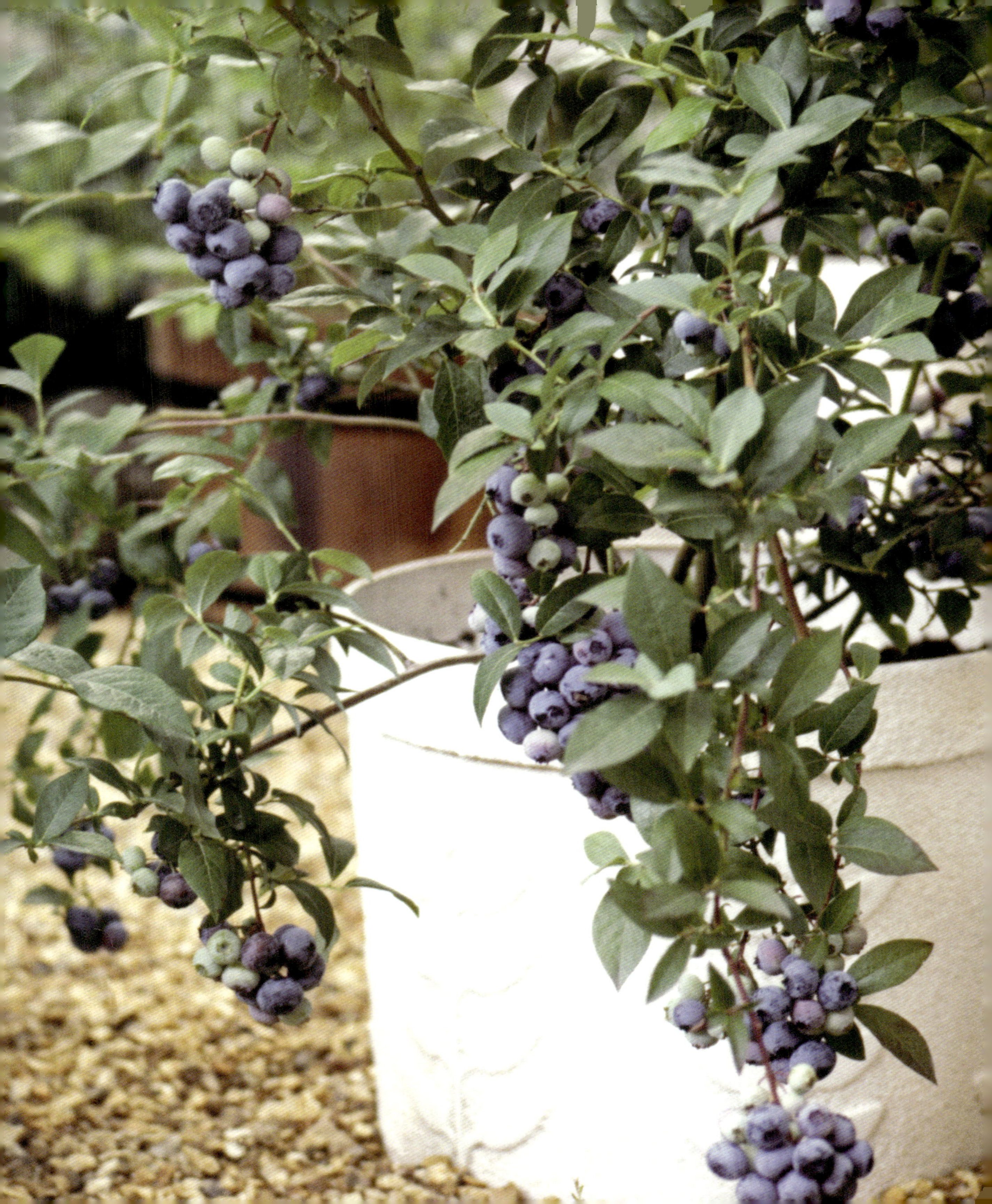

FRUTAS VERMELHAS

Há muitos motivos para plantar essas delícias em casa. As crianças adoram e ficam ótimas em receitas de geleias, tortas, muffins e bebidas. Do ponto de vista nutricional, possuem boa quantidade de antioxidantes, que previnem o envelhecimento e alguns tipos de câncer. No jardim, elas dão flores bonitas e cheirosas na primavera e folhagem vistosa no outono. Quem é fã de amoras, por exemplo, poderá comer um pouquinho todos os dias.

Até pouco tempo, acreditava-se que mirtilos só germinavam em solos bastante ácidos. Agora se sabe que essas frutinhas podem se desenvolver em vasos, e o solo não precisa ser tão ácido. Na verdade, há a recomendação de que a terra seja 50% composta a partir de casca de pinheiro, que ajuda a acidificar o solo. Para quem evita usar turfa por motivos ecológicos, vale experimentar uma mistura de casca de árvores com perlite para manter a umidade. A maioria dos pés de mirtilos precisa de uma outra variedade da espécie por perto para a polinização.

Por que não usar turfa?

A turfa é muito mais do que um tipo de solo, é um ecossistema. Nela vivem comunidades de insetos, animais e plantas, alguns dos quais somente existem nesse tipo de solo, formado a partir da decomposição de matéria orgânica e que leva milhares de anos para se constituir.

As turfeiras – como são chamadas as regiões que apresentam a ocorrência desse tipo de solo – também absorvem gás carbônico da atmosfera. Quando drenadas para a extração do carvão que nelas se forma ou para retirar a terra usada na horticultura, esse gás carbônico é liberado, contribuindo para o aquecimento global.

Uma das grandes ameaças às turfeiras, portanto, é a jardinagem, já que muitas das terras adubadas são feitas de turfa, que se tornou a matéria-prima preferida das empresas do ramo devido à riqueza de nutrientes (porém, quando é retirada do seu habitat natural, perde algumas dessas características e em contato com a água forma uma massa sólida que dificulta o enraizamento de certas plantas e a drenagem de água).

O que fazer

- Compre terra sem turfa na composição.
- Faça seu próprio adubo em casa.

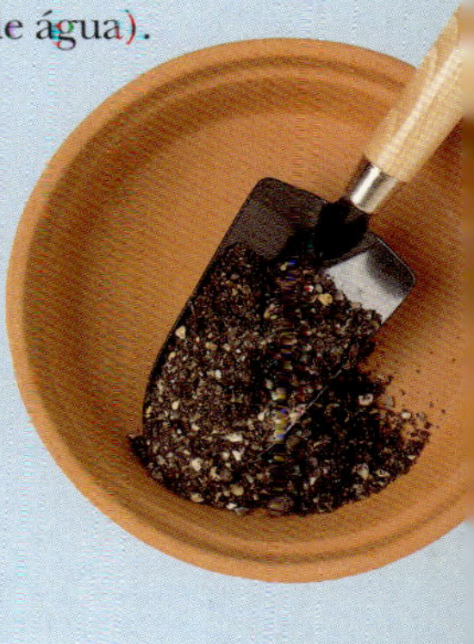

Para plantar mirtilos, é necessário

- Terra ácida e permeável.
- Solo sempre úmido, mas não encharcado.
- Na primavera, use nutrientes para plantas que liberem fertilizante aos poucos.
- No inverno, faça a poda. Corte qualquer folha amarelada ou machucada. Quando a planta estiver para completar 3 anos, corte um ou dois ramos mais velhos para encorajar que novos nasçam.
- Colha a fruta apenas quando estiver bem madura.

Outras dicas

- Certifique-se de que a terra com casca de árvores não passou por tratamentos químicos.
- Retire todas as flores no primeiro ano da planta, deixando apenas cinco ou seis. Isso garante sua força e estabilidade antes de produzir os frutos.
- Se possível, deixe o pé de mirtilo tomar água da chuva.
- Não use fertilizantes com produtos animais em sua composição.

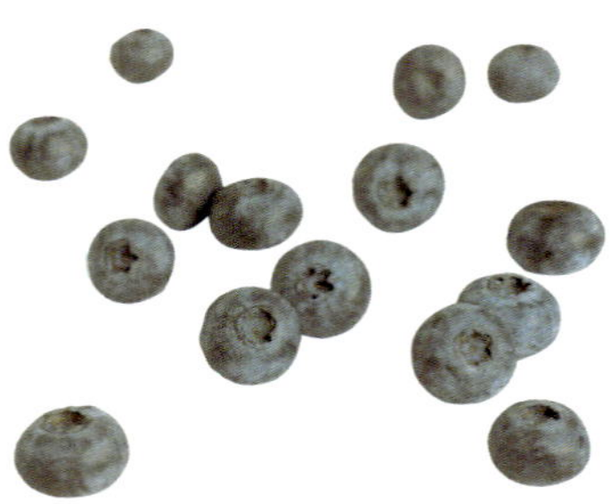

Outras variedades

Além dos mirtilos, há outras variedades de frutas vermelhas – como framboesas, amoras e morangos –, que também podem ser cultivadas no jardim. Abaixo seguem algumas dicas.

- Todas preferem regiões de altitudes elevadas e clima frio.
- Têm alta produtividade. De cada muda de framboesa, surgem cerca de cinco brotos. Colha sempre as frutas e pode os talos, para manter o pé produtivo. Após terminar de dar frutos, retire todos os galhos que frutificaram.
- Embale as frutas para protegê-las de pássaros.
- Elas precisam de solos acidificados e drenados.
- De preferência, compre a muda sempre de um produtor certificado. Plante em julho e espere ver as primeiras frutas depois de 1 ano.
- Reserve 2 m^2 para cada muda.
- Colha-as com cuidado, pois são frutas delicadas.

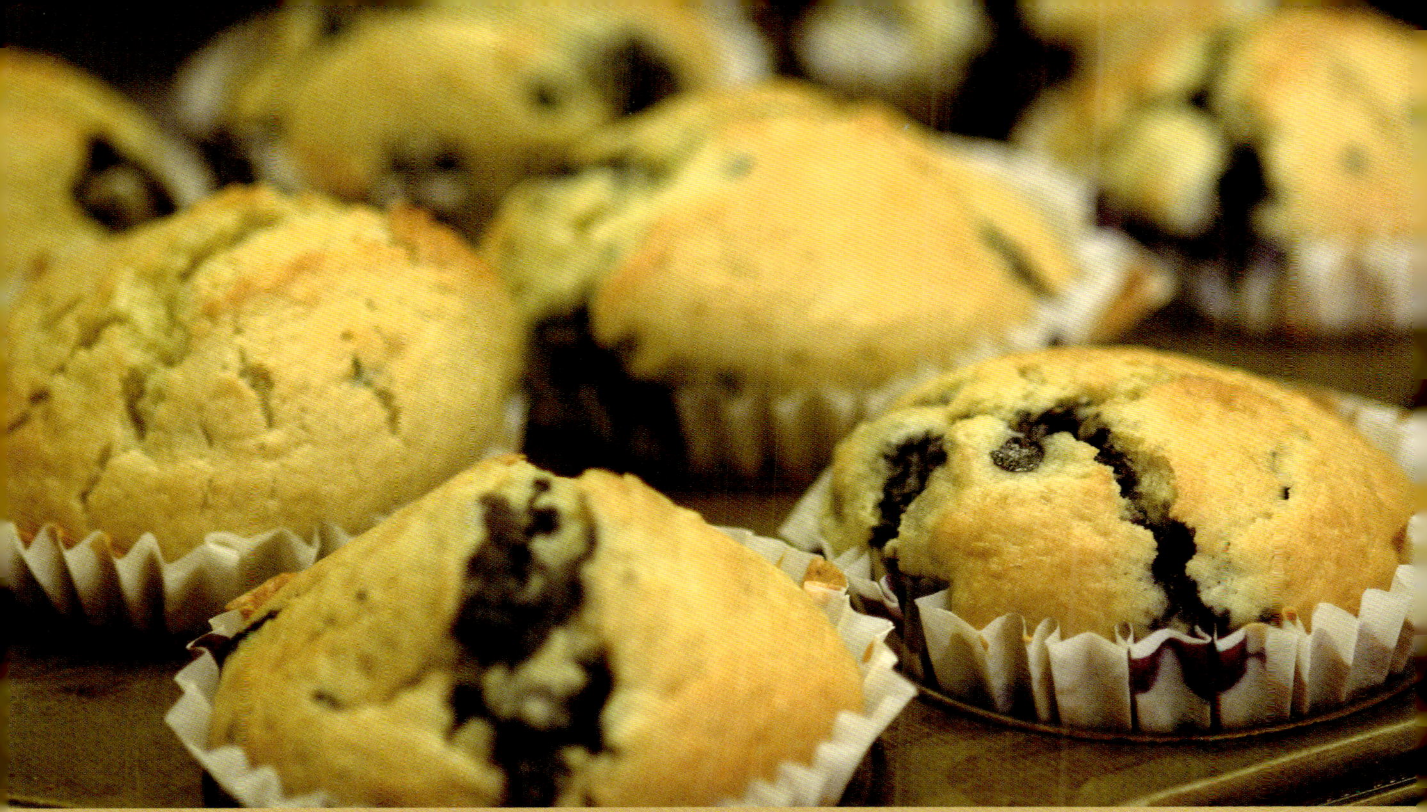

Muffins de mirtilo

Ingredientes

140 g de farinha de trigo integral
140 g de farinha de trigo comum
2 colheres (chá) de fermento em pó
1 colher (chá) de bicarbonato de sódio
50 g de manteiga
50 g de mel
85 g de mirtilos
1 ovo ligeiramente batido
275 g de iogurte natural

Modo de preparo

- Preaqueça o forno a 180°C.
- Misture as farinhas, o fermento e o bicarbonato de sódio. Abra um buraco no centro.
- Derreta a manteiga e o mel em uma panela em fogo baixo. Despeje no meio da mistura de farinha, onde está o buraco. Junte também os mirtilos, o ovo e o iogurte. Misture bem.
- Coloque a massa em forminhas para muffins forradas com papel-manteiga. Asse por 20 minutos.

Variação

Amoras

Substitua os mirtilos pela mesma quantidade de amoras (ou morangos).

MAÇÃS

Não é necessário muitos hectares de terra para plantar maçãs. Tudo de que você vai precisar é o tipo certo de muda, terra adubada e um vaso grande. Depois, desde que você regue e nutra a planta, ela deverá dar flores na primavera, seguidas de maçãs suculentas no outono.

Comprar a muda certa de macieira, de uma variedade que se adapte ao clima da região, é a parte mais importante. Por isso, não hesite em pedir ajuda a um especialista. Normalmente, as maçãs se adaptam mais às regiões de clima temperado ou mais ameno, como o sul e o sudeste do Brasil. As macieiras podem ter diferentes tamanhos e formatos, dependendo do tipo. Para plantar no vaso, você precisará de uma variedade anã, ou seja, que não cresce muito, assim você poderá plantar até mais de um pé, se houver espaço.

Escolha uma variedade fácil de cultivar e manter. As do tipo gala e fuji são as mais cultivadas no país. Se for comprar mais de duas mudas, certifique-se de que elas pertençam ao mesmo grupo de polinização e informe-se sobre a prevenção de doenças.

Três passos simples

- Plante uma árvore de 1 ano de idade no final do outono em um vaso de 30-38 cm de diâmetro. Coloque uma camada de pedras no fundo para drenar a água e preencha com terra à base de argila. Depois, coloque o vaso em local protegido, principalmente do vento. Aumente a quantidade de água e de adubo líquido na primavera.

- Faça a poda da planta para deixá-la com um belo formato. Informe-se sobre como fazer isso sem prejudicar a árvore.

- Replante-a em um vaso maior todo ano, até a planta alcançar seu tamanho máximo. Depois disso, pode a raiz a cada três anos, época em que a terra deve ser trocada.

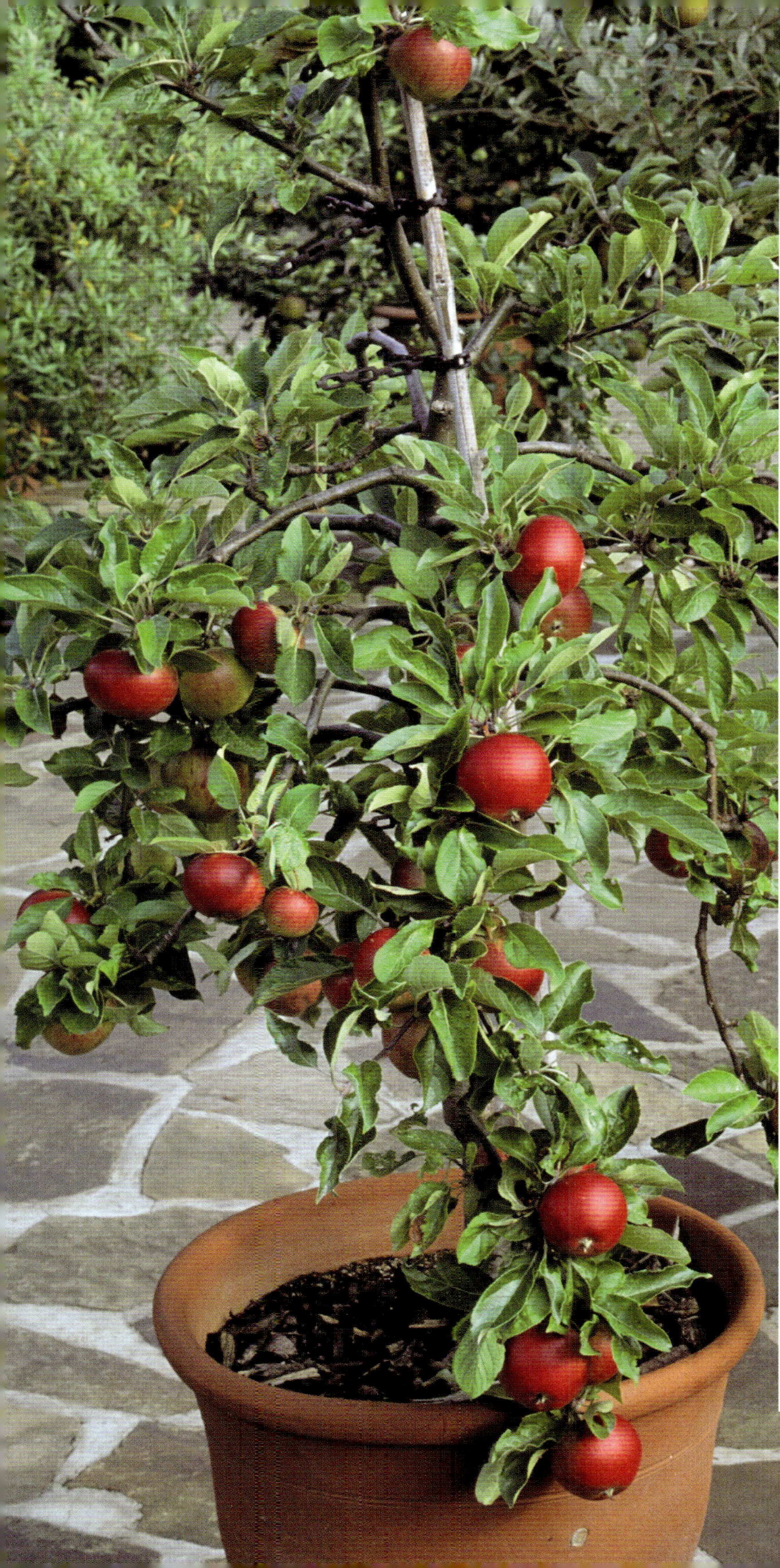

Dicas para plantar uma macieira

- Apoie o vaso sobre tijolos, para facilitar a drenagem.
- No inverno, regue com parcimônia, mas a terra não deve nunca ficar seca. Lembre-se de protegê-lo do vento frio. Se houver possibilidades de geada, coloque um pano (procure em lojas especializadas) em volta da árvore.
- Na primavera, aumente a quantidade de água e use um nutriente rico em potássio, como o que é usado no tomate.
- No verão, regue cerca de duas vezes por dia. Coloque nutrientes a cada 7-10 dias.

É possível plantar outras frutas em vasos – peras, pêssegos, figos e nectarinas –, embora necessitem de mais atenção e clima temperado.

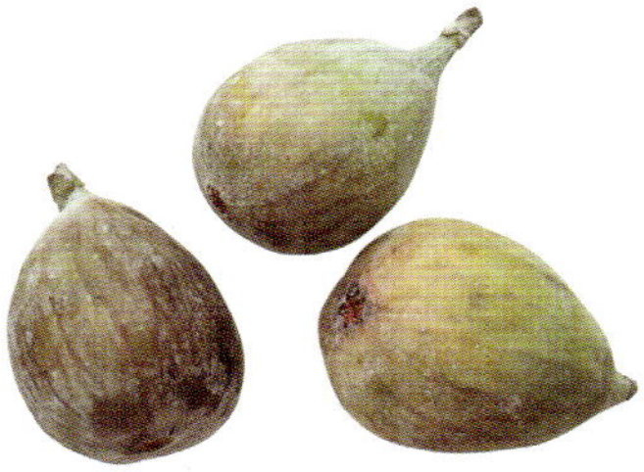

CRIE MINHOCAS

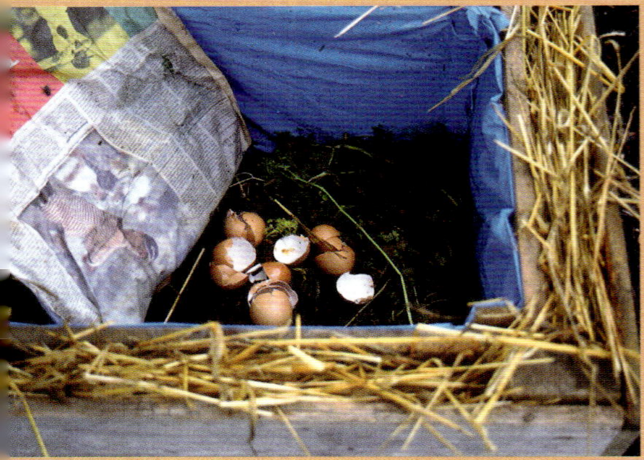

Quase 40% do lixo que produzimos é orgânico, como cascas de ovos, de frutas, verduras e legumes, folhas para chás e restos de comida. Tudo isso pode – e deve – ser aproveitado. Quando esse lixo vai para os aterros sanitários produz metano, gás causador do efeito estufa que contribui para o aquecimento global, e libera chorume, líquido que pode contaminar reservas subterrâneas de água.

Uma ótima forma de ser ecologicamente responsável, portanto, é usar o lixo orgânico para alimentar minhocas em um minhocário caseiro. Essas criaturinhas classificadas de "nojentas" são na verdade bastante prestativas, pois devoram muitos restos de alimentos por dia e produzem, como resultado da digestão, duas substâncias que enriquecem o solo: o húmus, composto rico em nutrientes usado para preparar o solo de jardins e vasos; e um líquido que pode ser diluído e utilizado como poderoso tônico para as plantas.

Você pode fazer sua própria composteira usando caixas sobrepostas de cor escura – de preferência pretas – e adicionar húmus de minhoca misturado com terra. Ou simplesmente compre um kit completo, que já vem com uma torneira acoplada para retirar o chorume.

Dentro ou fora?

Os minhocários normalmente não exalam odores, mas algumas pessoas acham que, quando destampados, um forte cheiro de terra fica no ar. Por isso, o mais indicado é mantê-los em áreas externas ou dentro de um quartinho. Ainda que o cheiro de terra possa ser agradável, o líquido liberado pela digestão das minhocas possui odor forte. Portanto, quando for retirá-lo, use luvas e coloque-o em um pote de vidro bem fechado. Dilua em água na proporção de 1:10. Você vai ver suas plantas ganharem viço em poucos dias. Outra razão para manter o minhocário em área externa é que as moscas são atraídas pelo cheiro e podem depositar ovos. A presença das moscas dentro de casa é inconveniente.

Como tratar as minhocas

- Para alimentá-las, dê uma mistura de lixo úmido e seco: cascas de vegetais e de ovos, sementes, talos, pó de café usado, chás, rolo de papelão do papel higiênico, papel picado, folhas secas.

- Faça o minhocário em recipiente de plástico preto e mantenha-o em temperatura constante, protegendo-o de temperaturas extremas, seja frio ou calor. No inverno, coloque uma manta por cima, se necessário.

- O lugar deve ser arejado.

- Tudo o que for colocado deve estar em pedaços pequenos ou triturado.

Precauções

- Não coloque muito lixo por cima, somente folhas secas, pois isso pode impedir a circulação de ar.

- Não ponha alimentos ácidos, como frutas cítricas e cebola.

- Não encharque. A mistura deve ser úmida, mas não excessivamente. Por isso, coloque papelão picado ou folhas secas regularmente.

Como funciona

O minhocário é uma caixa, normalmente de plástico escuro, com uma tampa e camadas ou gavetas por onde as minhocas andam para buscar alimento.

No fundo, há um coletor que armazena o líquido produzido pelas minhocas e o canaliza para o sifão. Assim, é possível escoar o líquido fertilizante.

Conforme é colocada a matéria orgânica, as minhocas se arrastam pelas câmaras para comer. Elas consomem até metade do seu peso por dia. O produto da digestão vai para o fundo.

Quando estiver quase cheio, retire o adubo sólido do fundo e comece tudo de novo. Se as condições ideais forem mantidas e o líquido for retirado regularmente, as minhocas durarão anos.

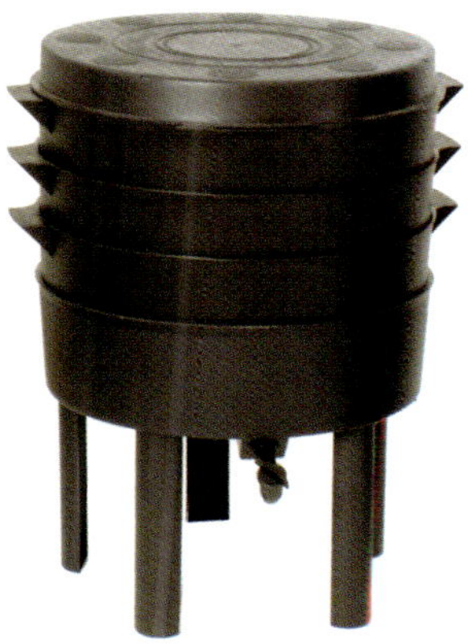

MATERIAIS ECOLÓGICOS

Seja uma construção, reforma, pintura de paredes ou uma simples troca de móveis, há inúmeras maneiras de diminuir o impacto ambiental que essas atividades normalmente causam, além de minimizar a exposição a certas substâncias.

Reutilizar materiais em vez de comprar novos é sempre uma atitude ecologicamente mais responsável. Alguns fabricantes afirmam produzir materiais de construção e móveis de forma sustentável, mas isso nem sempre é verdade, pois são apenas menos nocivos que os usuais, mas ainda assim causam impacto. O melhor mesmo é comprar móveis feitos com madeira de demolição. Reciclar plástico também é uma boa escolha.

Experimente algumas dessas ideias em casa: elas farão você se sentir bem em relação ao meio ambiente e não colocarão sua saúde em risco.

O material certo

Muitos dos materiais recomendados para construção e reformas possuem inúmeras substâncias químicas nocivas. Leia o rótulo atentamente antes de comprar e sempre opte por alternativas mais seguras. Há uma variedade de produtos mais naturais no mercado.

Evite, se possível

Cloreto de polivinila (PVC) Muito usado em construções, nos produtos como cabos, canos e pisos. A produção e a decomposição de PVC produzem e liberam substâncias tóxicas ao meio ambiente.

Placa de fibra de madeira de média densidade Contém ureia-formaldeído. O pó que se forma ao cortar esse material é perigoso, e pequenas quantidades das substâncias que ele traz podem ser liberadas durante o uso.

Tratamentos para madeira A maioria deles usa substâncias tóxicas para humanos e animais de estimação.

Fungicidas Muitos papéis de parede os possuem em sua composição.

Solventes As substâncias para dissolver e remover tintas e verniz normalmente contêm altas doses de solventes fortes e perigosos.

Formaldeídos Selantes para piso podem conter essa substância.

Alumínio Gasta-se muita energia em sua produção. Use materiais alternativos.

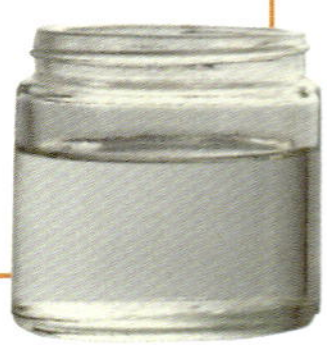

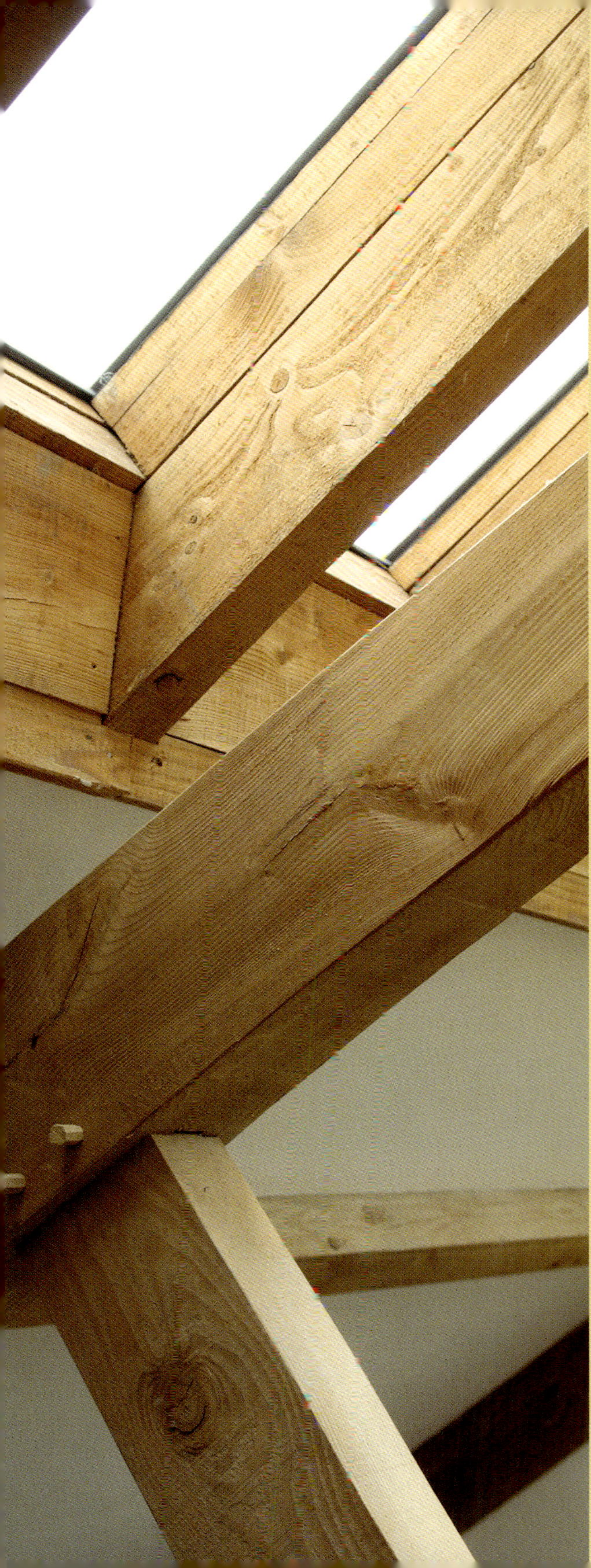

Madeira

Escolha os tipos produzidos de maneira sustentável e, de preferência, de um produtor local, o que reduz o impacto do transporte até você.

Verifique se o produtor tem certificado dos órgãos governamentais responsáveis, para não levar para casa um produto oriundo do desmatamento ilegal. Procure fabricantes que produzam de forma sustentável, sem agredir florestas. Devido à enorme quantidade e variedade da vegetação do Brasil, as madeireiras que exploram as florestas de maneira irresponsável são uma ameaça. Fique atento.

Informe-se também sobre os tratamentos feitos na madeira, pois boa parte usa substâncias tóxicas liberadas mesmo após finalizado o acabamento.

Há no mercado materiais alternativos, fabricados a partir de diferentes madeiras reutilizadas. O problema é que muitas vezes usa-se formaldeído para colar as partículas, o que aumenta a toxicidade. Considere o uso de madeira plástica para pisos (laminado), cercas, portas e janelas. O material é feito a partir de plástico reciclado bastante resistente, disponível em diversas cores e acabamentos.

Perigo na pintura

Muitas tintas possuem os chamados componentes orgânicos voláteis. A palavra "orgânico", aqui, indica a presença de carbono. "Volátil" significa que esses ingredientes evaporam facilmente em temperatura ambiente. Dessa forma, se a substância é nociva, ela entra no corpo pela respiração com facilidade, provocando problemas de saúde. Hoje, os fabricantes usam uma baixa porcentagem dessas substâncias, embora nem todos os componentes orgânicos voláteis sejam nocivos e sintéticos – óleos cítricos são um exemplo.

Pinturas e acabamentos

As tintas disponíveis no mercado são feitas a partir de substâncias químicas fortes, algumas das quais podem causar danos à saúde. Experimente tintas naturais *(veja abaixo)*.

Dores de cabeça e alergias são as reações mais comuns ao uso de tintas. De acordo com a Organização Mundial da Saúde (OMS), pintores e funcionários da construção civil têm 40% mais chance de desenvolver câncer de pulmão. As tintas também podem prejudicar o meio ambiente: fazer uma tonelada de tinta colorida gera 10 toneladas de resíduos, a maioria tóxicos. Evite também solventes derivados do petróleo.

Versão caseira

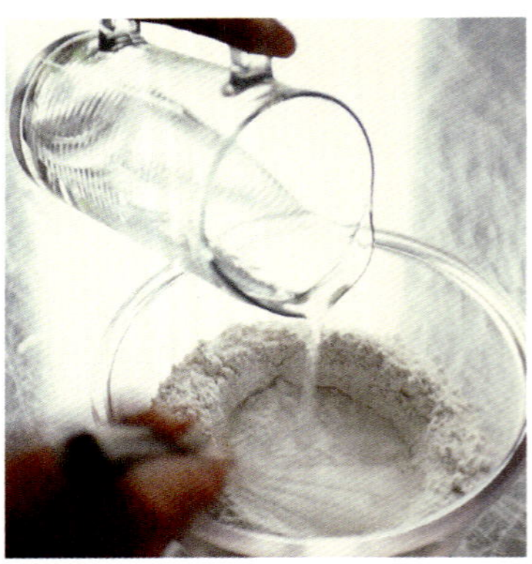

Misture 250 g de caseína em pó com 340 ml de água. Bata até engrossar. Deixe descansar por meia hora.

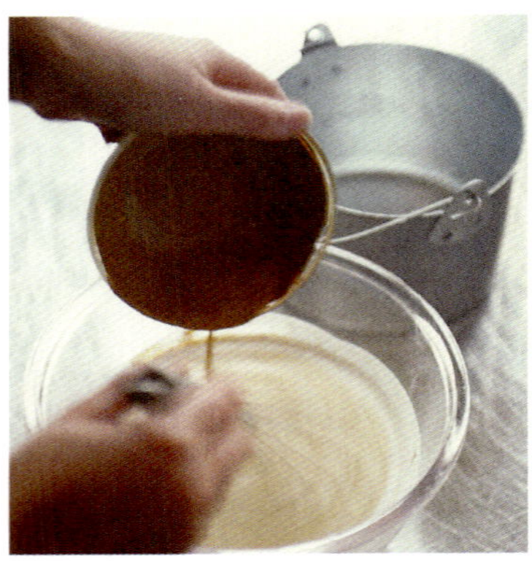

Adicione mais 125 ml de água, bata até obter uma mistura cremosa e espere descansar por mais 15 minutos.

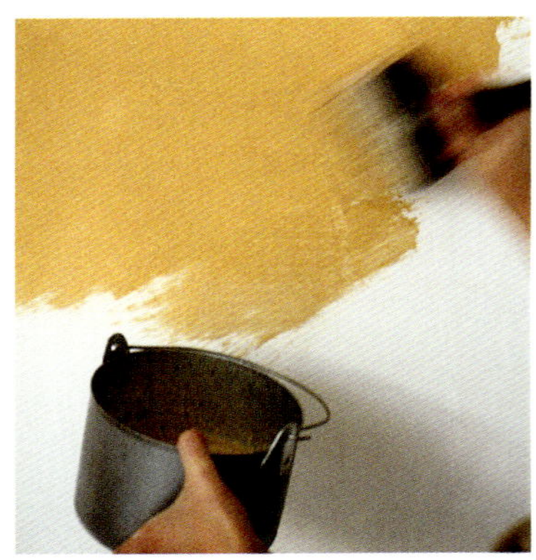

Misture 50 g de pigmento em pó com um pouco de água até formar uma pasta. Acrescente à caseína, misture e use.

Mesmo com taxa menor de componentes orgânicos voláteis, essas variedades podem conter ainda mais ingredientes químicos fortes, além de demandar processos industriais com altos gastos energéticos. Prefira as tintas solúveis em água.

Pintado naturalmente

- Os componentes de tintas naturais são à base de óleos e extratos de plantas, como óleos cítricos e de linhaça, turpentina e minerais simples. O processo de fabricação é mais simples: os produtos usam menos energia e produzem menos resíduos.

- As tintas naturais são uma opção melhor para as superfícies, já que são mais porosas e deixam as paredes "respirarem" em vez de selá-las.

- As tintas naturais podem ser mais caras que as feitas à base de petróleo, mas o custo para sua saúde e para o meio ambiente é bem menor.

- Há diversos acabamentos naturais para finalizar pinturas.

- Experimente fazer sua própria tinta. O pó de caseína, feito a partir do leite, pode ser misturado com água e uma pequena quantidade de pigmento (para dar cor), realçando as paredes internas.

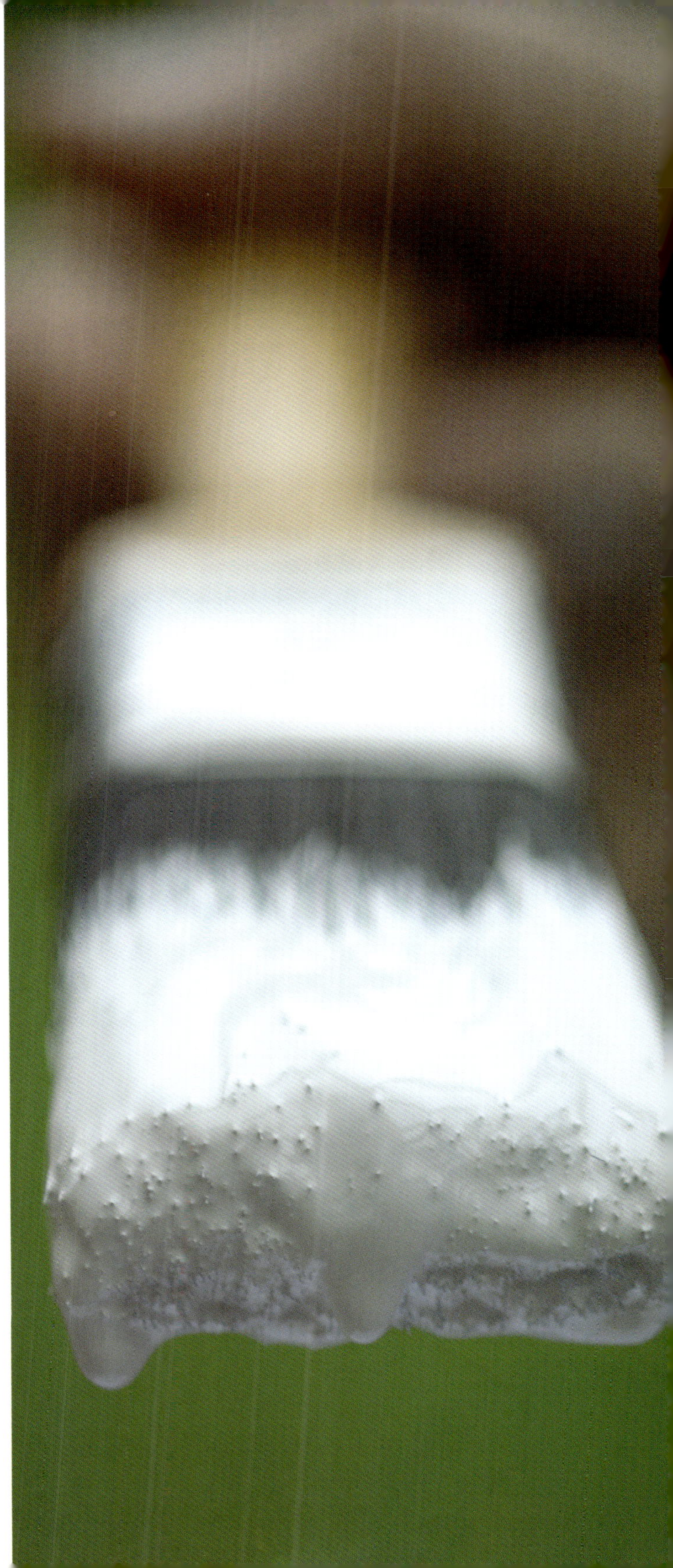

Pisos

Revista o chão com materiais bonitos, práticos, duráveis e, é claro, ecológicos. A maioria dos carpetes passa por processos de tingimento que levam substâncias químicas pesadas. A seguir, citamos algumas alternativas.

A lã é um dos melhores materiais para carpetes. Resistente ao fogo, dura bastante: ainda que mais cara, se bem cuidada pode durar 50 anos ou mais. Para a moldura e a base, use cortiça. Há versões que usam borracha de pneu velho na base.

Os tapetes pequenos podem ser feitos de materiais como sisal, cânhamo e outras fibras naturais.

A madeira é uma opção boa e bonita, mas informe-se sobre a procedência (se foi extraída legalmente e de forma sustentável).

Os tacos e carpetes de madeira duram bastante e podem ser reciclados.

Os pisos também podem ser feitos a partir de materiais naturais, como argila ou pedra. Considere, porém, o transporte e a extração.

O piso de cortiça é feito a partir da casca da árvore de carvalho. Essa matéria-prima, a cortiça, também é utilizada para fazer rolhas, mas infelizmente boa parte das rolhas atuais são feitas de plástico.

Linóleo natural (não a imitação em PVC) é feito com óleo de linhaça e outros ingredientes naturais.

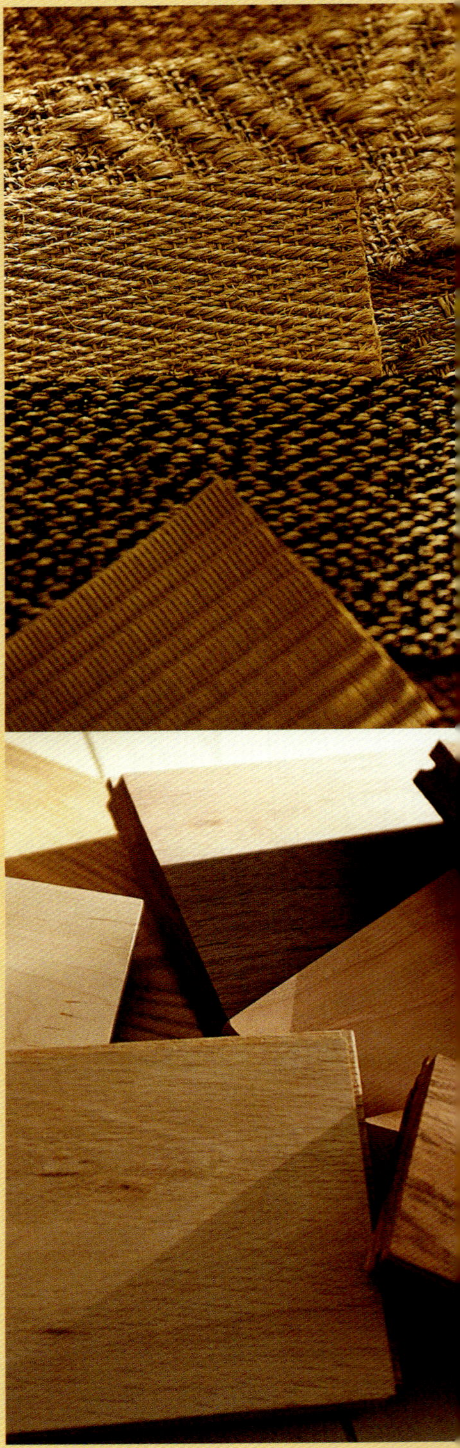

Planejando uma construção?

Você realmente precisa ou está criando essa necessidade? Construções e reformas amplas envolvem muito trabalho, tempo e dinheiro, e ainda demandam muitos materiais novos e enorme produção de lixo.

Planeje a partir do que já existe Reformule o espaço. Em vez de quebrar toda a cozinha, mude apenas os armários e pequenos detalhes: isso já faz a diferença.

Planeje a reciclagem Use pregos e parafusos em vez de cola. Isso facilita desmontar os móveis e reciclá-los futuramente.

Reutilize os tijolos antigos.

Calcule bem a quantidade de tinta e de outros materiais para evitar desperdício.

Pense a longo prazo Materiais não resistentes e mão de obra barata podem implicar uma nova reforma ou obra em apenas 2 anos ou menos. Como diz o ditado, o barato pode sair caro.

Transporte e extração de pedras e entulho podem causar problemas ambientais. Pergunte ao fornecedor ou fabricante de onde vem o material e como foi transportado.

A produção de cimento é uma das atividades industriais que mais utiliza energia elétrica. Além disso, está em terceiro lugar em emissões de gás carbônico no mundo. Procure alternativas, como argamassa à base de cal.

Precisa de um profissional? Procure informar-se sobre construtoras e arquitetos que trabalham de forma ecologicamente sustentável.

Quarto das crianças

Garanta que substâncias prejudiciais à saúde fiquem de fora do quarto de seu filho, pois podem causar problemas respiratórios e outras doenças crônicas.

- Use tintas naturais e mantenha as janelas abertas para ventilar.
- Instale pisos naturais.
- Evite usar carpete, que acumula poeira e ácaros facilmente.
- Se for remover a tinta antiga, verifique se há chumbo na composição e tome cuidado.
- Evite plástico e PVC; prefira madeira e tecidos de fibras naturais.
- Se estiver grávida, evite entrar em contato com materiais tóxicos. Se o rótulo diz “cuidado”, “perigoso” e “aviso”, fique atenta. Mas não se esqueça de que muitos rótulos também não dizem nada, portanto leia a relação de ingredientes. Alguns deles, como ácidos fortes, podem queimar a pele ou causar cegueira.

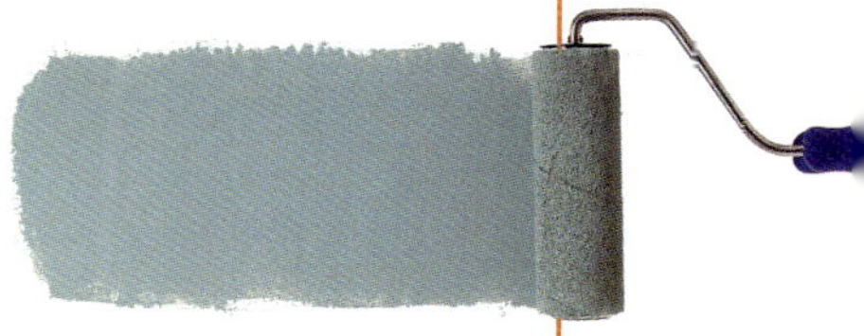

PLANTE FIGOS

Os figos foram um dos alimentos básicos dos gregos e romanos na Antiguidade. Isso porque a árvore cresce bem em climas mediterrâneos, produzindo frutos duas ou três vezes ao ano. Além disso, o figo é doce, suculento e crocante. Versátil, pode ser consumido de várias formas, acompanhando pratos doces e salgados. Como são delicados, raramente são importados, pois estragam com facilidade. Os orgânicos têm a casca livre de pó branco e a casca pode ser ingerida.

Se você possui um local protegido, próximo à parede e com sombra, mas aquecido pelo sol, de frente para o sul ou para o sudeste, pode plantar figos. Compre a árvore enxertada para obter frutos logo.

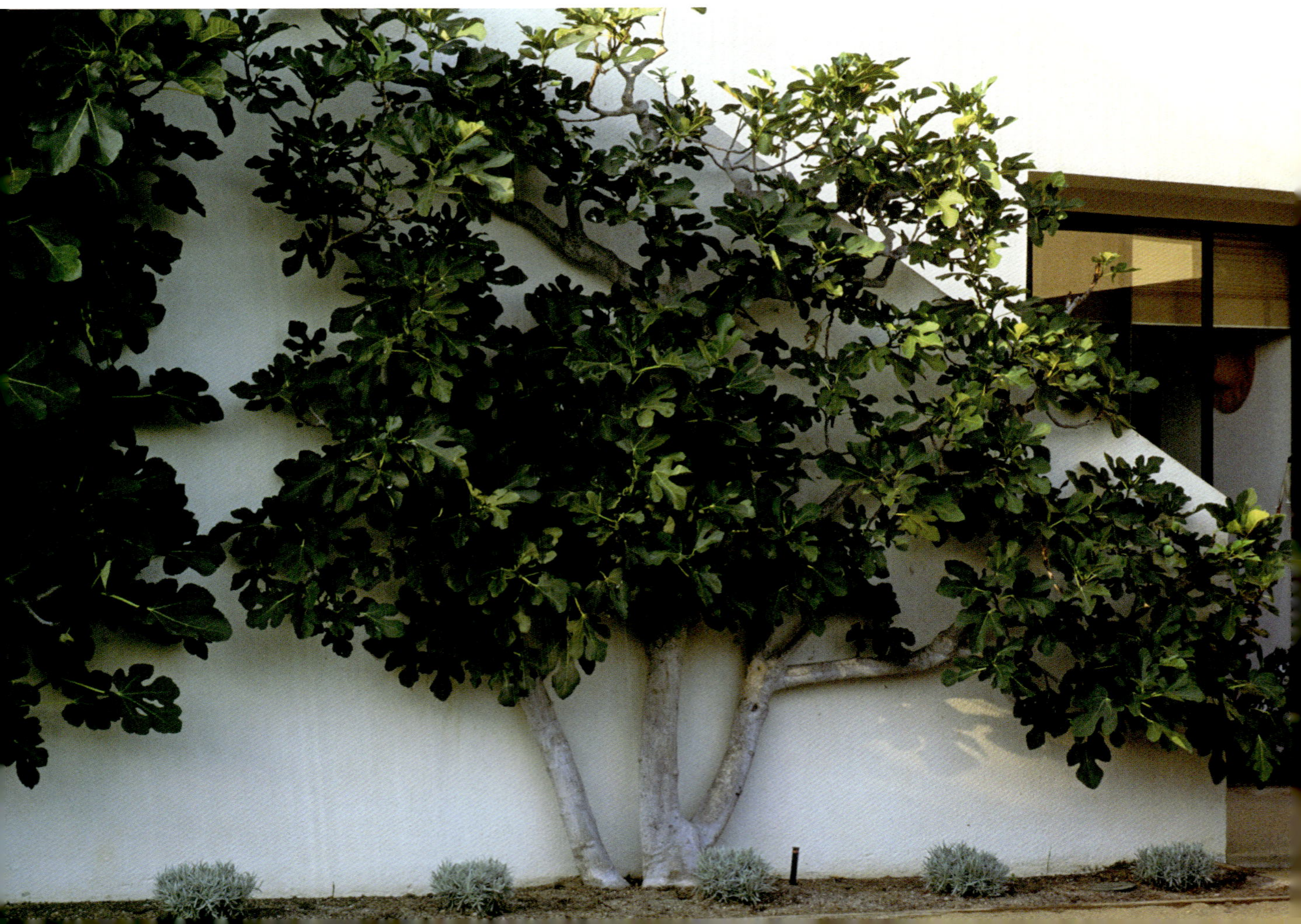

Como cultivar

A melhor maneira de plantar uma figueira rente à parede é podá-la na forma de um leque. Essa técnica fará os galhos ficarem bonitos e com folhas viçosas, mas para que dê frutos saborosos serão necessários cuidados especiais.

■ Delimite a raiz para manter a árvore compacta, a fim de que suporte o peso dos frutos quando estiver carregada. Há duas maneiras de fazer isso: plantando a muda em um vaso com bom sistema de drenagem e 45 cm de diâmetro, afundando-a no solo, ou fazendo uma "cova" no chão com pelo menos 60 cm de profundidade, forrada com concreto, paralelepípedos ou tijolos. Preencha o "vaso subterrâneo" com terra adubada e pedaços de tijolo e pedras.

■ Coloque vários ganchos parafusados na parede, começando a 35 cm do solo, sempre distantes 20 cm um do outro. Passe os arames por eles, no sentido horizontal. Verifique se estão a 5-10 cm de distância da parede para permitir a circulação de ar quando a planta estiver presa a eles.

■ Plante a muda a 20 cm da parede e, conforme crescer, prenda os ramos ao arame para adquirir o formato de leque.

■ Regue com frequência no verão. Se estiver muito quente, todos os dias para que frutas não caiam antes de amadurecer.

■ Os pequenos frutos que se formam no final do verão precisam ser protegidos no inverno. Se possível, cubra com folhagens de outras plantas, como samambaias.

■ Os figos devem estar prontos para consumo no início da primavera. Tire todas as frutas maduras dos galhos.

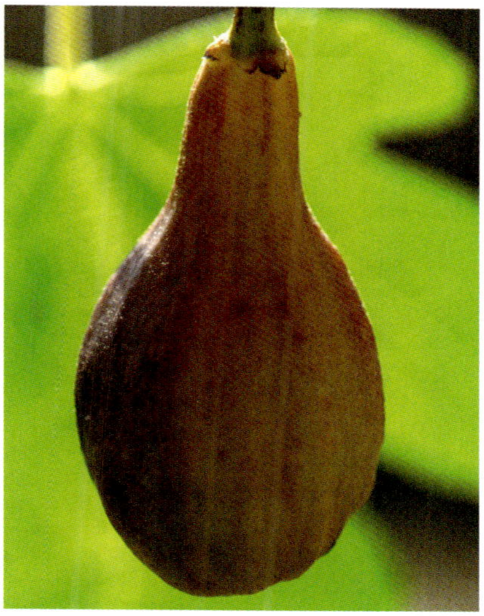

Por que plantar?

- Há muitas variedades de figo: com casca de roxa a marrom e polpa bem vermelha; e com casca amarelada e polpa rosada.
- Apesar de ser originária de clima temperado, a figueira se adapta bem a climas quentes.
- Os frutos são bastante nutritivos, pois contêm ferro, fósforo e cálcio, além de vitaminas A e B2.
- Ajuda na prisão de ventre.
- Versátil, pode ser usado para fazer doces, chutneys, compotas e geleias. Também vai bem com saladas e queijos.
- Colha os frutos 1 ano após o plantio. Quando a figueira estiver carregada, use um fertilizante à base de potássio.

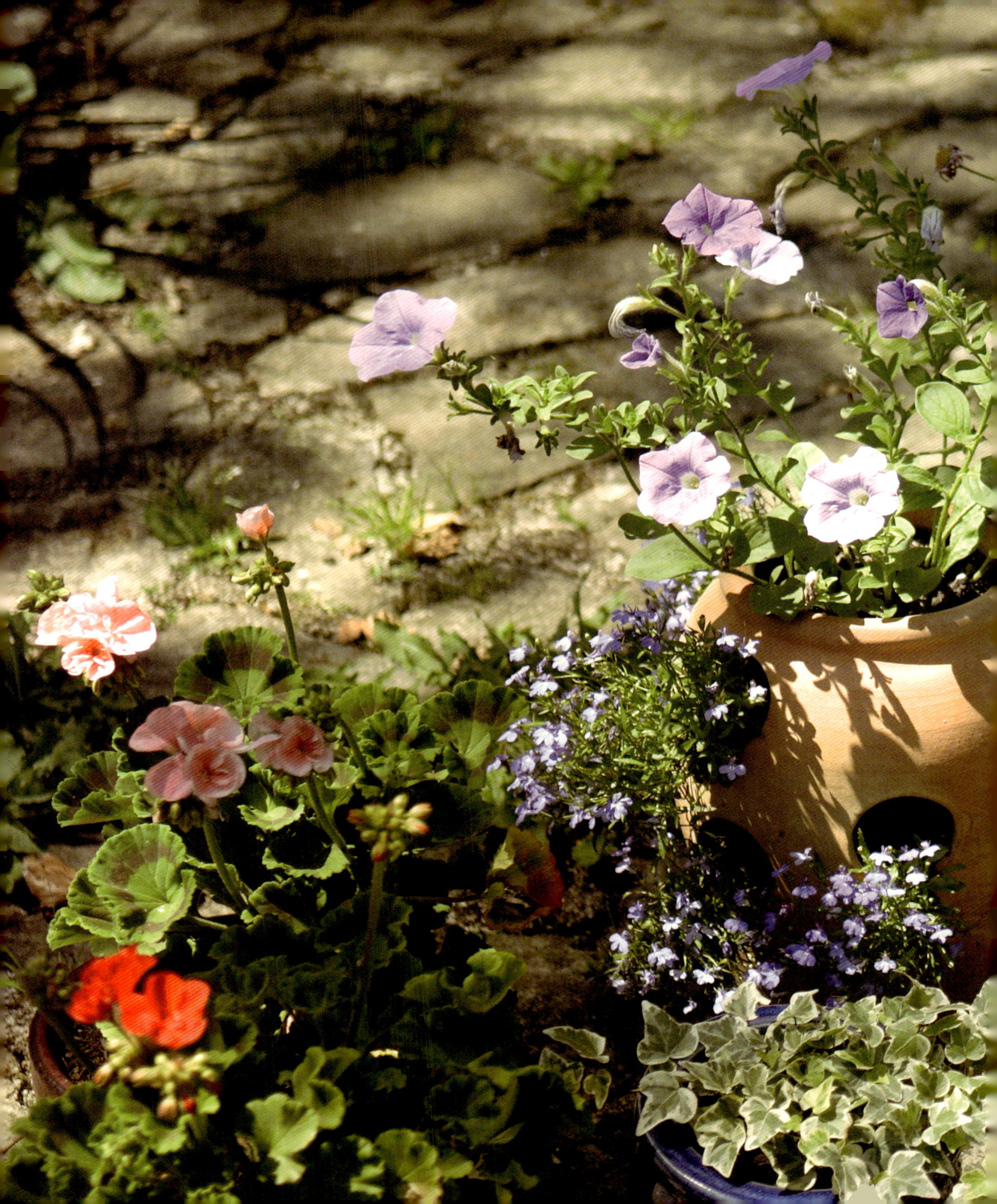

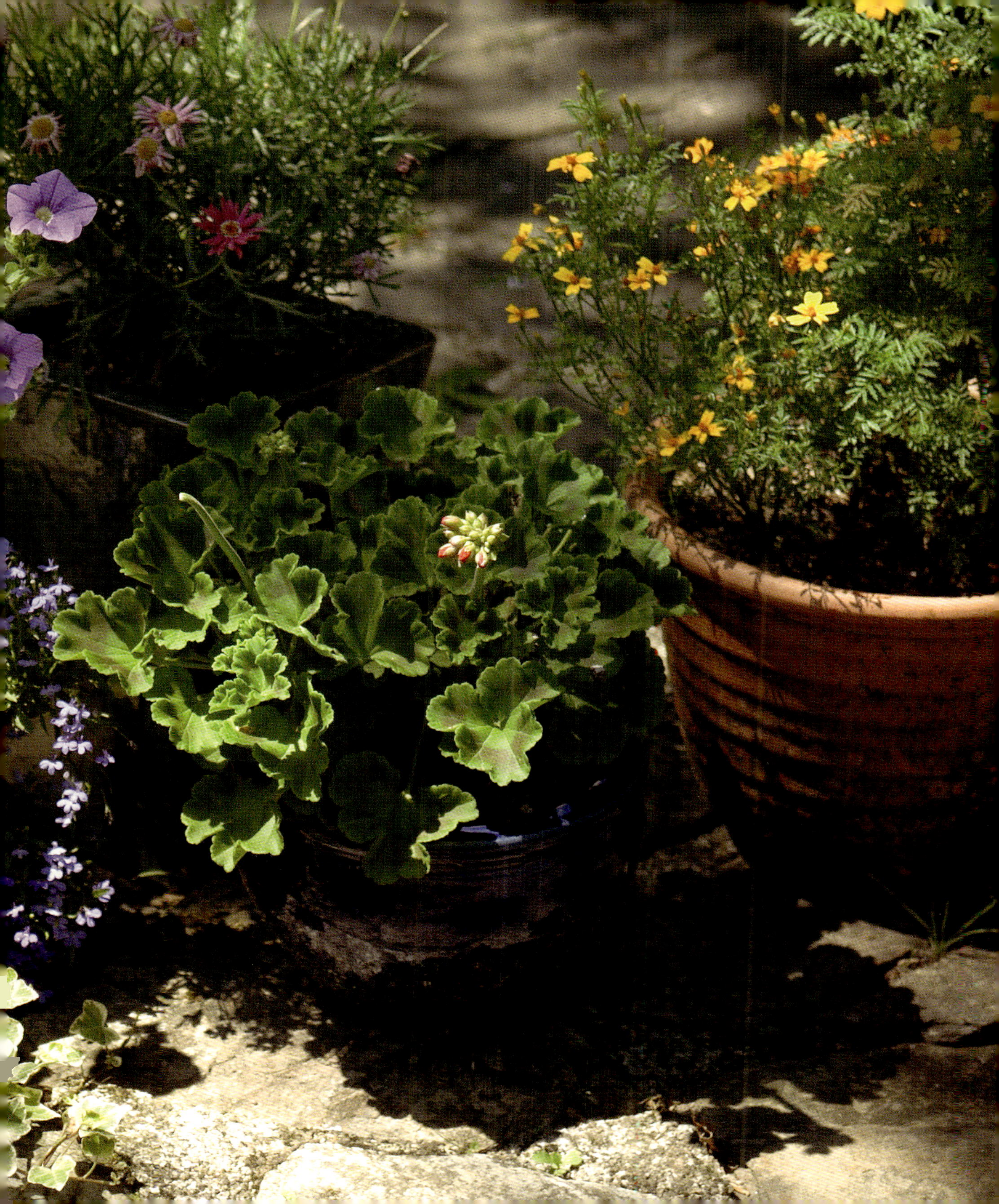

CHURRASCO VERDE

Quem resiste a um bom churrasco com os amigos em um dia ensolarado? É possível saborear suas carnes prediletas de forma mais ecológica, utilizando vasos grandes em vez de grandes churrasqueiras de metal e com carvão ecologicamente correto.

O Brasil é o maior produtor de carvão vegetal do mundo. Infelizmente, porém, boa parte é produzida de maneira completamente irresponsável. Primeiro porque é feito a partir da derrubada de árvores – inclusive de forma ilegal em alguns casos. Segundo porque sua produção é bastante poluente, devido à queima da madeira.

Além disso, as condições de trabalho nas carvorarias costumam oferecer perigo à saúde dos trabalhadores. Atualmente há algumas fábricas procurando alternativas: informe-se e procure adquirir desses fabricantes.

Fazer churrasco com um vaso de argila não podia ser mais simples. Escolha um com cerca de 35 cm de diâmetro, suficiente para três pessoas.

- Coloque o vaso em cima de dois tijolos, como na figura ao lado, para permitir que o ar circule. Preencha com pedras até metade.
- Forre com papel-alumínio e coloque o carvão ecológico no centro. Acenda da maneira convencional.
- Quando o carvão estiver incandescente, mas com as bordas em cinzas, espalhe mais sobre o papel-alumínio. Coloque uma grelha por cima.
- Asse as carnes e deixe seu churrasco ainda mais verde com espetinhos de verduras e legumes. Se quiser, coloque um ramo de alguma erva de sua preferência no fogo para aromatizar o ambiente.

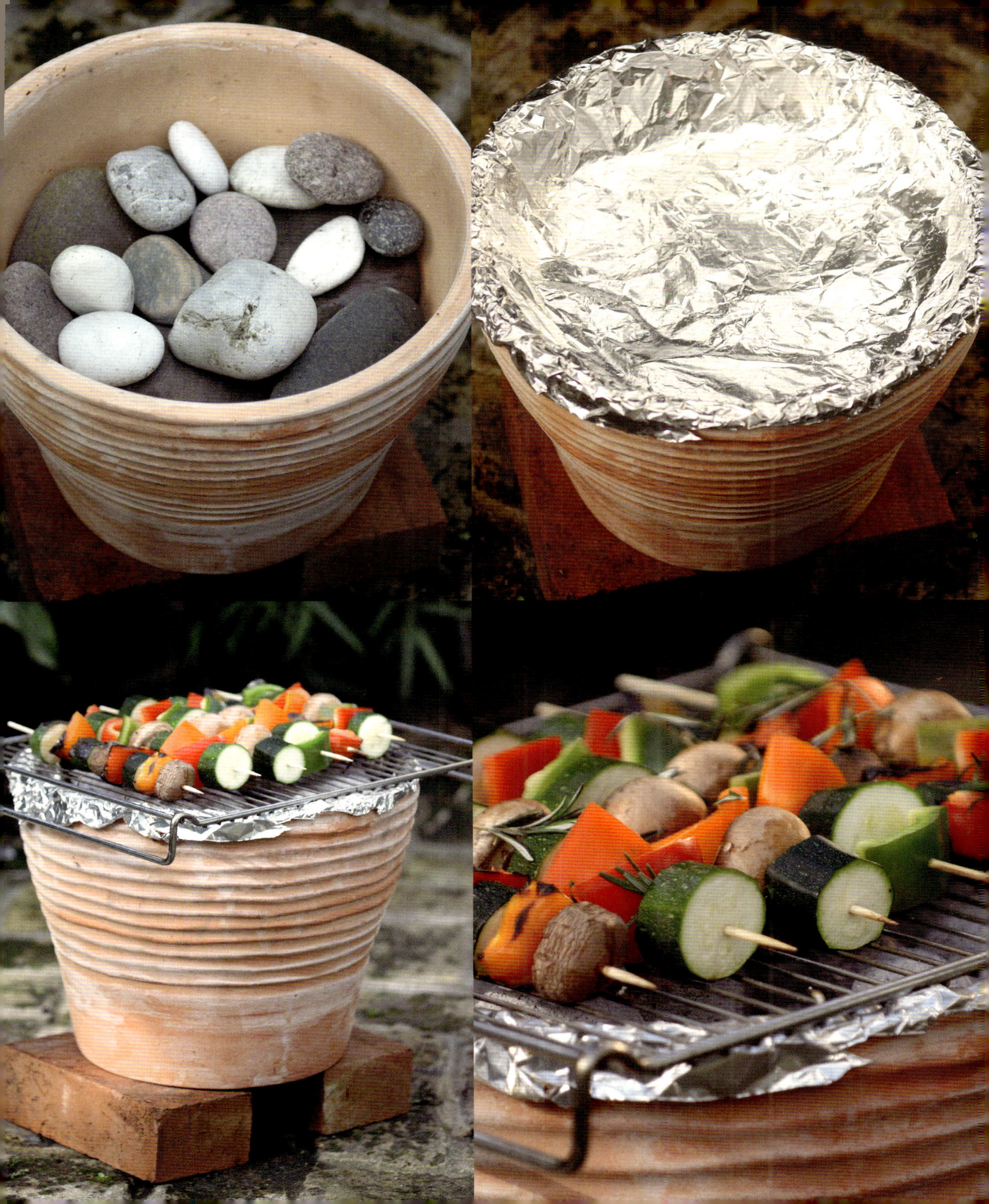

PLANTE UMA ÁRVORE

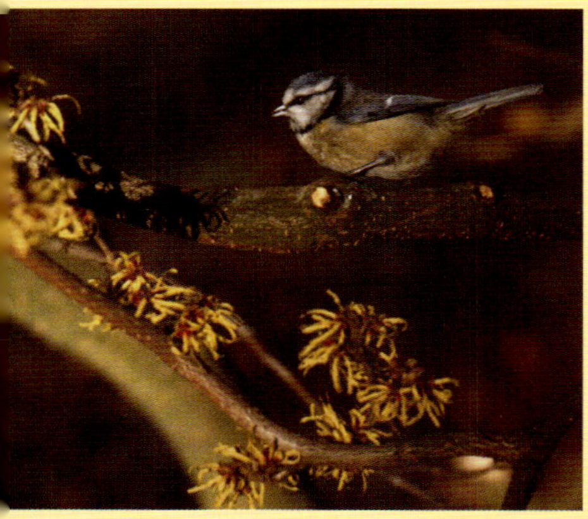

Os jardins, mesmo pequenos, são importantes para o meio ambiente, pois ainda que em espaços urbanos, guardam plantas e pequenos animais. Esses últimos, em particular, como mariposas, abelhas, marimbondos, grilos e outros insetos, foram expulsos de seu habitat natural campestre e atualmente dependem dos jardins para sobreviver.

Se você possui apenas alguns vasos de flores, ainda assim há um pouco de "vida selvagem": microrganismos que vivem no solo, tatus-bolas ou borboletas e pássaros que fazem visitas esporádicas. Se desejar, é possível atrair mais dessas pequenas criaturas. Alguns pássaros, por exemplo, podem ser atraídos por sementes jogadas na terra.

Uma árvore...

- Fornece folhagens e flores que serão visitadas por diversos insetos polinizadores.
- Abriga na casca do seu tronco pequenos insetos e outros seres.
- Pode dar frutos e as sementes servem de alimento para pássaros.
- Deixa cair suas folhas em determinadas épocas e, abaixo delas, outros animais, como minhocas, encontram um habitat.
- Descarta galhos ao ser podada, que alimentam outros insetos como besouros.
- Pode ser eventualmente um abrigo para ninhos de pássaros.

Num jardim pequeno, uma árvore chama bastante atenção. Escolha uma que marque bem as mudanças de estação: flores na primavera, folhas verdes e viçosas, além de frutos e sementes no verão, diminuição da folhagem no outono e dormência no inverno.

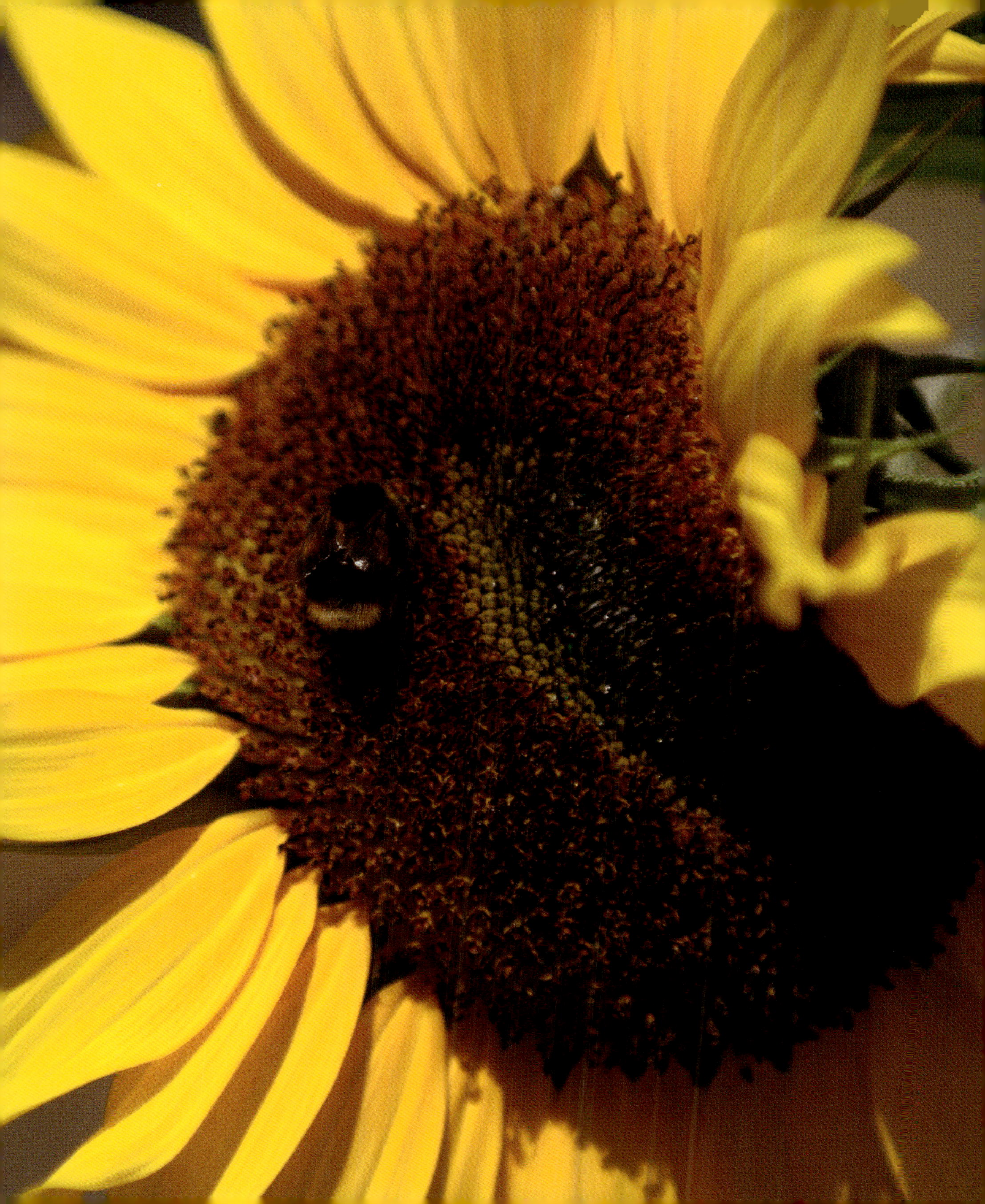

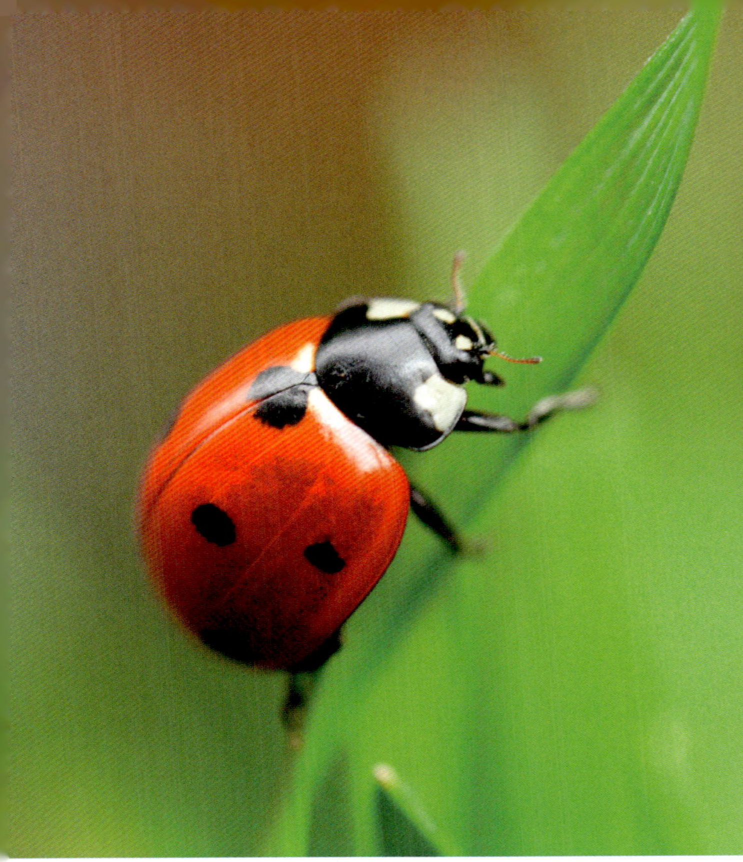

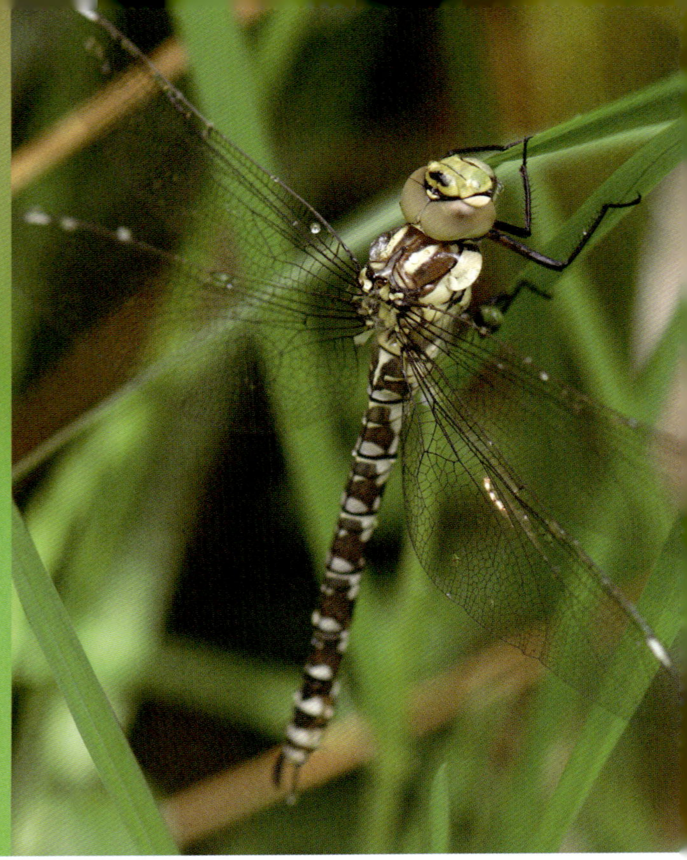

Ajude a vida selvagem

- Se tudo o que você tem é um terraço ou varanda e, portanto, não tem espaço para uma árvore, cultive uma mistura de flores para fornecer néctar a insetos como borboletas, joaninhas e abelhas. Experimente também colocar um suporte de água para pássaros. Os beija-flores sempre costumam aparecer para beber. Colocar um ninho pode atrair pássaros.

- As pesquisas apontam que os pequenos jardins são tão importantes quanto os maiores para manter o equilíbrio da fauna de insetos e outros invertebrados. Um estudo realizado no Reino Unido sobre biodiversidade, feito em 61 jardins particulares com dimensões entre 32 m^2 e 940 m^2, contabilizou 40 mil invertebrados, alguns deles bem raros, como uma aranha catalogada apenas em uma região montanhosa, além de besouros, moscas, caracóis e outros.

- Os jardins são essenciais para o ambiente urbano, pois há carência de verde. Numa cidade como Londres, por exemplo, 20% dos espaços abertos são ocupados por jardins privados.

Escolha uma planta

■ **Macieira** *(Malus* spp*)* É ideal para pequenos jardins. Os insetos vão devorar as flores, e os pássaros certamente virão comer as frutas. Para poder consumir o fruto, envolva-os em saquinhos para proteger das aves.

■ **Pilliteiro** *(Crataegus monogyna)* Ocupa em média 8 m^2 e é um ímã para lagartas, que por sua vez servem de alimento para diversos pássaros. Trata-se de uma árvore bem forte, com espinhos, flores brancas e frutas avermelhadas.

■ **Sorveira** *(Sorbus* spp*)* Também atrai diversos animais. Há variedades com flores brancas e frutos alaranjados.

■ **Hera** *(Hedera spp)* Se você não tem espaço para uma árvore, experimente plantar hera nas paredes ou cercas. É fácil de plantar e ainda dá um acabamento bonito ao jardim. Plante em superfícies voltadas para o norte. As heras são frequentadas por 230 espécies de animais, desde insetos até passarinhos. As borboletas também são ávidas pelo seu néctar, e os frutos de inverno atraem pássaros. Ao podá-la, verifique se não é época de os pássaros fazerem ninhos.

■ **Piracanta** *(Pyracantha* spp*)* Assim como a hera, é ideal para cobrir muros e cercas. No inverno, os frutos em tons de laranja, vermelho e amarelo servem de alimento para pássaros.

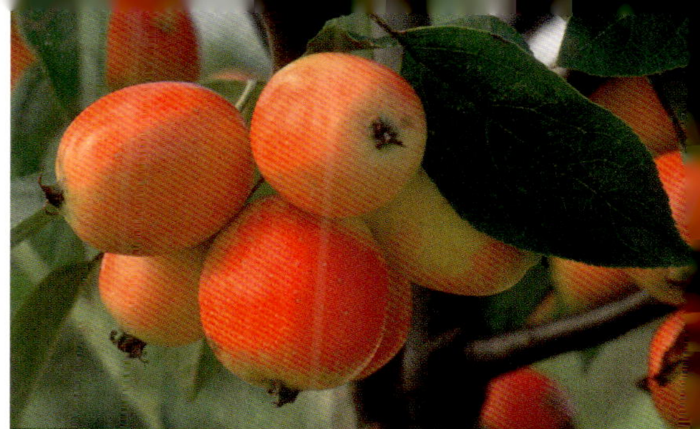

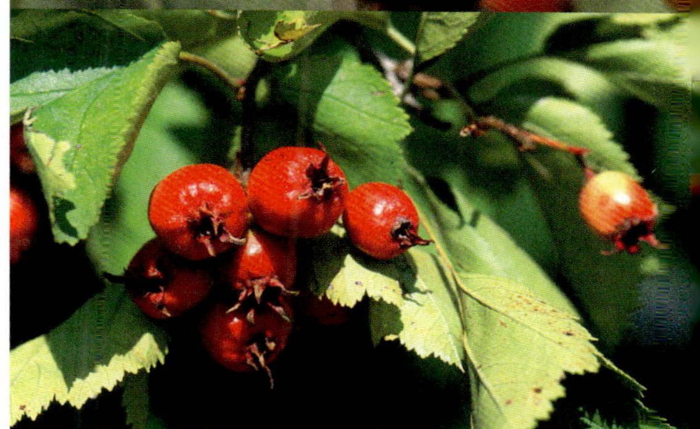

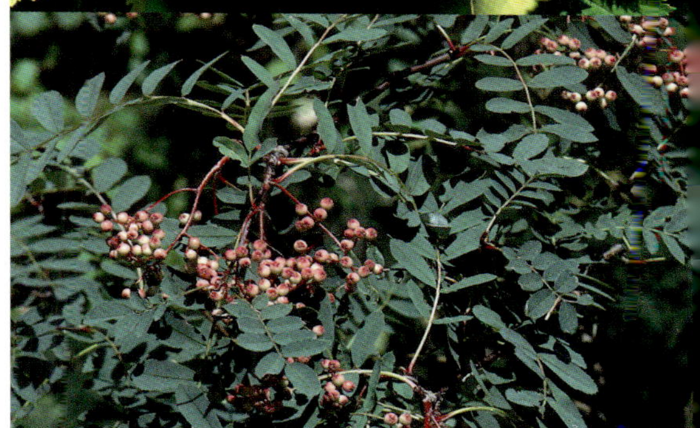

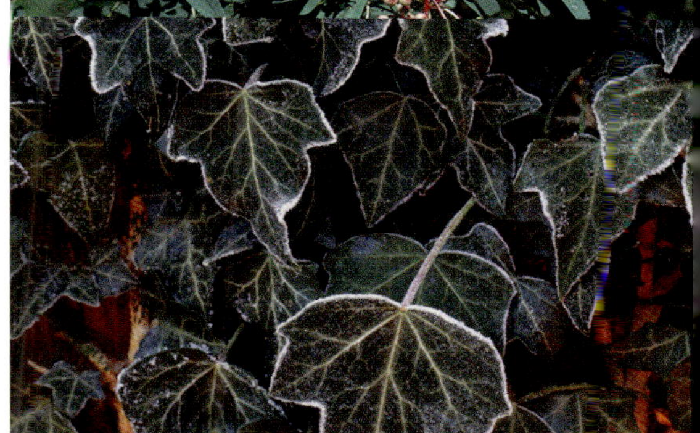

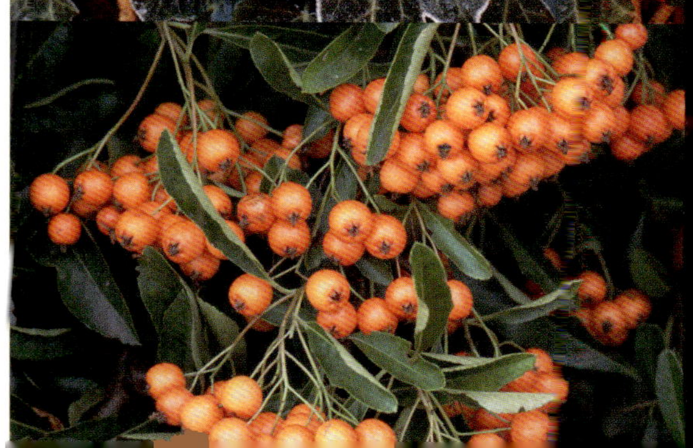

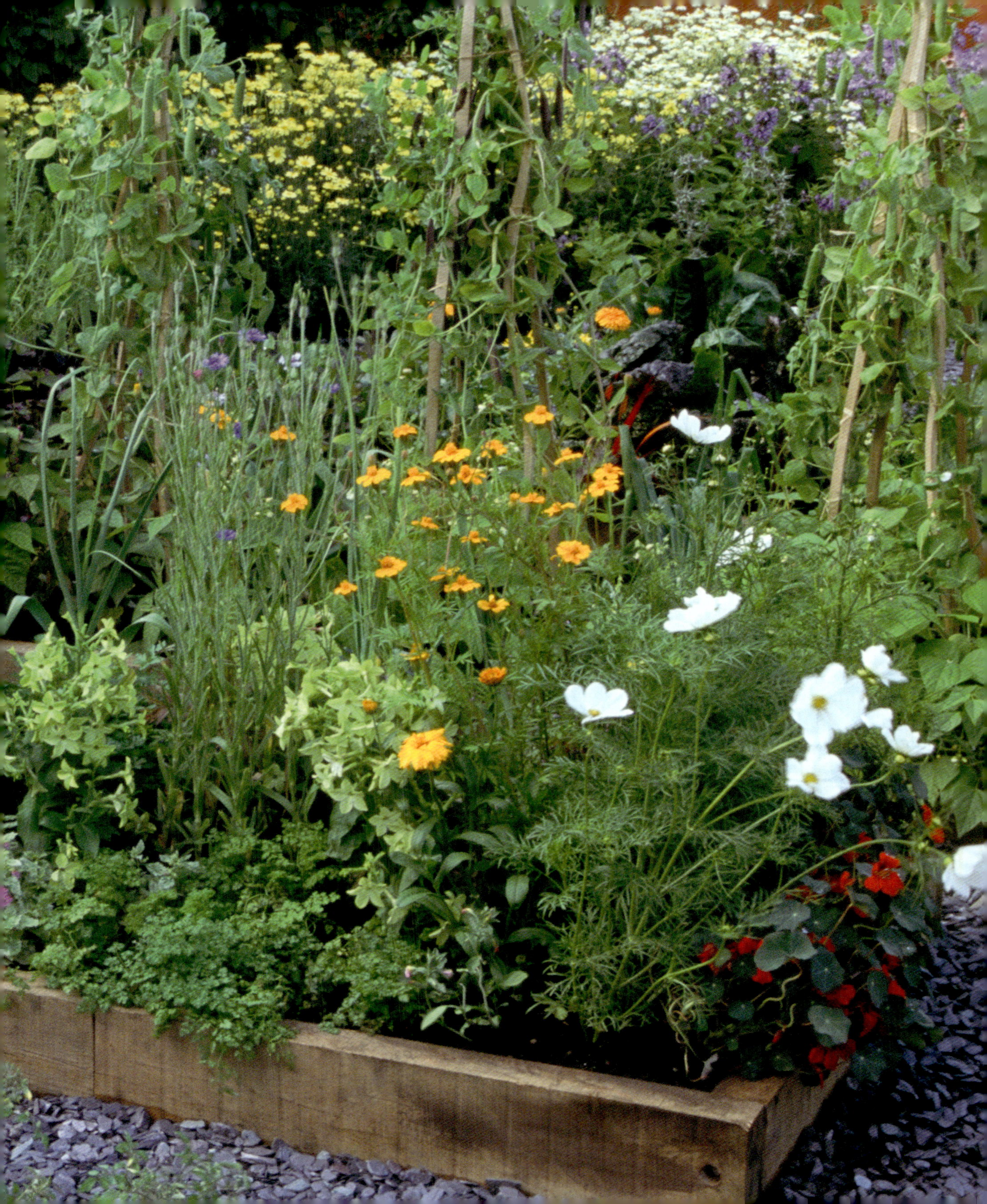

LEGUMES E VERDURAS NO JARDIM

Ainda que o espaço seja restrito, é possível cultivar algumas verduras e legumes, de alface a feijão. Um jardim ensolarado é mais fácil de cuidar do que muitos vasos. Até mesmo uma criança ou um iniciante em jardinagem podem administrar uma horta no jardim, pois é bastante simples. Otimize o espaço e plante diversas espécies.

Para aproveitar ao máximo o espaço de seu jardim, será necessário cuidar bem do solo, adubando-o com matéria orgânica, como esterco, e preparando-o para receber as mudas e sementes.

Se preferir, use uma estrutura de madeira com terra dentro, o método descrito neste livro. Um suporte de 1,20 m² permite o cultivo de oito vegetais diferentes. Se não houver espaço, diminua a metragem pela metade.

Sempre orgânicos

- Use madeira não tratada quimicamente para fazer os suportes.
- Preencha o local com uma mistura de terra bem permeável (encontrada em lojas especializadas), composto orgânico e um condicionador de solo para hortas e jardins.
- Para prevenir pragas e doenças, faça um cultivo rotativo ou em mandala. Evite plantar vegetais da mesma família no mesmo lugar por mais de um ano.
- Abobrinha, milho, acelga, espinafre e a maioria das folhas podem ser plantados antes ou após outros vegetais, por isso são bastante indicados para hortas.

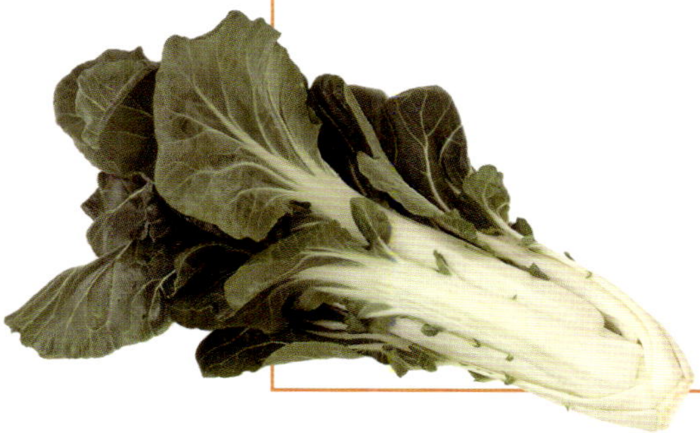

Como funciona

O método de cultivo dentro de suportes de madeira ou de plástico é bastante prático. Em algumas lojas de jardinagem é possível comprá-los prontos. Será necessário dividi-los em espaços de 30 cm x 30 cm, para manter os diferentes cultivos ao mesmo tempo. Se estiver usando um suporte de 1,20 m x 1,20 m, é possível alcançar todos os espaços sem pisar na terra, muito recomendado para não compactar o solo. Use um fertilizante natural, mantenha as ervas daninhas afastadas e plante as espécies bem próximas umas das outras. Assim, será possível colher durante quase todo o ano.

- Construa o suporte usando três tábuas de madeira de 3 cm de espessura e 20-25 cm de largura. Duas deverão ter 1,20 m de comprimento, e outras duas 1,16 m. Forme um quadrado com elas, unindo as extremidades com pregos.

- Coloque em um lugar ensolarado, com sombra ou árvores por perto, onde não se formem poças em dias de chuva.

- Preencha a "caixa" com terra *(veja quadro na página anterior)* e faça as divisórias de 30 cm x 30 cm. Use madeira ou cordas para demarcar o espaço, que deve ficar na superfície do solo.

- Escolha os vegetais que deseja plantar – não é necessário escolher um para cada divisória. Ervilhas, por exemplo, que duram mais, podem ser cultivadas em dois ou três

Boas escolhas para plantar

1. Espinafre
2. Beterraba
3. Cenoura
4. Vagem
5. Alface

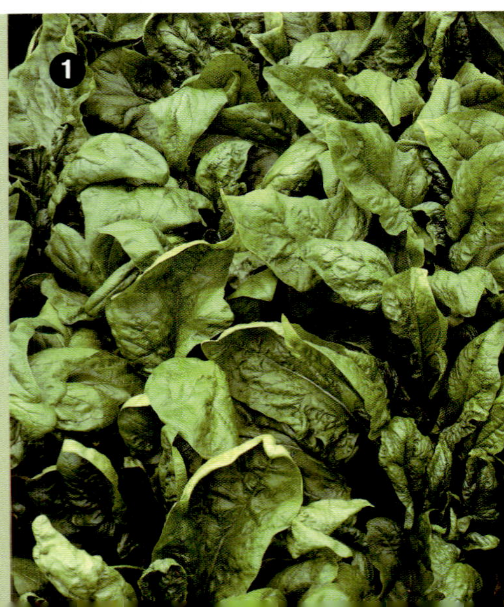

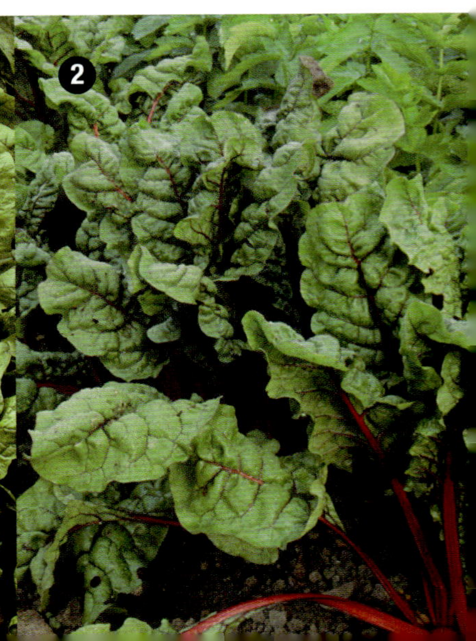

espaços. Planeje sua horta para poder colher em todas as estações do ano. Ervas e folhas verdes nascem durante muitas semanas, por isso plante a quantidade ideal para o consumo de sua casa. Evite plantas que demoram a crescer e com raiz profunda, como brócolis e couve-flor. Plantas que crescem muito, como feijão ou ervilha, devem ficar nas bordas para não fazer sombra a outras plantas.

■ Coloque as sementes em uma cova rasa no solo e cubra com terra. Regue bem e espere germinar. Se mais de uma muda aparecer, corte a que for mais fraca com uma tesoura para evitar que ela atrapalhe o crescimento da que já está mais forte.

■ Se usar vegetais folhosos, como tomates, plante apenas um por suporte. Se forem plantas mais compactas, como alface ou feijão-anão, é possível colocar quatro por suporte. Vegetais na versão "baby" ou ervas, cebolas e rabanetes podem ser plantados em 16 espaços.

■ Quando colher os pés de alface, por exemplo, cultive outra folha verde, como acelga, apenas adicionando um pouco de nutrientes à terra antes de semear. Quando tudo já tiver sido colhido, prepare o solo novamente, arando e adubando para poder semear de novo na primavera.

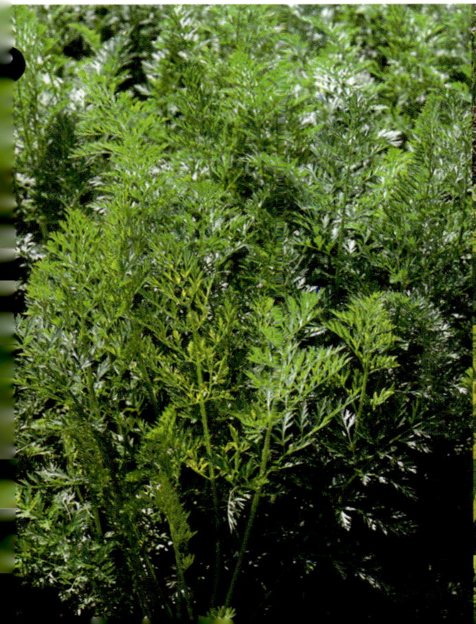

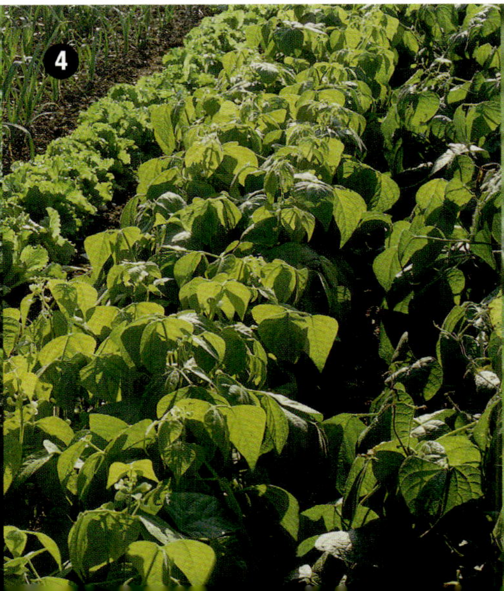

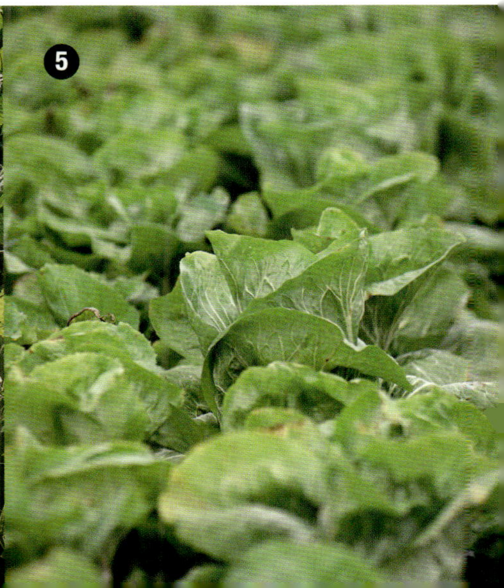

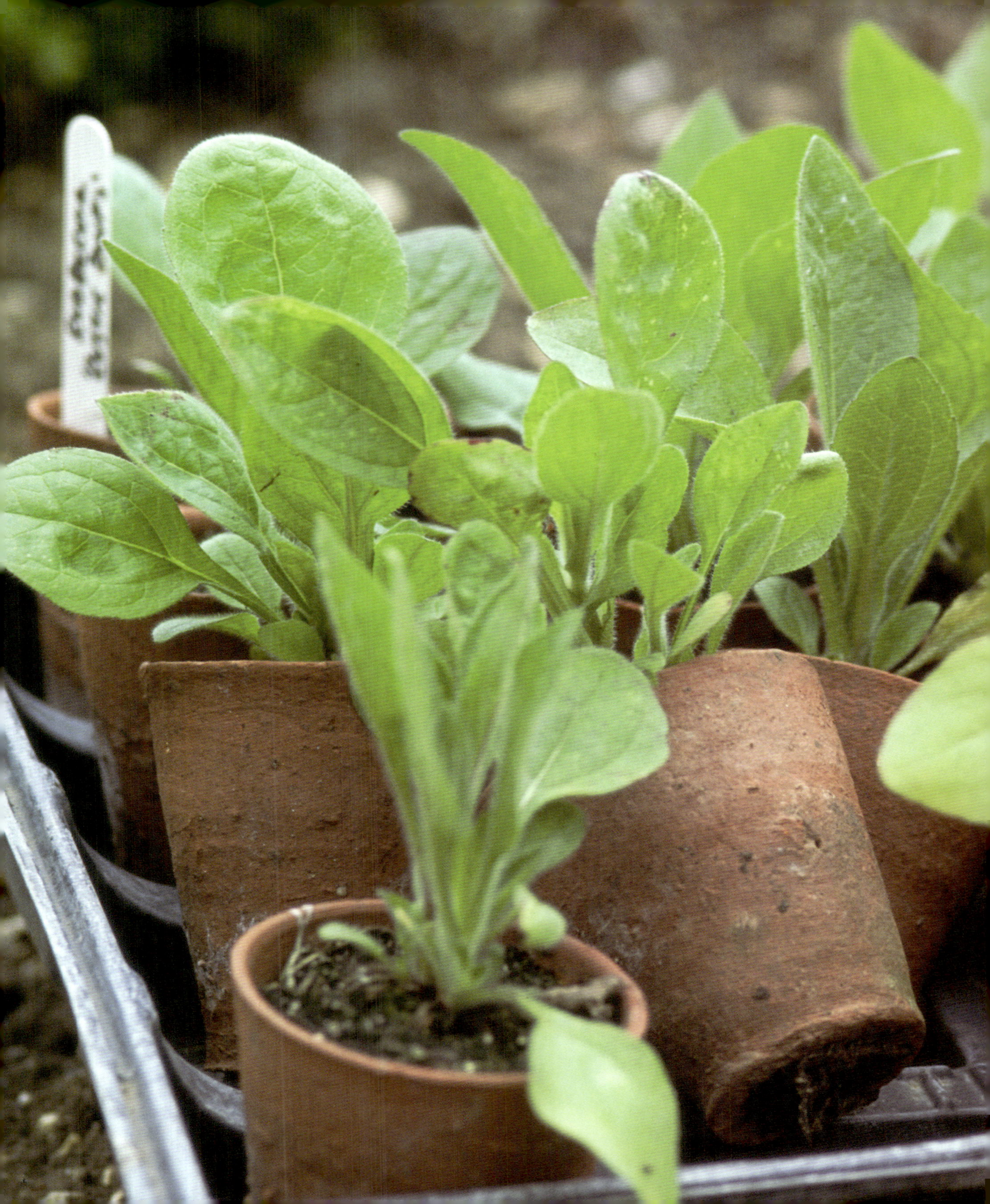

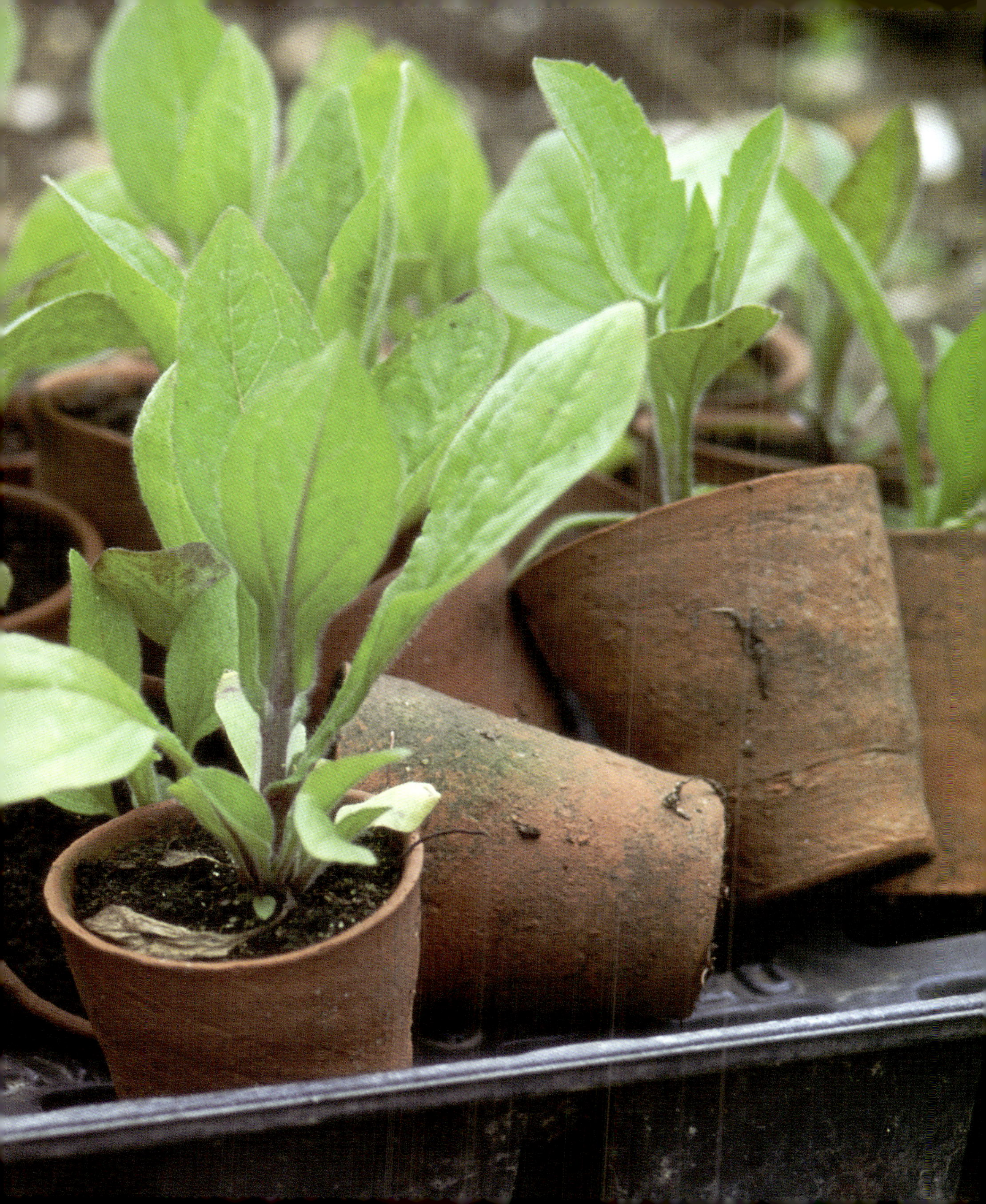

COLETE E USE ÁGUA DE FORMA EFICIENTE

Nos países desenvolvidos, usa-se três vezes mais água por pessoa do que o recomendado pelas agências internacionais de saúde. Os verões mais quentes e secos ocasionados pelo aquecimento global fizeram os reservatórios de água diminuírem, por isso armazenar água da chuva e economizar tornaram-se uma necessidade.

A água utilizada em áreas externas representa cerca de 6% do total de uma casa mas a demanda no verão cresce em relação ao inverno. Como boa parte das plantas deve ser regada com mais frequência no verão, período de chuvas, nada mais racional do que coletar essa água da natureza.

Os reservatórios de água estão disponíveis no mercado em diversos tamanhos, formatos e materiais (dê preferência aos feitos a partir de materiais reciclados). Alguns modelos possuem uma torneira, tornando mais prática a retirada da água. No Brasil, entretanto, é necessário ser extremamente cuidadoso ao armazenar água da chuva, sobretudo no verão, devido à epidemia de dengue. Por isso, mantenha o reservatório sempre bem fechado. Se por descuido o deixar aberto, descarte a água e desinfete o tanque antes de reutilizá-lo.

Como usar

- Coloque o reservatório em um lugar de fácil acesso.
- Mantenha tampado para evitar não apenas a dengue, mas também a evaporação e que crianças mexam na água.
- Regue as plantas em períodos mais frescos do dia, como de manhãzinha ou à noite, diretamente na terra.

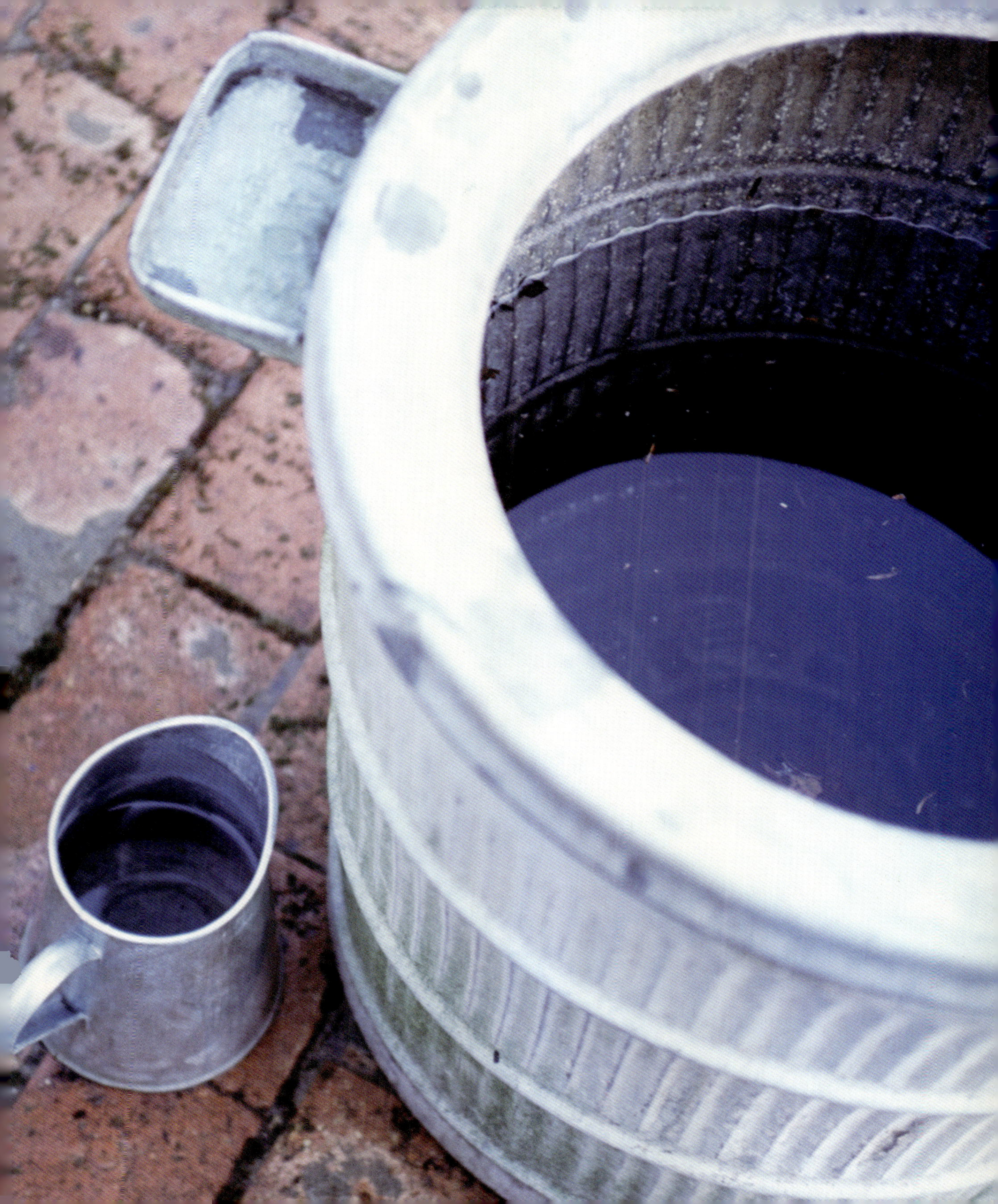

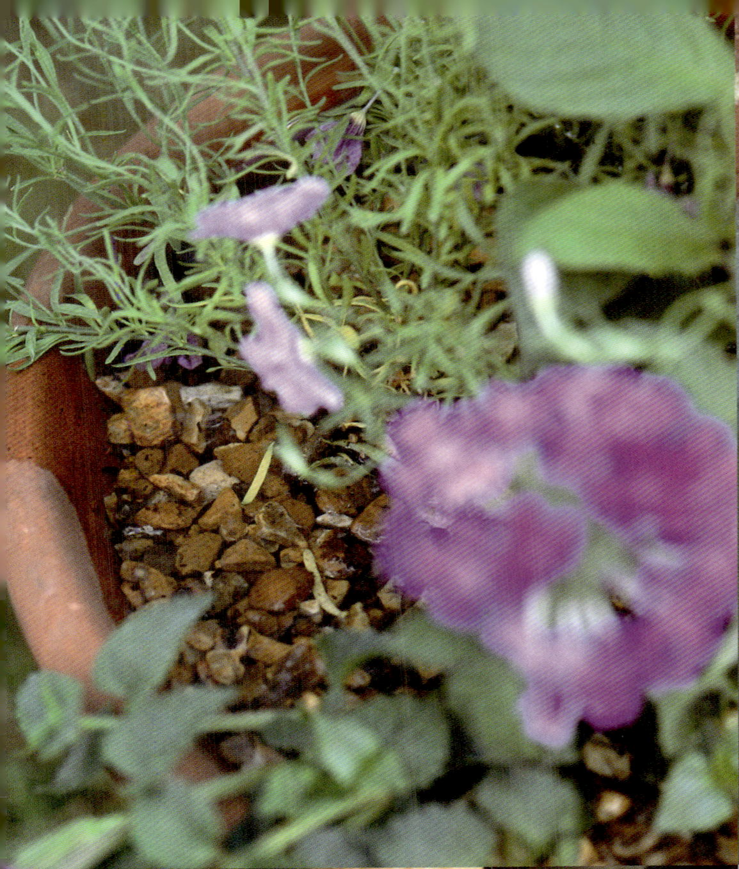
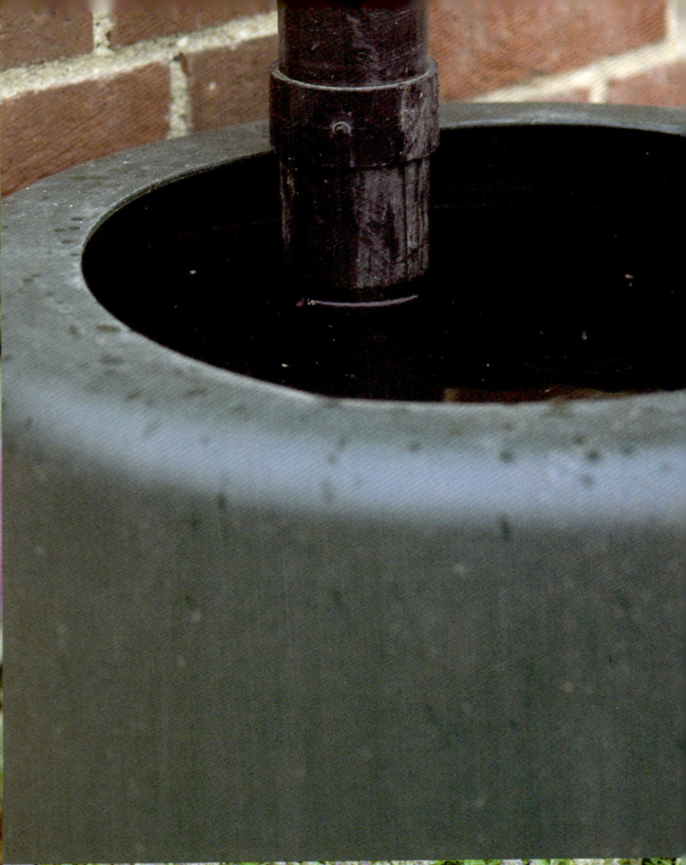
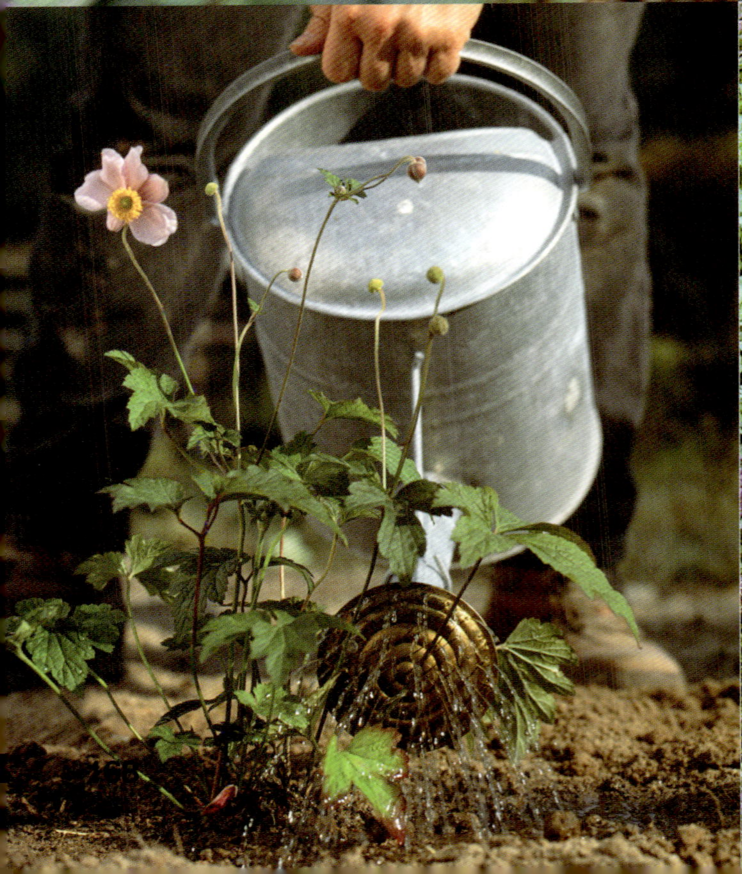
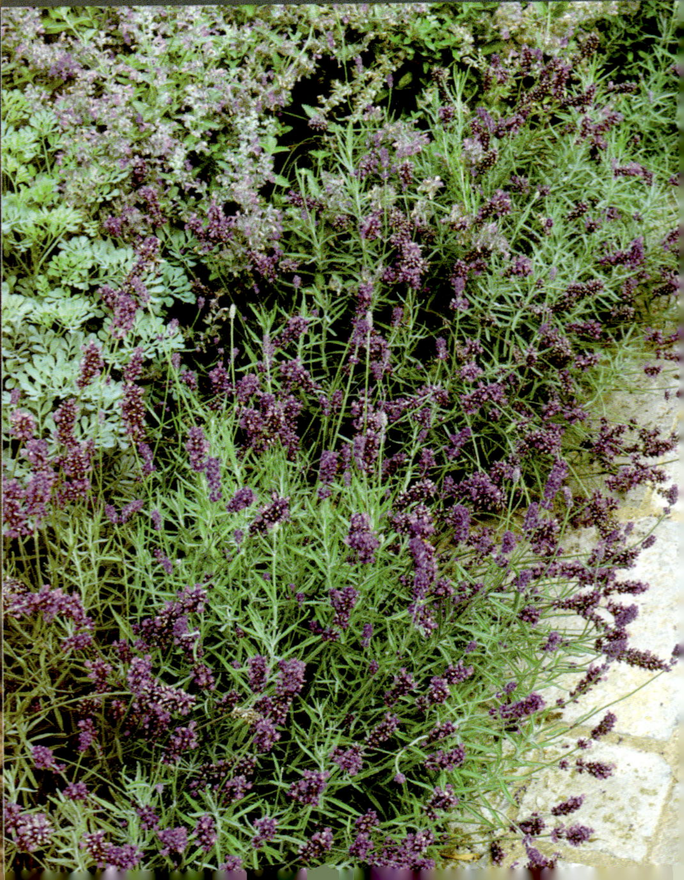

Regue a planta corretamente

■ Coloque matéria orgânica na terra para melhorar seu potencial produtivo (composto, adubo ou fertilizante orgânicos).

■ Coloque uma camada de húmus, como cascas de árvores ou cascalho, ao redor da planta para evitar que a água evapore muito rápido.

■ Cultive plantas que se adaptem às condições climáticas de seu jardim: se ele costuma ficar muito seco e quente no verão, escolha plantas que reajam bem ao calor.

■ Use grânulos ou gel para reter água nos vasos e nunca deixe acumular água no pratinho.

■ Se for usar um contêiner, prefira os grandes.

■ Nas plantas que precisam de muita água, experimente colocar uma garrafinha de água com furinhos na tampa virada de boca para baixo, fincada no solo. A planta absorverá a água quando precisar.

■ Regue de preferência ao entardecer ou ao amanhecer, quando o clima está mais fresco. Assim, a água não evaporará rapidamente. Umedeça sempre na raiz.

■ Use regadores e nunca irrigadores ou mangueiras, pois desperdiçam muita água.

■ Em períodos de estiagem, reaproveite a água da máquina de lavar ou do banho. Água misturada com detergente biodegradável também não danifica as plantas e pode ser usada. Não armazene esse tipo de água por mais de 24 horas e não use em plantas destinadas ao consumo. Experimente também fazer pequenas cavidades em volta das plantas, para capturar mais água após as chuvas.

Você sabia?

- Um irrigador ligado por uma hora usa quase a mesma quantidade de água que uma família de quatro pessoas em 2 dias.
- Regar plantas nos períodos mais quentes do dia pode ocasionar perda de água por evaporação de até 90%.

TOMATES

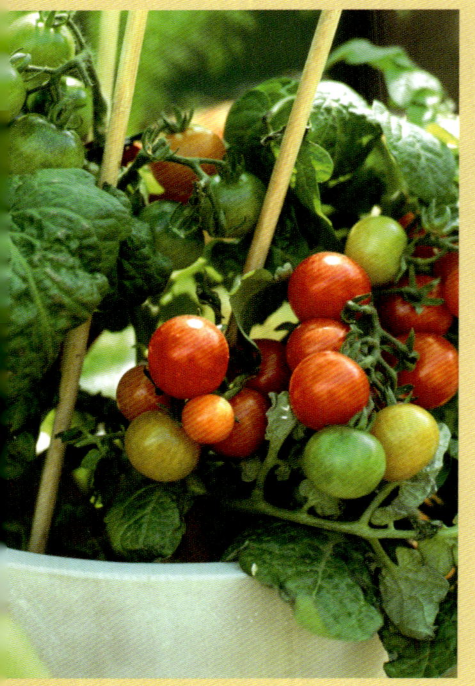

Os tomates são um dos alimentos que mais possuem agrotóxicos. Por isso, nada melhor do que cultivar algumas variedades em casa e comer a casca sem culpa. Além de mais saudáveis, ficam com aroma e sabor inigualáveis.

Prepare-se para manter um bom estoque de tomates por todo o verão. Apenas seis pés podem suprir as necessidades de uma família de quatro pessoas durante toda a estação. Experimente plantar diferentes variedades, desde as pequenas, que têm se tornado cada vez mais apreciadas para compor saladas, como os tomates-cereja, até os maiores e mais comuns, perfeitos para molhos. Há ainda variedades mais raras, de cor amarela ou verde.

Quando cultivados em hortas, geralmente têm menos doenças do que os plantados em estufas. Em jardins, é possível plantá-los em vaso – quanto maior, melhor. Escolha um local bem iluminado para colocar os tomateiros.

Os tomates podem nascer em plantas de um caule só, fixado em um suporte, com brotos que saem das extremidades, ou de caules múltiplos. Estes últimos variam entre 30 cm e 75 cm de comprimento e se espalham bem para os lados, além de serem mais fáceis de cultivar, pois não necessitam de suportes. Há versões anãs que não chegam a 20 cm, ideais para pequenos locais.

Como cultivar

Por serem frutas delicadas, os tomates não devem ser expostos a clima muito frio ou geadas, e precisam de um lugar ensolarado, porém protegido. Em contêineres ou vasos, precisam ser constantemente nutridos e regados.

Semeie

- As sementes de tomate precisam de uma temperatura mínima de 16ºC para germinar.
- Semeie 6-8 semanas depois dos dias mais frios do inverno, em uma bandeja ou em vasos de 9 cm.
- Quando duas ou três folhinhas aparecerem, replante as mudas em vasos individuais e mantenha-os em um lugar arejado e ensolarado.
- Certifique-se de que a planta está bem estável antes de transferi-la para um vaso maior.

Compre a muda pronta

- Adquira de um agricultor orgânico ou de uma loja especializada.
- Replante em um vaso com terra à base de argila assim que as primeiras flores surgirem. As que têm caule único precisam de suportes, de pelo menos 1,5 m.
- Conforme a planta for crescendo, amarre os ramos principais ao suporte. No verão, retire os ramos que forem se formando e pode o ponto de crescimento principal.

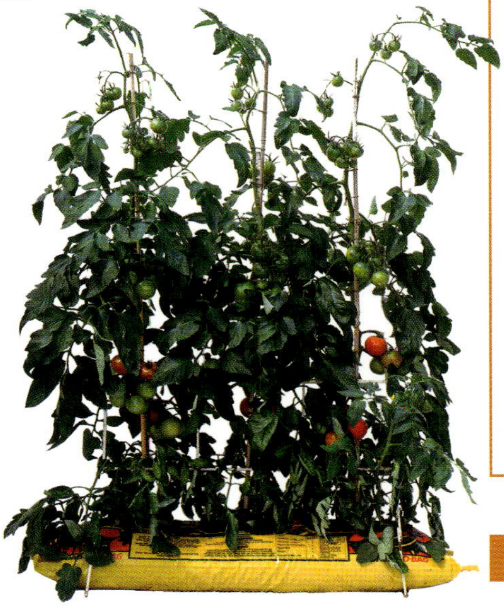

Dicas

- Não use terra retirada de turfa para plantar os tomates.
- Verifique se há furos para drenagem no vaso ou contêiner.
- Os tomates cultivados em vasos – ou mesmo em sacos plásticos para agricultura – precisam ser nutridos regularmente. Use um fertilizante natural rico em potássio.
- Regue regularmente e não deixe a terra ressecar. O uso de um pouco de grânulos ou gel para reter a água é indicado. Se usar saco plástico para plantar e o tomateiro estiver em um lugar bem ensolarado, regue mais de duas vezes ao dia.
- Não molhe demais ou a superfície do fruto pode romper.
- Cultive cravo-de-defunto em locais próximos para ajudar o tomate a livrar-se de moscas brancas.
- Colha os frutos com cuidado, pois são delicados. Antes do inverno, colha todos e espere que amadureçam, deixando-os dentro de uma caixa de papelão em local escuro. Coloque uma banana ou maçã junto, pois liberam etileno, acelerando o amadurecimento.

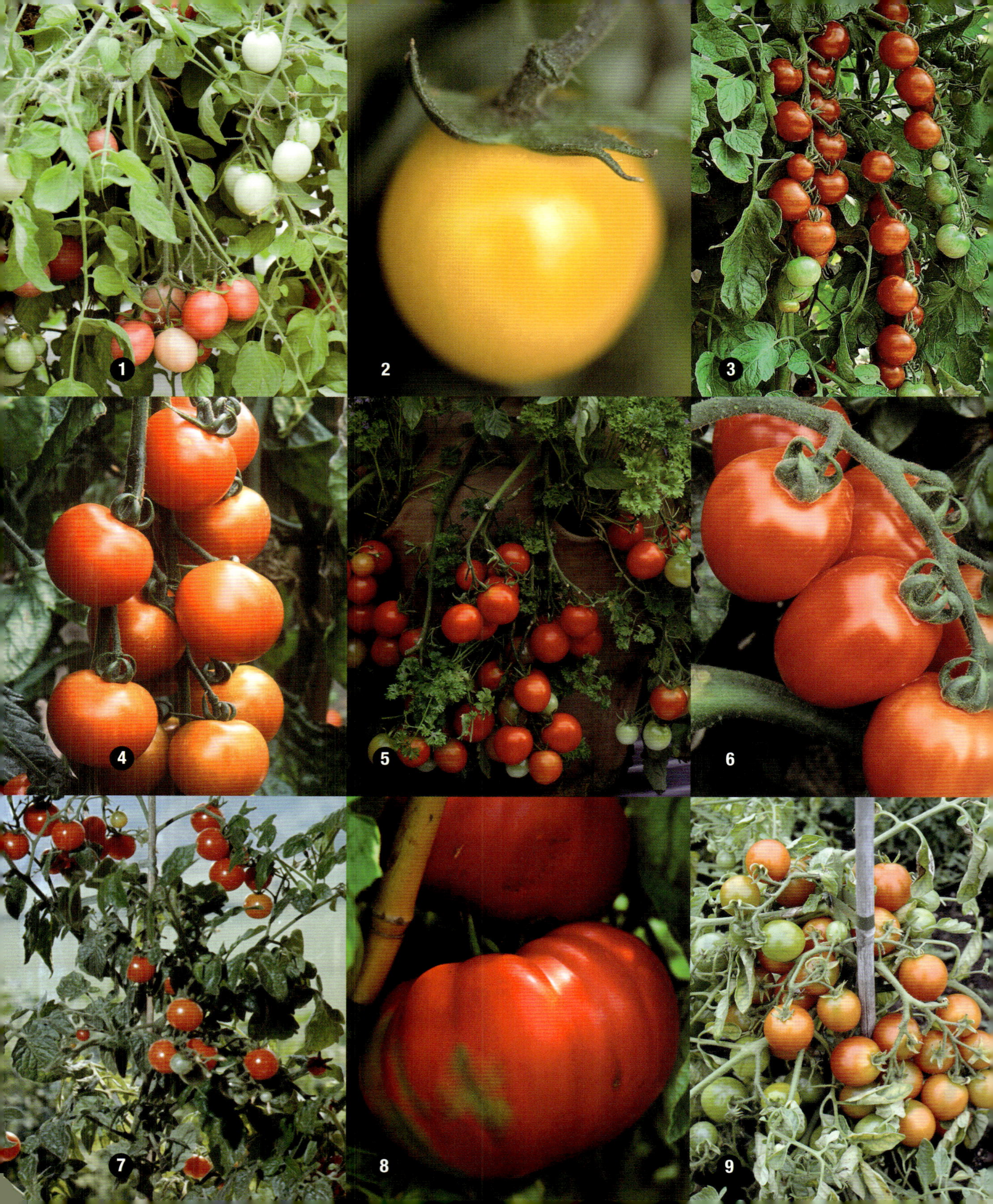
1
2
3
4
5
6
7
8
9

Escolha a variedade

Se houver espaço, experimente plantar dois ou até três tipos. Escolha uma variedade pequena para receitas de saladas e uma maior para os molhos.

❶ **Holandês** É macio e deve ser consumido bem vermelho.

❷ **Amarelo** Possui sabor mais ácido que as variedades vermelhas.

❸ **Carmen** Do mesmo grupo do tomate débora e parecido no sabor.

❹ **Débora** O mais comum no Brasil.

❺ **Pera** De sabor adocicado, tem muitas folhas e frutos bem vermelhos.

❻ **Italiano** Bom para molhos. Cresce em forma de arbusto.

❼ **Cereja** De sabor adocicado, solta mais água.

❽ **Caqui** É o maior de todos e muito usado em saladas.

❾ **Olympo** Possui cor rosada e consistência mais dura.

Você sabia?

Os tomates cultivados na Europa por volta de 1520 eram usados apenas para ornamentação, pois acreditava-se que fossem venenosos. As folhas são, de fato, venenosas.

Salada de tomate com queijo de cabra e manjericão

(4 porções)

Experimente fazer esta salada com alimentos cultivados na sua horta ou jardim, desde o tomate até o manjericão.

Ingredientes

250 g de tomate-pera
4 punhados de folhas variadas (agrião, alfaces lisa e mimosa e rúcula)
1 colher (sopa) de vinagre balsâmico
150 ml de azeite
um punhado de manjericão picado
sal e pimenta a gosto
85 g de queijo de cabra

Modo de preparo

- Corte os tomates ao meio e coloque-os em uma tigela.
- Coloque as folhas picadas grosseiramente em outra tigela.
- Misture o vinagre, o azeite e o manjericão e mexa bem. Tempere com sal e pimenta.
- Coloque metade do molho nas folhas e a outra metade sobre os tomates. Misture bem.
- Divida as folhas em quatro pratos, coloque os tomates por cima e finalize com o queijo em pedaços.

PESTICIDAS PARA QUÊ?

Inúmeras pesquisas relacionam o uso de pesticidas – substâncias químicas usadas para matar e conter pragas em plantas – a alterações hormonais e câncer, além de envenenamentos de animais de estimação. Por isso, a opção mais segura é não usá-los. Há diversas formas naturais de eliminar as pragas, as doenças e as ervas daninhas.

Para manter as pragas em quantidades mínimas e inofensivas, o primeiro passo é cultivar a planta adequadamente. Isso significa manter o solo sempre saudável, bem drenado e adubado, com a umidade ideal para cada espécie. Evitar pragas ajuda a criar as melhores condições para a planta se desenvolver.

Use predadores naturais

Há uma variedade de predadores – entre besouros, sapos, joaninhas, morcegos, mariposas e minhocas – que ajudam a combater pragas. Para manter o equilíbrio natural de sua horta ou jardim, é necessária uma certa quantidade de pragas para alimentar os predadores. É essencial pensar também em como manter seus aliados protegidos e com acesso à água e a outros nutrientes. Os insetos normalmente gostam de ficar em lugares escuros e quietos, como embaixo de pedras, de folhas, de pilhas de madeira etc. Eles também precisam de uma reserva de pólen e néctar, o que pode ser resolvido com o cultivo de algumas flores. Os pássaros

Soluções naturais

- Prepare-se para encontrar pequenas mordiscadas nas folhas. As abelhas, por exemplo, cortam pequenos semicírculos nas folhas de roseira para construir seus ninhos – mas por outro lado são polinizadoras.
- Retire as pragas maiores e visíveis, como lagartas, pulgões, lesmas, caracóis e caramujos – estes três últimos aparecem à noite: use uma lanterna para procurá-los.
- Há inseticidas à base de plantas que não são prejudiciais e se decompõem facilmente, mas lembre-se de que eles matarão outros insetos, incluindo alguns benéficos.
- A melhor forma de evitar doenças é manter a terra bem adubada e bem tratada organicamente.
- Plante espécies diferentes, misturando flores distintas que florescem em diferentes épocas do ano, garantindo que sempre haja néctar para os insetos benéficos.

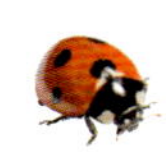

precisam de lugares onde possam construir seus ninhos: árvores, madressilva e heras são algumas opções.

Dependendo da espécie de pássaro, deixe restos de frutas e sementes disponíveis no jardim. Sapos e rãs precisam de lugares úmidos, enquanto ouriços, conhecidos comedores de insetos, preferem locais secos e quietos.

Também é possível comprar vermes conhecidos como nematoides. Na prática, são parasitas, mas podem ser úteis para combater pragas específicas como larvas, lagartas e lacraias. Procure em lojas especializadas e introduza no solo em baixa temperatura. É necessário colocar duas vezes por estação.

Outra opção é combater as pragas com plantas, formando verdadeiras barreiras naturais. Dálias e lírios, por exemplo, são boas para conter lesmas e caracóis, que também podem ser evitados com o uso de fios de cobre ao redor de vasos. Ou então afogue essas pragas em uma tigela rasa com cerveja ou suco de fruta. Coloque logo acima do solo, para que os besouros não caiam na armadilha. Cobrir algumas plantas – como cenouras e repolho –, com panos, para impedir que as moscas pousem, também é uma técnica útil, desde que a planta não fique abafada.

Aliados naturais

- **Joaninha** A larva e o inseto adulto comem pulgões.
- **Formiga leão** As larvas são predadoras de vários insetos.
- **Percevejo** Come insetos e seus ovos.
- **Vespa parasitoide** As larvas comem lagartas e pulgões.
- **Besouros terrestres** Comem caracóis e lesmas.
- **Aranhas** Comem pulgões e pragas voadoras.
- **Bicho-lixeiro** Os adultos e as larvas são predadores de pulgões.
- **Moscas** Comem pulgões e lagartas.
- **Escaravelhos** Comem diferentes tipos de invertebrados.
- **Pássaros** Há diversas espécies que se alimentam de pulgões e outros insetos. Alguns, como os melros, comem até caracóis e lesmas. Pardais e tentilhões comem pulgões.
- **Sapos, rãs e pererecas** Comem lesmas e outros insetos.

PLANTAS PARA PERFUMAR

Além de ornamentar, as flores perfumam. Que tal plantar ervilha-de-cheiro *(Lathyrus odoratus)*, que, além do perfume marcante, pode apresentar cores variadas como rosa, amarelo, branco, azul, lilás e vinho? É possível cortar alguns ramos do pé a cada três dias; quanto mais se colhe, mais flores são produzidas.

A ervilha-de-cheiro é uma trepadeira, por isso você precisará de arames ou de uma malha de arame para ajudá-la a crescer, ou ainda um suporte. No jardim, é possível usar uma estrutura de bambus em formato de tenda, semelhante à usada para cultivar feijões (veja p. 129). A variedade mais antiga tem um cheiro bem característico, mais forte que as novas variedades. As mais perfumadas são as cor-de-rosa, azuis e de tons claros.

A ervilha-de-cheiro precisa...

- De lugar com luz mas protegido.
- De solo adubado com composto ou esterco.
- Uma boa dose de adubo logo após plantada.
- Ficar bem firme em um suporte nas primeiras semanas de crescimento.
- Ser regada regularmente.
- Ter as flores colhidas a cada 2 ou 3 dias, assim que surgirem. Quando parar de dar flores, é hora de replantar.

Faça o suporte

É possível comprar suportes e obeliscos para trepadeiras em lojas especializadas, mas fazer também é divertido, além de mais econômico. Use varas de bambu, bonitas e fáceis de encontrar. As ervilhas-de--cheiro podem crescer até 1,80 m, por isso as varas devem ter por volta desse comprimento. Prepare o solo antes *(veja ao lado)*. Depois, arrume seis varas de bambu de modo a formar um círculo e una as pontas de cima, amarrando com um barbante. Se preferir, apoie as ervilhas em treliças, cercas ou outras plantas mais firmes que estiverem próximas.

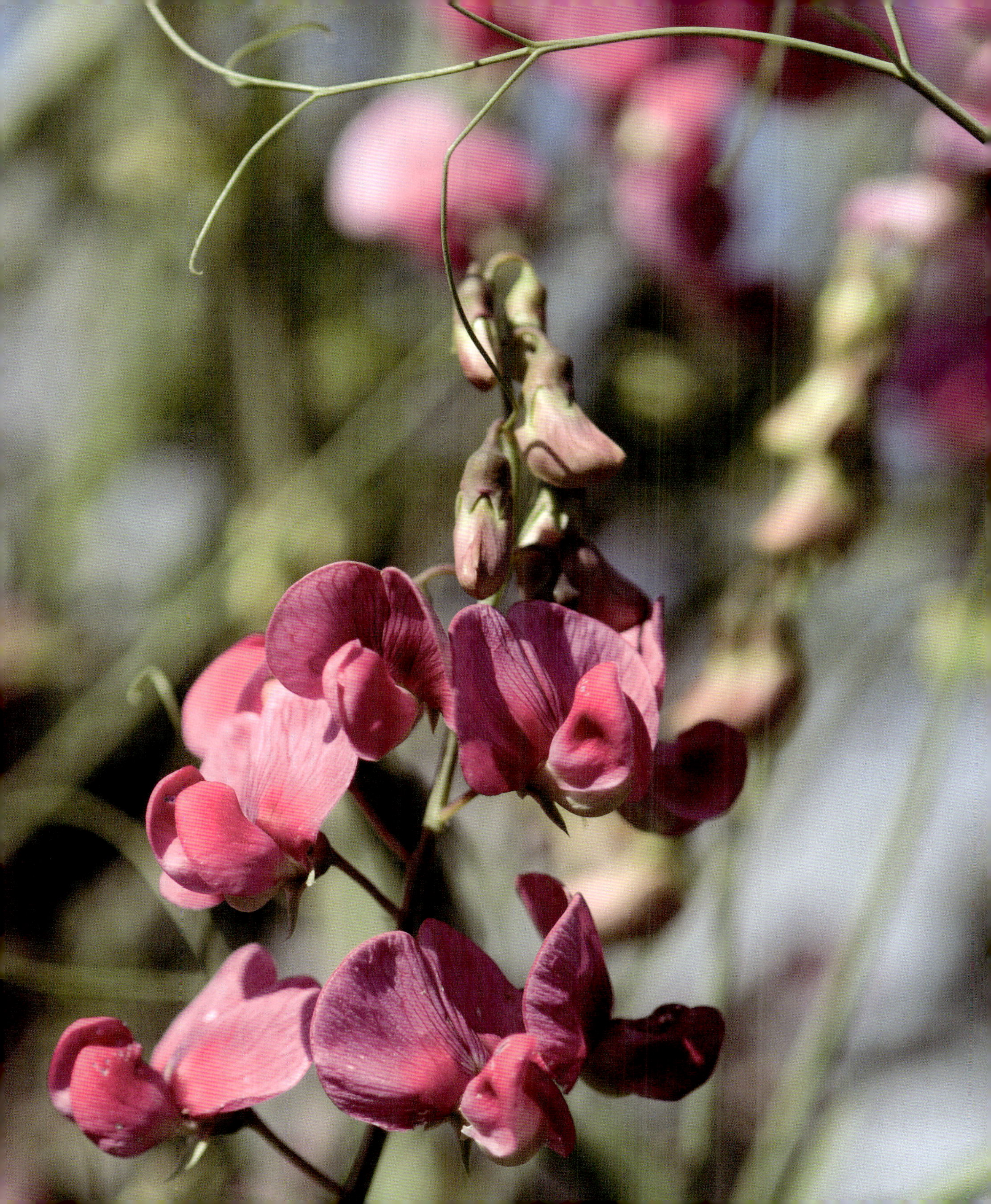

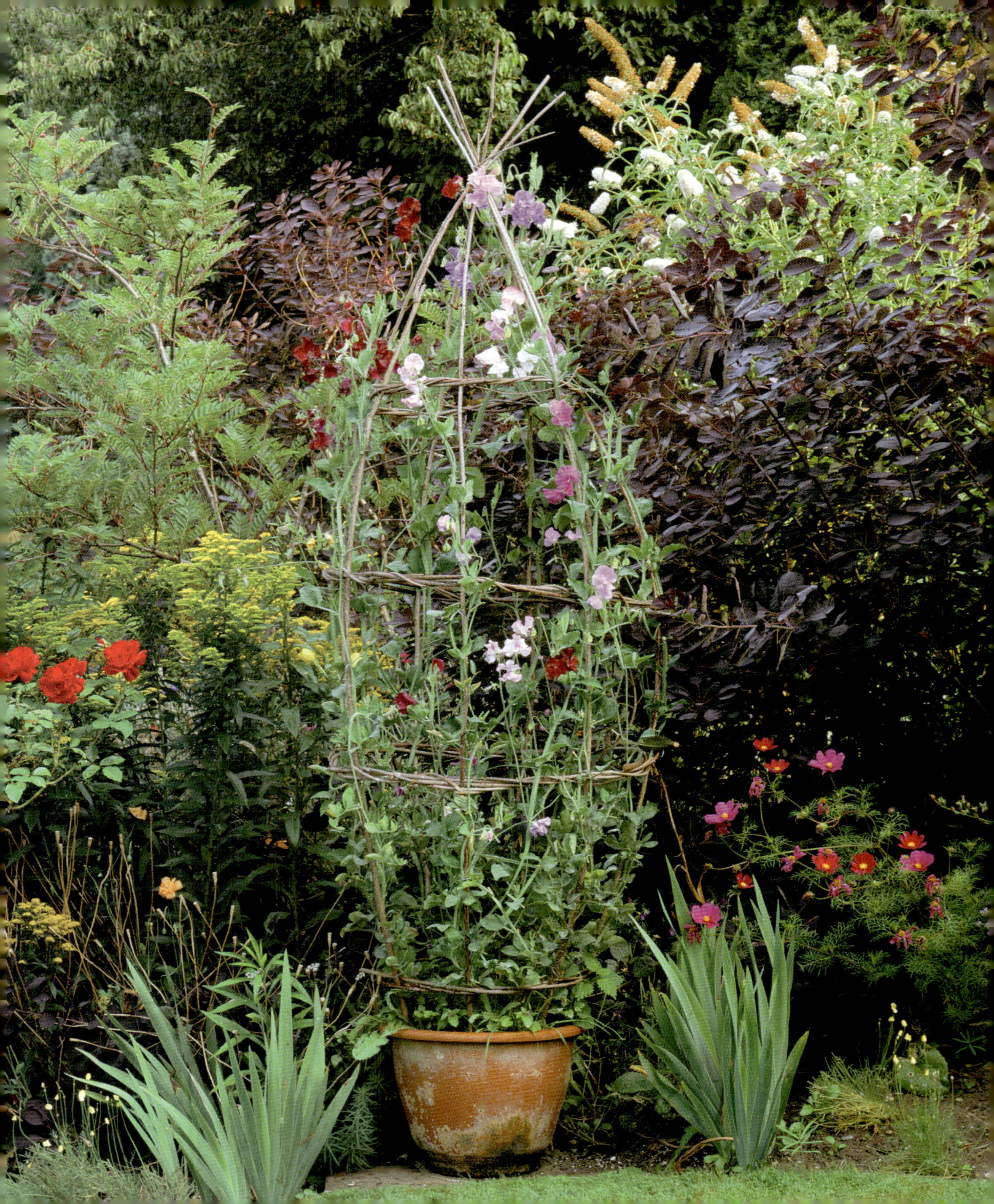

Como plantar

É possível comprar a muda em lojas de jardinagem, o que é mais fácil. Se tiver tempo, entretanto, deixe germinar as sementes. Escolha uma variedade bem perfumada. Algumas são podadas para adquirir determinados formatos e tamanhos. Semeie no outono e proteja a planta do calor intenso, embora ela precise de sol.

- Se for semear, não é necessário fazer uma incisão superficial na semente (que é o método tradicional), desde que a terra do vaso esteja bem adubada e preparada para a semeadura.
- Plante apenas uma semente em um vaso de 8 cm de diâmetro, ou 6-8 sementes em um de 15 cm. Cubra com jornal até que as mudinhas apareçam.
- Quando as primeiras quatro folhas se formarem, retire as duas de cima para encorajar a planta a crescer mais. Espere a planta se fortalecer bem antes de plantar no solo. Se estiver muito frio ou gear, cubra com um pano.
- Se preferir semear diretamente no solo, coloque as sementes a 20-30 cm de distância umas das outras.
- Quando as primeiras mudas aparecerem ou quando for replantar aquelas que você já semeou no vaso, amarre-as no suporte. Conforme forem crescendo, continue amarrando. Assim que as primeiras flores aparecerem, colha.

Dama-da-noite

A ervilha-de-cheiro não é a única conhecida pelo seu perfume. A dama-da-noite também é uma alternativa se quiser deixar seu jardim com um perfume especial. Seu nome popular está relacionado ao fato de as flores só abrirem à noite, período em que libera seu delicioso aroma. Se desejar controlar a floração e o perfume, já que a planta cresce e se desenvolve rápido, plante-a à meia-sombra e proteja-a do frio.

O solo deve estar bem drenado, adubado com matéria orgânica e com um pouco de areia, para facilitar a drenagem. Na estação seca, regue regularmente e ponha adubo. Na estação úmida, evite regar se estiver ao ar livre, pois a água da chuva é mais do que suficiente.

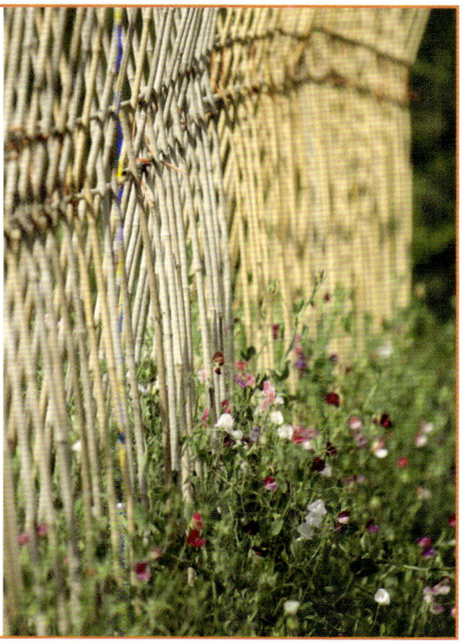

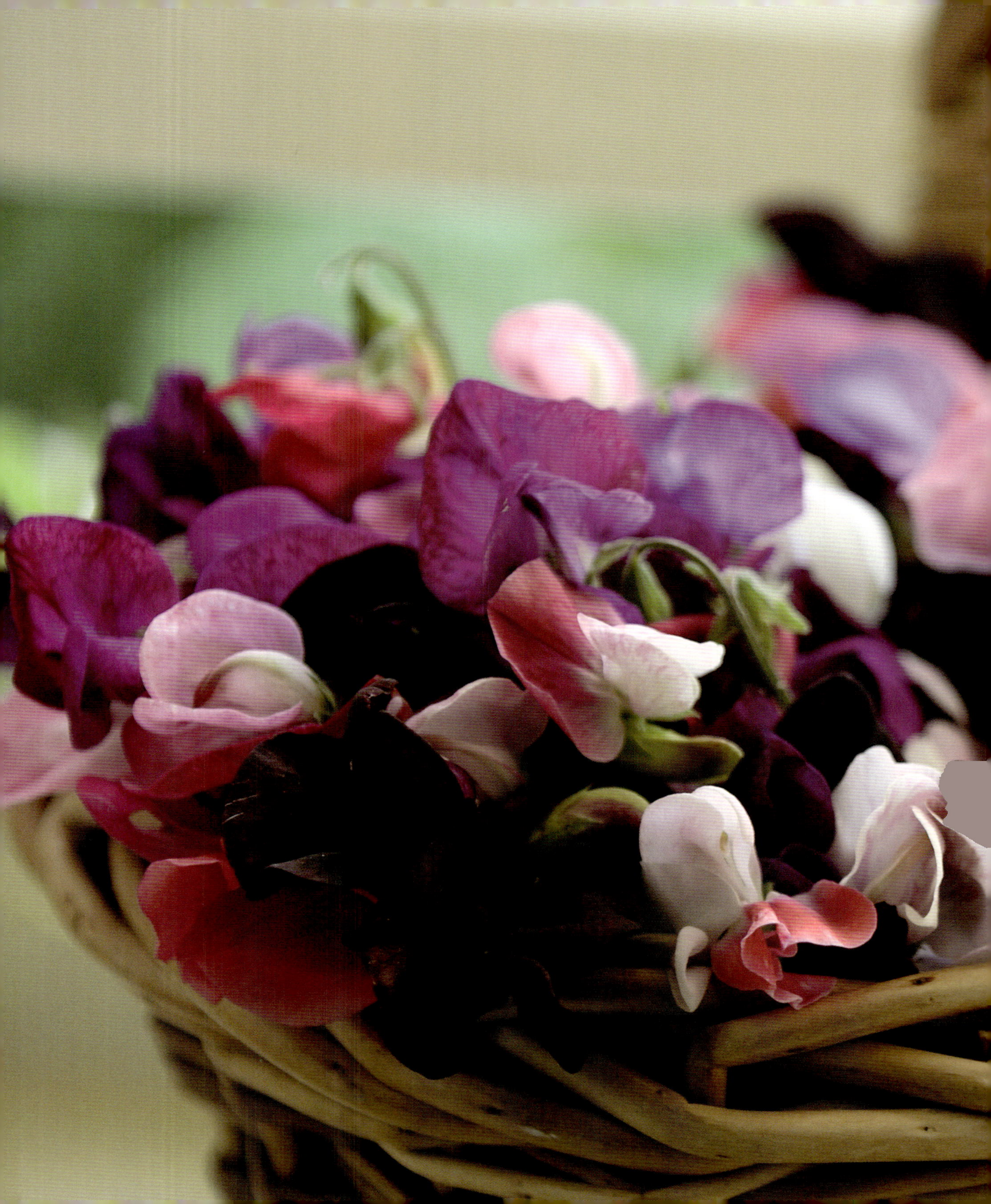

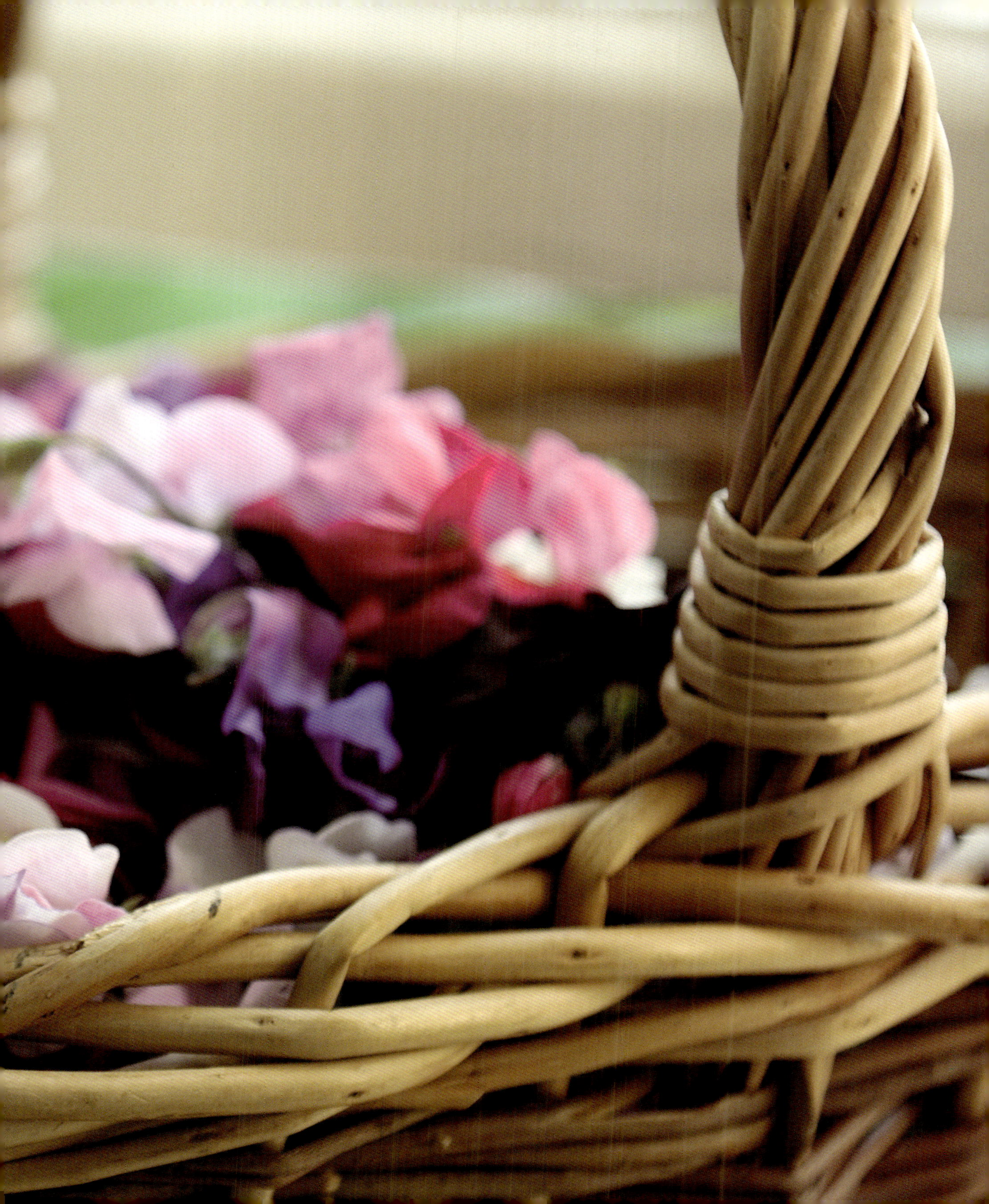

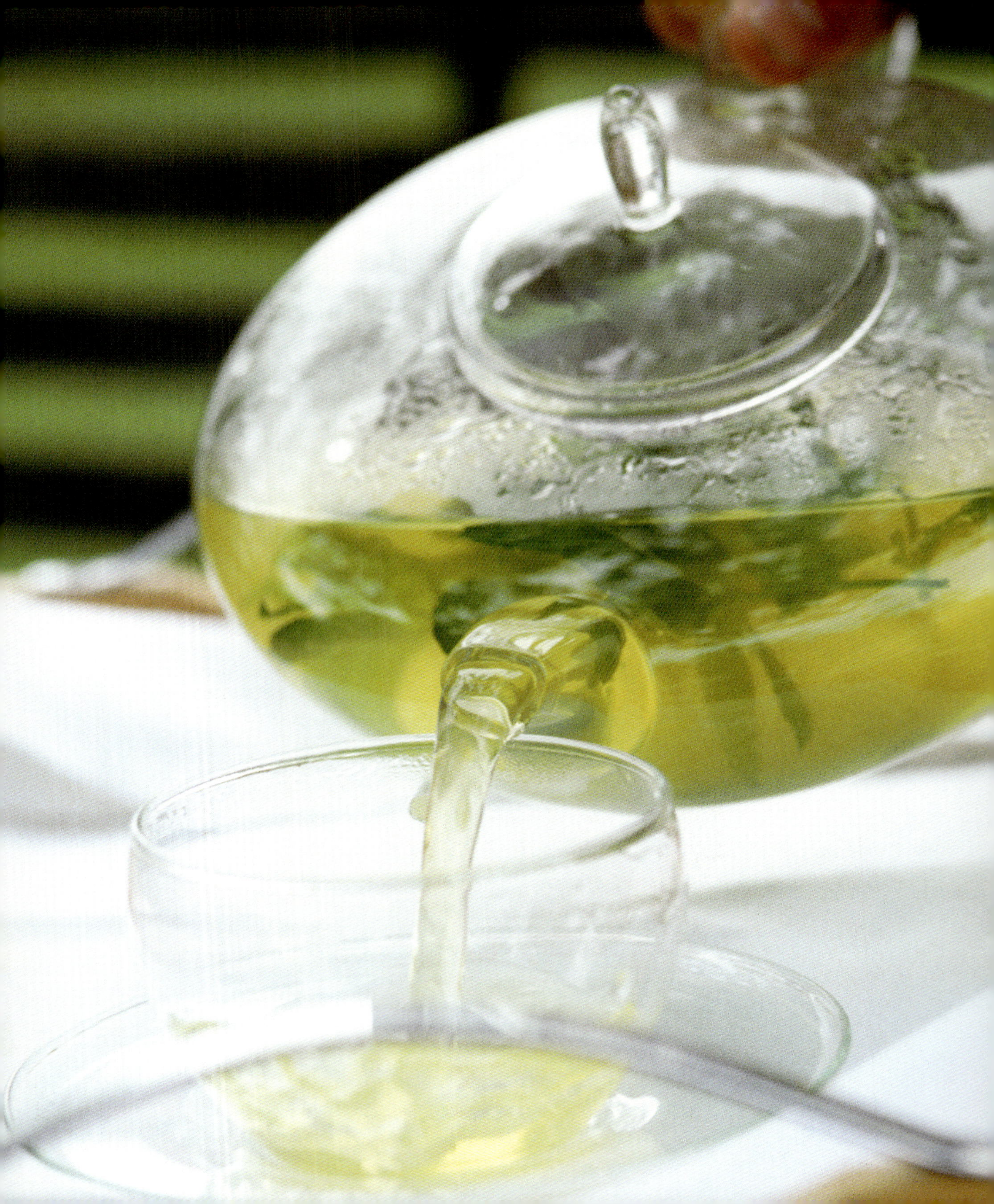

ERVAS E CHÁS

Consumir ervas e chás orgânicos é a garantia de aproveitar ao máximo a capacidade curativa das plantas. Você notará que o sabor e o aroma são bem mais pronunciados do que os chás convencionais vendidos em saquinhos nos supermercados.

Por séculos as ervas e os chás medicinais têm sido usados para aliviar e até curar uma série de doenças e incômodos, como dor de cabeça e de garganta, má digestão e gases, e também como preparo de bebidas ou infusões relaxantes. Secas – tal como as compramos no supermercado –, as ervas possuem um sabor muito diferente das colhidas fresquinhas no pé. Além disso, as frescas são menos concentradas, por isso é necessário usar uma quantidade maior. Cultivar algumas ervas no jardim ou em vasos é a garantia de ter sempre à mão uma bebida gostosa e que faz bem. Experimente bebidas quentes ou geladas e combine as ervas. Muitas delas também dão flores, como é o caso da melissa, e embelezam a casa.

Benefícios medicinais

Algumas ervas têm poder de cura. A sálvia, por exemplo, tem características antissépticas e pode ser usada para fazer gargarejos por quem está com dor de garganta. Tome sem açúcar (se for adoçar, use mel) e utilize com parcimônia, pois em excesso pode ser tóxica. A hortelã e o boldo auxiliam a digestão, e a camomila é relaxante muscular.

Como preparar

Se as folhas forem pequenas, use três colheres (chá) da erva para cada xícara de chá. Algumas podem ser maceradas – como o boldo – ou feitas a partir da infusão do ramo em água fervente, como o alecrim. Se fizer chá de camomila, deixe as flores imersas somente por 3-4 minutos.

- Use folhas frescas, macerando-as em um pilão para que soltem melhor as substâncias.
- Coloque as folhas em uma xícara e cubra com água quente. Tampe e deixe descansar por 5-15 minutos, dependendo da quantidade de chá.

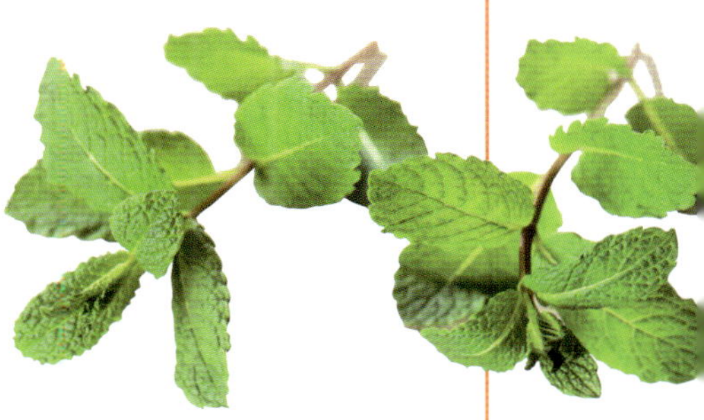

Dicas

- Verifique se o vaso tem pelo menos um buraco de drenagem. Coloque uma camada de pedaços de argila no fundo.
- A maioria das ervas precisa de uma profundidade mínima de 20 cm para crescer. Plantas mais altas, como erva-doce, precisam de pelo menos 30 cm.
- Ervas mais invasivas, como hortelã ou melissa, devem ser cultivadas sozinhas, assim como alecrim. Sálvia, tomilho e hissopo podem ser cultivados juntos em um mesmo vaso.
- As ervas precisam de solo bem drenado e morrem se regadas em excesso.

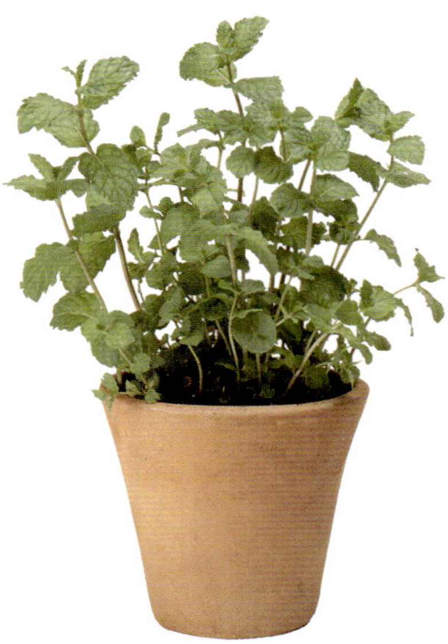

Escolha suas ervas

Elas preferem lugares ensolarados para crescer, mas muitas são robustas e se desenvolvem bem à sombra. Proteja-as do frio e não deixe a terra muito encharcada.

1 Lavanda (*Lavandula*)
Colha as flores assim que abrirem. Use em caso de insônia, perda de apetite e má circulação.

2 Erva-doce *(Foeniculum vulgare)*
Colha as sementes assim que ficarem marrons. Amasse-as em um pilão e cubra com água quente. Use em caso de gases, indigestão, tosse e bronquite.

3 Alecrim *(Rosmarinus officinalis)*
As folhas nascem quase o ano todo. Faça gargarejos para dor de garganta e mau hálito. Em pequenas quantidades, ajuda a combater gases. Faça uma infusão e aplique nos cabelos para deixá-los brilhantes.

4 Camomila *(Chamaemelum nobile)*
Colha as flores quando as pétalas começarem a curvar. Boa como calmante, para insônia e indigestão. Pode ser usada em gargarejos.

5 Hissopo *(Hyssopus officinalis)*
Recebe o nome popular de erva sagrada em algumas regiões. É usado para tosse e congestões nasais. Evite durante a gravidez.

6 Melissa *(Melissa officinalis)*
Colha as flores antes de abrir. Boa para combater gases, insônia, estresse e indigestão.

7 Hortelã *(Mentha spicata)*
Boa para indigestão, gases, resfriados. O chá frio pode abaixar a febre.

8 Sálvia *(Salvia officinalis)*
Escolha a variedade com folhas acinzentadas, que possui mais sabor e é mais concentrada. Colha as folhas durante todo o ano e antes de dar flores, pois possui sabor mais delicado. Faça gargarejos para dores de garganta e feridas nos lábios. Pode aliviar indigestão. Não use em excesso e evite na gravidez.

9 Tomilho *(Thymus)*
Faça gargarejos para dores de garganta, herpes bucal e cutânea. Também ajuda a curar ressaca.

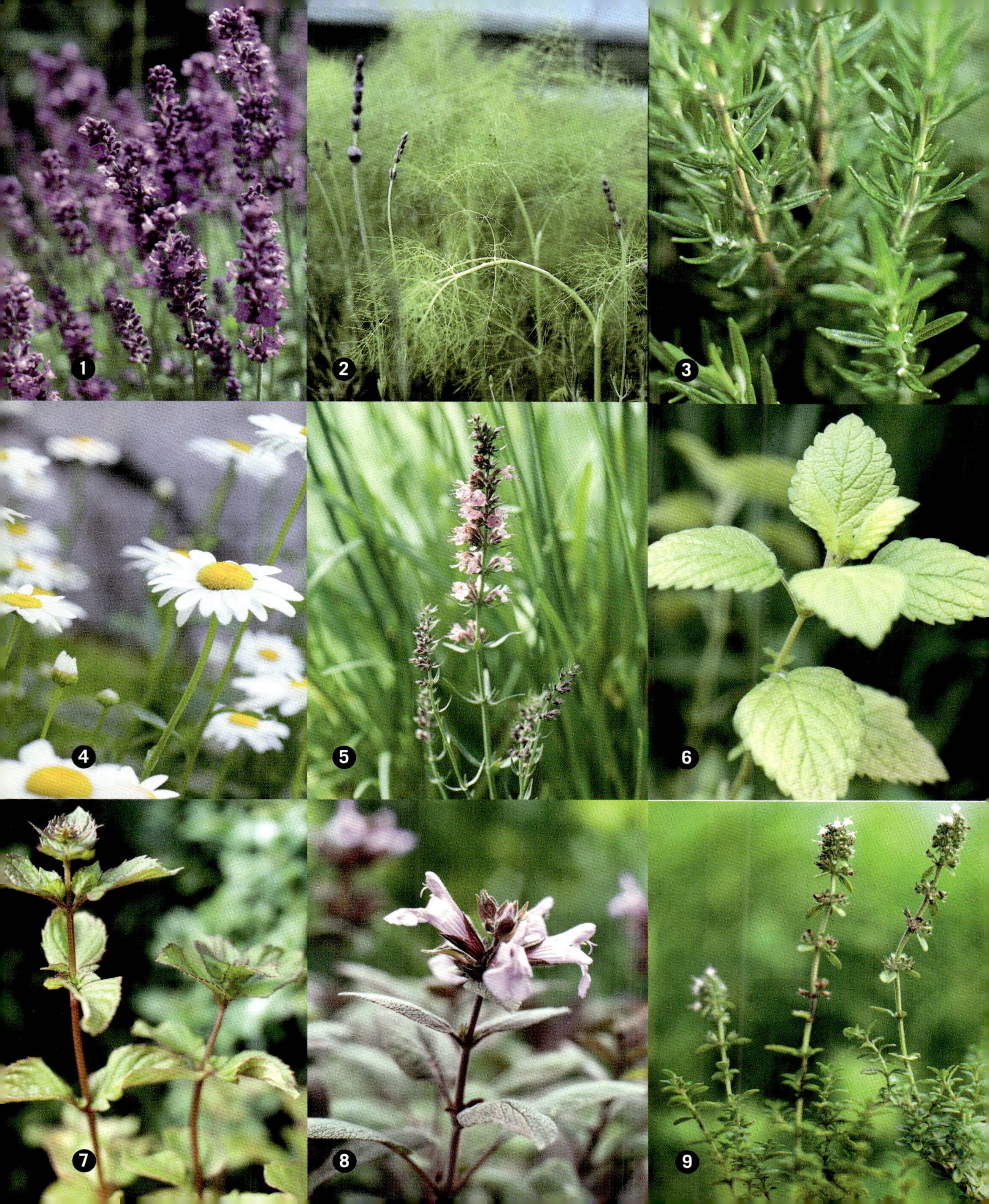
1
2
3
4
5
6
7
8
9

FAÇA ADUBO

Ainda que você possua apenas um pequeno espaço em seu jardim, vale a pena produzir adubo em casa. Além de ser uma solução mais econômica, é uma forma de aproveitar parte do seu lixo orgânico, que, de outra maneira, iria para um aterro sanitário. A adubação é uma etapa importantíssima na hora de preparar o solo para receber sementes e também para manter as plantas saudáveis. Por isso, ter uma quantidade de adubo em casa é uma ótima opção para os que se dedicam à jardinagem ou ao cultivo de uma horta. É necessário apenas reservar um espaço para o contêiner no qual o adubo será feito.

A forma mais fácil e higiênica de fabricar adubo em um lugar pequeno é em um contêiner especial para essa finalidade, que pode ser encontrado em lojas especializadas. A maioria é feita de plástico reciclado, mas se for deixá-lo muito à mostra, há opções em madeira, mais bonitos. A maioria vem sem a base, para que a matéria orgânica colocada entre em contato direto com o solo, permitindo a entrada de microrganismos, minhocas e insetos e maior mobilidade entre eles, ajudando na produção do adubo. Se não houver espaço no solo, use um contêiner com fundo, faça uma camada de terra embaixo e vá adicionando mais terra conforme for colocando matéria orgânica.

Há duas formas básicas de fazer adubo: se você produz muito material para depositar, jogue uma mistura de matéria marrom e verde *(veja quadro na próxima página)*, tudo bem misturado e úmido. Mexa a pilha de material

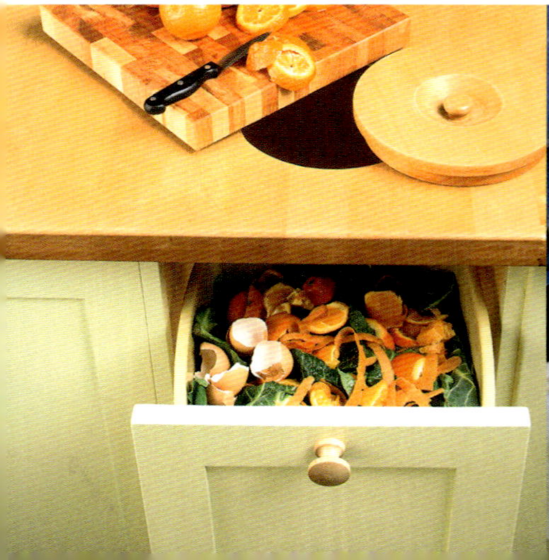

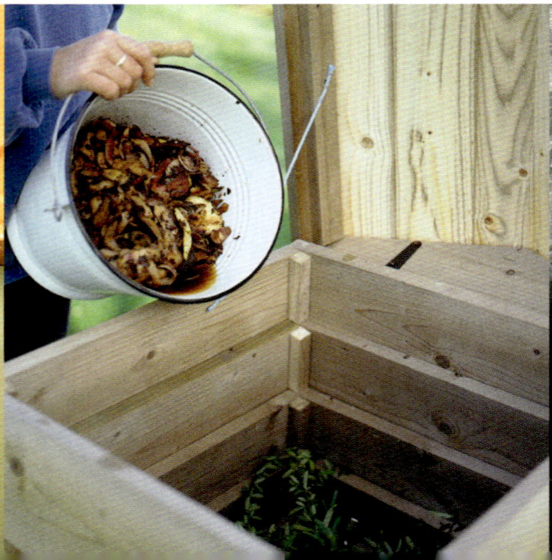

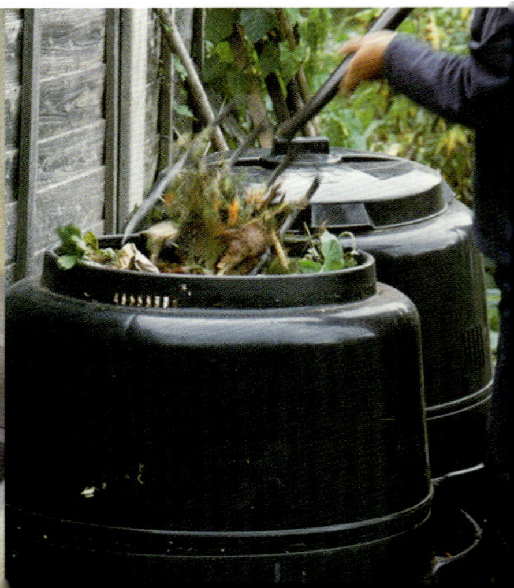

diversas vezes durante algumas semanas para acelerar o trabalho aeróbico dos microrganismos. A mistura deverá esquentar. O adubo ficará marrom e com cheiro de terra em seis ou oito semanas. Para pessoas que não produzem muito lixo, há uma maneira mais simples, como veremos a seguir.

Método frio

- Coloque alguns gravetos no fundo do contêiner para o ar circular e ajudar a drenar a umidade.
- Adicione uma boa camada de matéria orgânica verde e marrom (*veja ao lado*). Sempre pique tudo e umedeça com água caso esteja seco.
- Continue depositando lixo orgânico no contêiner. Não coloque somente materiais verdes: misture com materiais mais resistentes e grossos (folhas, gravetos, cascas de ovo etc.).
- Jogue um pouco de água se a mistura parecer seca.
- Se a mistura parecer compactada, mexa com um rastelinho e adicione matéria mais grossa e forte, como galhos.
- A mistura deverá apodrecer. Após alguns meses, verifique a parte de baixo; se estiver bem marrom e apodrecida, retire e use para adubar o solo. Misture bem o resto, coloque água se achar necessário e continue depositando matéria orgânica.

O contêiner certo

- Possui cerca de 200 litros de capacidade. Quanto maior a diversidade de materiais, maior a atividade biológica.
- Tem uma tampa, para manter o calor e proteger da chuva.
- Possui uma boa abertura na parte superior para permitir que o conteúdo seja misturado. Se possível, deve ter uma abertura no fundo para a retirada do adubo.

O que colocar

Faça uma boa mistura de matéria verde – que possui muito nitrogênio – e marrom – retirada de plantas mais resistentes, que demoram a apodrecer, ricas em carbono. Se depositar muitas sobras da cozinha, coloque também materiais mais duros, como papelão picado.

O adubo tem que ter

Verdes e marrons
Sementes que não floresçam
Grama cortada
Cascas de vegetais
Poda de plantas
Folhas de árvores não coníferas (pinheiros)
Poda de arbustos como freixo, olmo, álamo, salgueiro etc.

Pode ter

Saquinhos de chá, café (pó ou grãos)
Casca de ovo
Cinza de madeira queimada
Papelão picado (como de caixa de cereais), papel-toalha e jornal picados, lã e palha

Não incluir

Carnes em geral e comida cozida
Sementes de ervas daninhas
Plantas com doenças
Fraldas descartáveis, fezes de cachorro ou gato
Cinzas de carvão
Papel polido ou com brilho

PIMENTA

Ainda que você não seja muito fã, as pimentas são vistosas e dão charme ao jardim, além de – dizem – espantar o mau-olhado. As pimentas crescem de forma perene na América do Sul, lugar onde há uma variedade enorme delas, dos mais diversos formatos, sabores e cores. Se você adora uma comida apimentada, experimente plantar suas variedades preferidas. Bastam alguns vasos, sementes, terra e adubo.

No Brasil, as pimentas encontram o clima perfeito para seu cultivo: o calor. Em regiões mais frias, porém, proteja a pimenteira. Para semear e germinar, é preciso muita luz do sol e calor, e a temperatura deve estar por volta dos 21°C. Use terra com boa capacidade de drenagem e regue bem na fase da germinação. Coloque algumas sementes e cubra com perlita. Assim que as primeiras folhinhas aparecerem, transfira para um vaso maior com 7,5 cm de diâmetro e coloque-o em um lugar com sol e arejado. A terra deve estar sempre úmida. Quando aparecerem cinco pares de folhas, transfira para outro vaso maior. Se a temperatura cair para menos de 15°C, coloque a planta do lado de dentro de casa.

Do que a pimenteira precisa

- Solo bem drenado.
- Temperatura mínima de 15°C.
- Nutriente líquido a cada 1-2 semanas, após o aparecimento das flores.
- Ser colhida regularmente.

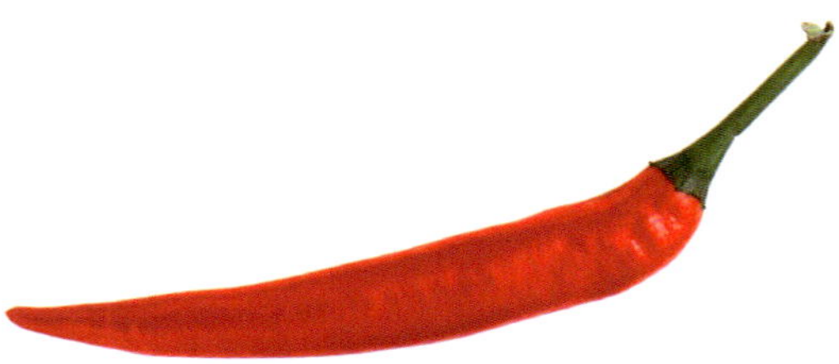

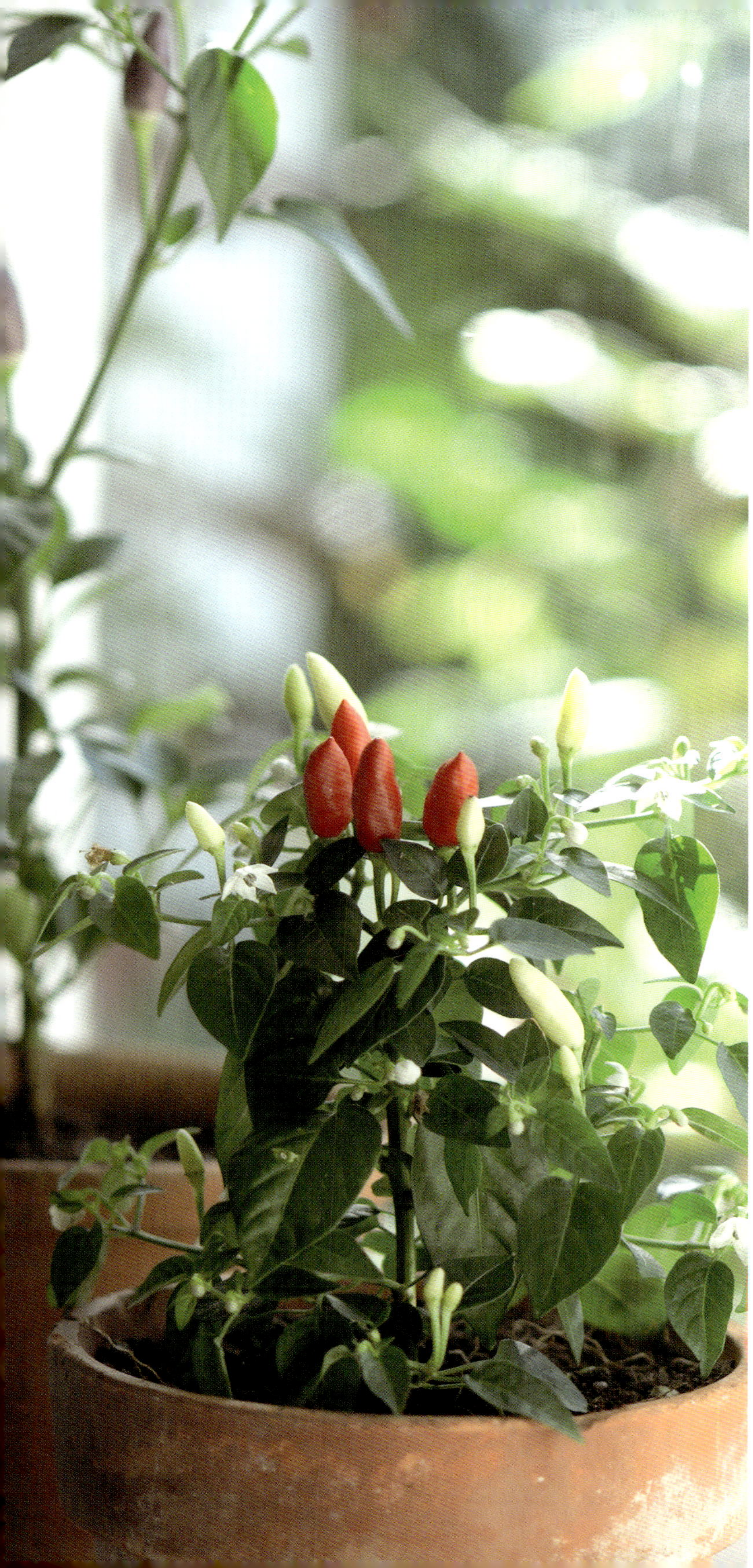

Dicas quentes

- Quanto mais madura a pimenta, mais ardida.
- As sementes e a parte branca interna são bem ardidas.
- O ardor é causado pela capsaicina. A quantidade que cada pimenta contém depende da variedade, das condições de plantio e da posição da planta.
- O ardor de uma pimenta é medido pela escala de Scoville. As mais amenas têm ao redor de 600 unidades, a malagueta tem de 50 a 100 mil e as do tipo habanero, de 200 a 350 mil.
- Evite colocar as mãos nos olhos após manusear pimentas. Se tiver pele sensível, use luvas.
- Se exagerou na pimenta, neutralize o ardor ingerindo leite, iogurte ou pão.

Boas variedades para plantar

Dedo-de-moça Uma das mais comuns, vermelha e alongada, com ardor moderado.

Biquinho Não arde e tem sabor único. Pode até mesmo ser preparada como aperitivo.

Malagueta Bem ardida, é pequena e vermelha, com a pontinha esverdeada.

Pimenta-de-cheiro Pouco ardida, pode ser verde, amarela ou vermelha e tem formato mais oval.

REUTILIZE O QUE É ANTIGO

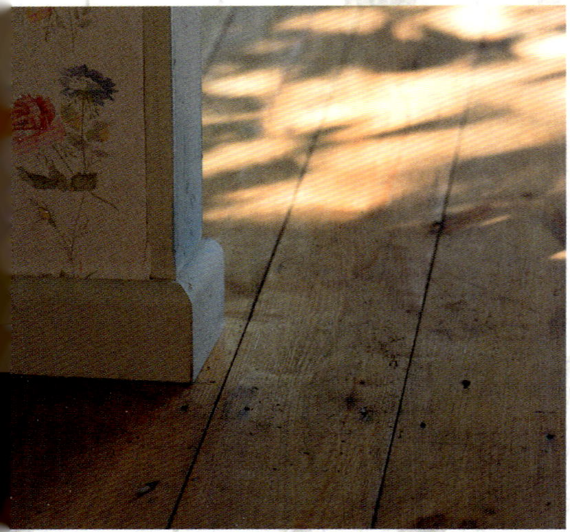

Na hora de escolher móveis, a madeira é um dos materiais favoritos. Além de bonita, é resistente e aceita diversos acabamentos. Entretanto, a indústria madeireira é uma das menos sustentáveis (boa parte das florestas no mundo todo está em perigo). O Brasil é um grande alvo, pois possui uma enorme diversidade de madeiras em quantidade, a maioria destinada ao mercado externo. Devastar florestas gera diversos problemas ambientais, que vão desde a devastação de ecossistemas até o aumento do aquecimento global. Por isso, é imprescindível ser criterioso na hora de escolher a madeira, reaproveitando ao máximo esse material.

O velho se transforma em novo

As atitudes ecologicamente corretas são: reformar, restaurar ou readaptar os móveis de madeira, em vez de comprar outros. Talvez seja necessária a ajuda de um profissional, mas mesmo assim sairá mais barato do que adquirir um item novo.

- Seja criativo com seus móveis: o sofá pode ganhar um novo tecido e ser completamente transformado. Os móveis podem, também, ser pintados ou ganhar texturas, como pátinas.
- Os pisos de madeira são superresistentes, e sempre há uma maneira de reformá-los e deixá-los como novos.
- Se realmente precisa se livrar de um móvel, doe-o ou venda-o.
- Se quiser comprar algo novo, dê uma olhada em lojas de antiguidades ou de móveis usados. Você pode se surpreender com os modelos.
- Procure marceneiros que reciclem madeira e possam fazer o móvel que você precisa a partir de um que não tem mais utilidade para você.

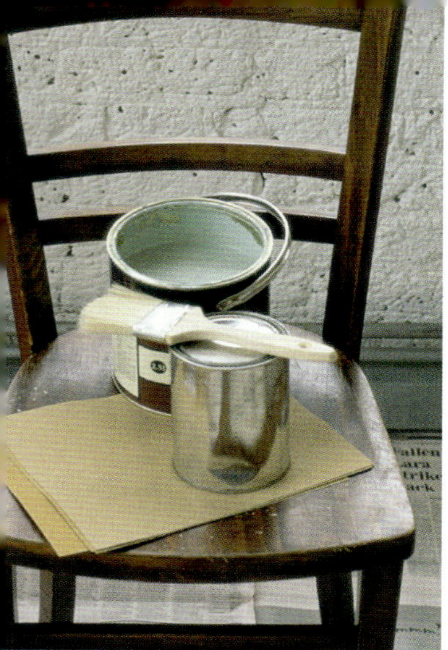

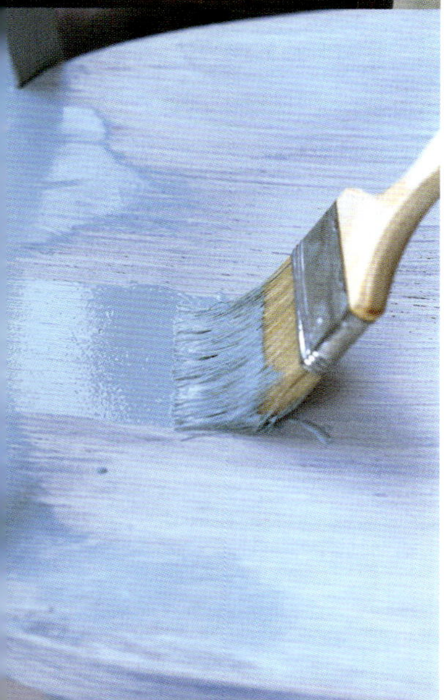

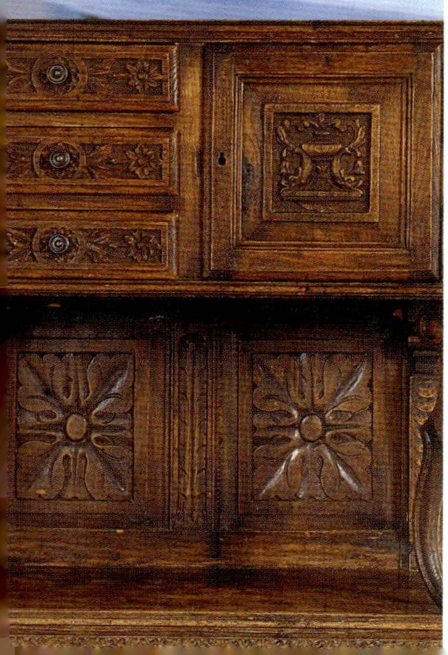

Velho porém bonito

- Madeira envelhecida pode ser bastante charmosa.
- A madeira de móveis antigos tem mais chance de ter sido retirada de uma árvore que viveu por décadas, desenvolvendo densidade e cor únicas.
- Madeira reaproveitada é quase sempre mais barata do que uma virgem.

Onde encontrar?

- Há lojas especializadas em construir móveis a partir de madeira reciclada, de demolições e de outros móveis, reaproveitando tudo, desde pé de mesas a vagões de trens antigos.
- Procure por anúncios no jornal.
- Pesquise na internet e em associações ambientais.
- Informe-se com órgãos governamentais responsáveis pela contenção do desmatamento e a exploração ilegal de madeira.

Dados alarmantes

- As florestas naturais estão sendo destruídas para suprir a demanda por madeira e papel. A devastação da Amazônia também está relacionada à monocultura de soja e à criação de gado, além da ação das madeireiras. A floresta já perdeu 20% de sua formação original.
- A devastação é responsável por 20% das emissões de gás carbônico, causando o aumento do aquecimento global.
- A Organização das Nações Unidas (ONU) prevê que o consumo de madeira irá aumentar em 58% nos próximos 20 anos.

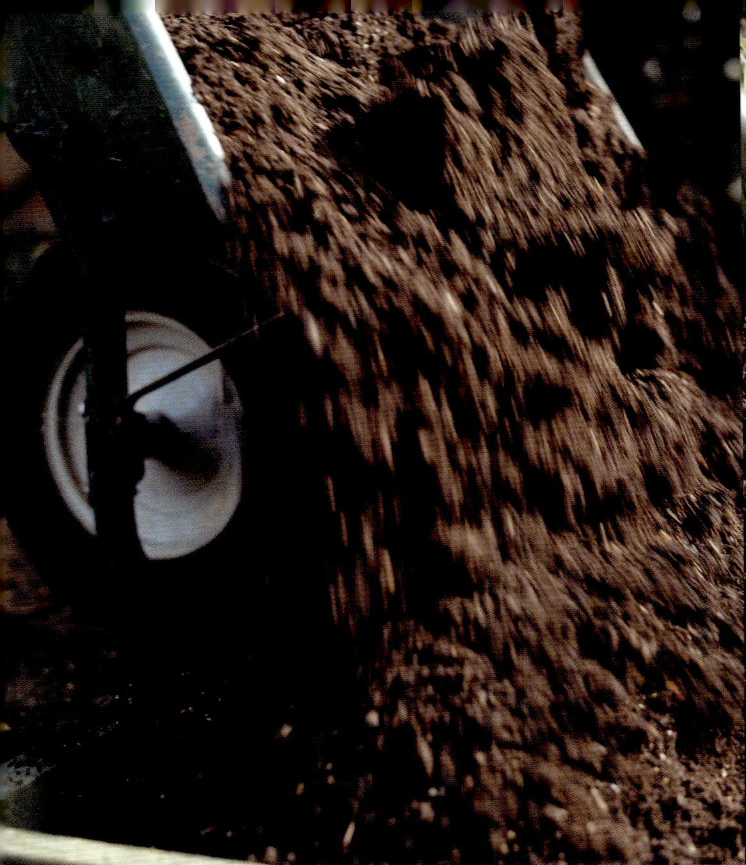
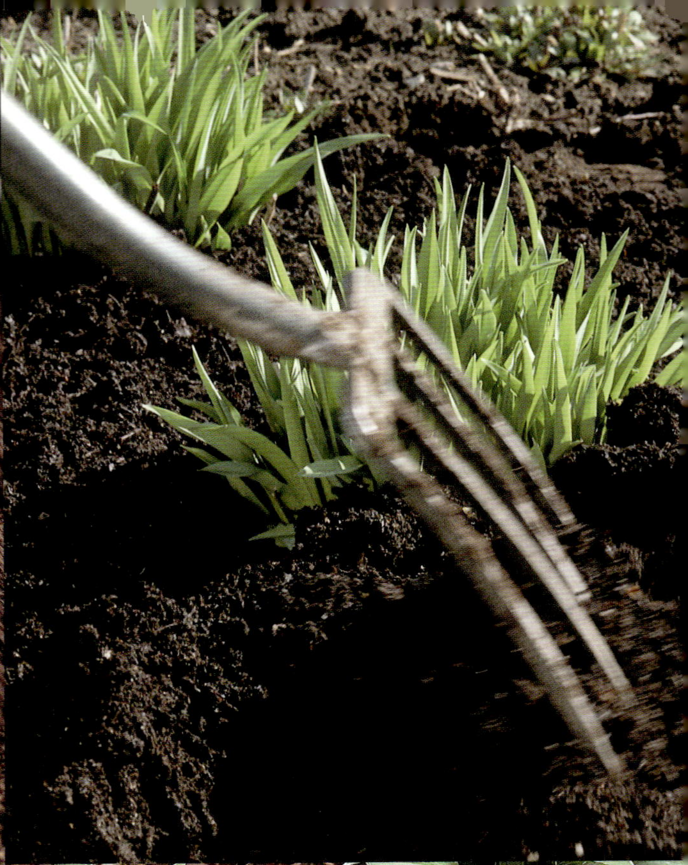
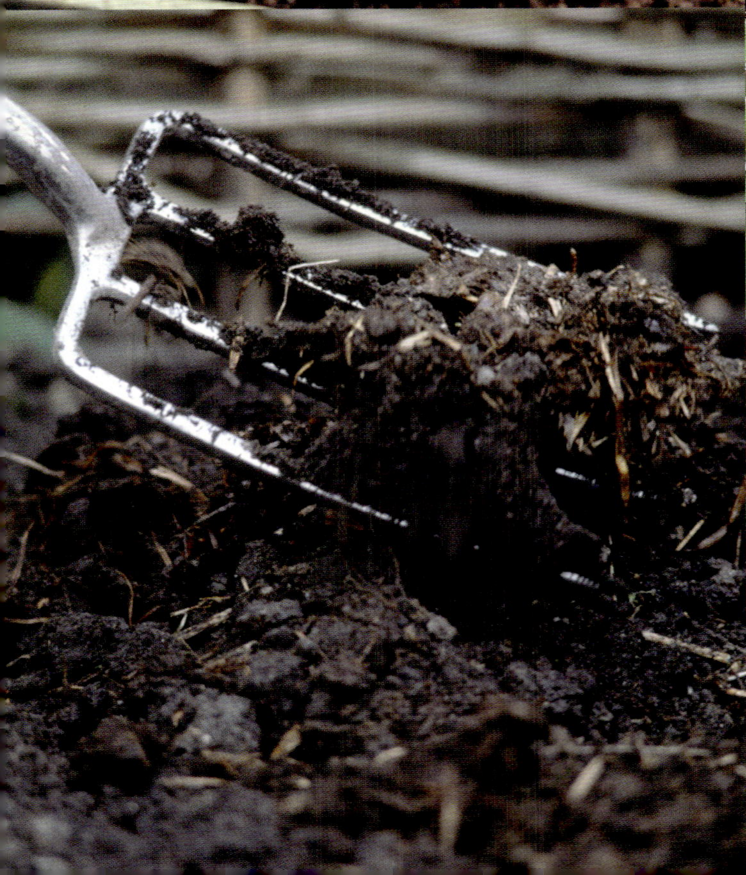
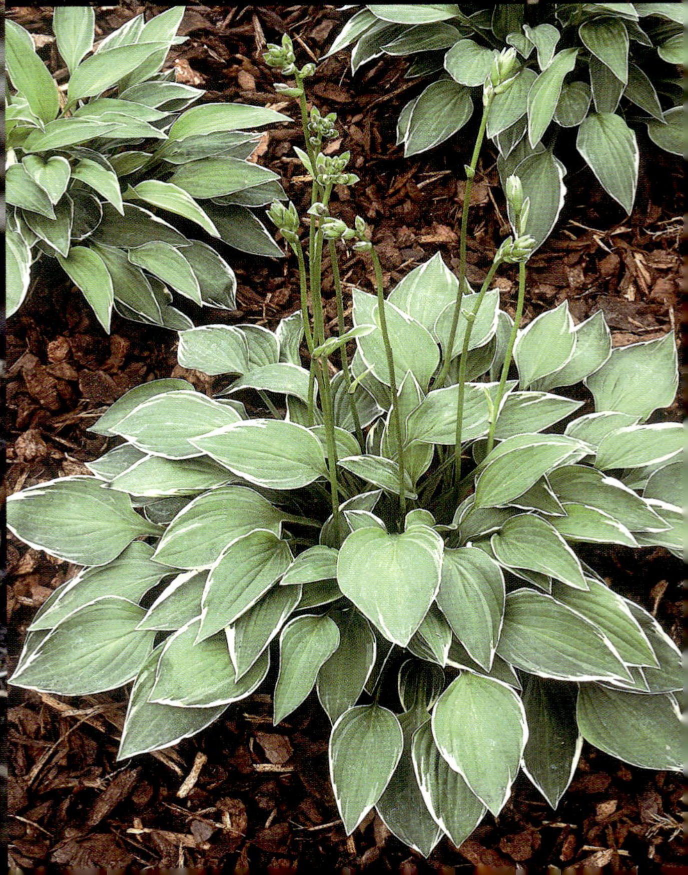

CUIDE DO SOLO

Ainda que algumas plantas possam crescer sem grande esforço, com poucos nutrientes e água, a maior parte precisa de solo fértil para se desenvolver bem e dificultar a ação de pragas e a ocorrência de doenças. Por isso, não poupe esforços para deixar a terra do seu jardim ou horta rica em nutrientes. Isso certamente facilitará os cultivos, evitando que o solo tenha que ser constantemente corrigido e adubado.

É bom saber qual o grau de acidez do solo para plantar aquilo que se adapta melhor, ou fazer correções. Acidez e alcalinidade são medidas por uma escala de pH de 0 a 14. Zero é o mais ácido, 14 o mais alcalino e 7 é neutro. Algumas plantas, como urze e rododendro, se dão bem em solos ácidos, mas a maioria dos legumes, verduras e frutas precisa dos neutros ou levemente ácidos, com pH em torno de 6,5. Há maneiras de aumentar o pH, como adicionar ao solo alga calcificada ou calcário durante o final do outono. Enterrar matéria orgânica, composta de folhas de pinheiro (aquelas em forma de agulhas) ajuda a neutralizar solos alcalinos. É possível encontrar kits de medição em lojas de jardinagem.

A seguir, confira uma lista de procedimentos para deixar o solo sempre em boas condições.

■ **Adicione ao solo matéria orgânica** resistente, pois melhora a estrutura da terra, aumentando a capacidade de drenagem, evitando tanto o ressecamento como a umidade em excesso,

Dicas

- Só revolva a terra se precisar melhorar sua estrutura.
- Tente não misturar o solo superficial com o solo mais profundo, que possui cor diferente.
- Não revolva o solo quando ele estiver muito úmido ou tiver geado.
- Tente não caminhar pela terra, para não compactar e prejudicar sua estrutura. Faça "caminhos" por onde as pessoas possam passar.

além de alimentar microrganismos importantes.

A matéria orgânica também ajuda a manter alguns nutrientes. Se o solo estiver pobre em nutrientes, deposite bastante matéria orgânica e adubo a 15-20 cm de profundidade. Use matéria verde e marrom, cogumelos, musgo, palha seca e úmida, e esterco bem decomposto. Faça isso pelo menos por 1 mês. Dessa forma, os nutrientes ficarão disponíveis para as plantas, permitindo que os resíduos químicos sejam quebrados. Esterco e outros adubos podem ser encontrados em lojas de jardinagem; adubo orgânico pode ser feito em casa com apenas um contêiner, terra e boa parte do lixo orgânico.

■ **Húmus** O material, feito de matéria orgânica, deve ser colocado na superfície do solo, deixando um espaço em volta dos caules das plantas. Essa técnica deve ser aplicada quando o solo estiver úmido e quente, pois ajuda a manter a umidade e protege a estrutura do solo. Aos poucos, com a ação de minhocas e outros animais, os nutrientes vão sendo incorporados.

■ **Pequenas plantas** Trevos *(Trifolium spp)* e outras plantas rasteiras que crescem fácil e rapidamente protegem o solo mais superficial, sobretudo no inverno, e podem ser enterrados no solo antes de ele receber uma planta.

■ **Fertilizantes orgânicos** Farinha de osso e fosfato em grânulos podem ser bastante úteis quando o solo está muito pobre. Esterco de galinha fornece nitrogênio, fosfato, potássio e cálcio. Em lojas de jardinagem é possível encontrar outros nutrientes naturais, alguns feitos a partir de plantas. Assim que o solo for corrigido, as plantas não precisarão de tanto fertilizante e adubo.

O que vai no adubo?

Sim

- Matéria verde como grama, plantas rasteiras e cascas de frutas, legumes e verduras.
- Matéria marrom como folhas de árvores não coníferas (pinheiros) e arbustos podados, como olmo, álamo, salgueiro, freixo etc., papelão, incluindo caixas de sapato e de cereais, além de galhos.
- Outras matérias orgânicas como casca de ovo, café, chá, cinzas de lenha, palha, lã, papel-toalha e jornal.

Não

- Carnes em geral, comida cozida, sementes de ervas daninhas, fraldas descartáveis, fezes de animais de estimação, papel brilhante e cinzas de carvão.

Como preparar adubo para o jardim

A matéria orgânica presente no adubo é decomposta por bactérias benéficas. Para prepará-lo, compre um contêiner ou improvise em uma caixa de madeira ou plástico grande. Mantenha sempre tampada.

O contêiner deve ser colocado sobre o solo (não deve ter fundo) para que os microrganismos existentes no solo possam penetrar e trabalhar. Coloque matéria verde e marrom em quantidades equilibradas e deixe em local onde bata sol. Mantenha a mistura sempre unida, mas nunca molhada demais. Pique bem os materiais, principalmente se desejar que o adubo fique pronto rápido.

Para acelerar sua formação, é necessário calor. A melhor maneira é juntar matéria suficiente para preencher todo o contêiner, tampar e deixar em um lugar quente por uma semana ou duas. Quando começar a esfriar, misture com um rastelinho para oxigenar. Cubra e espere esquentar de novo. Repita esse procedimento algumas vezes e use o adubo em 6 ou 8 semanas.

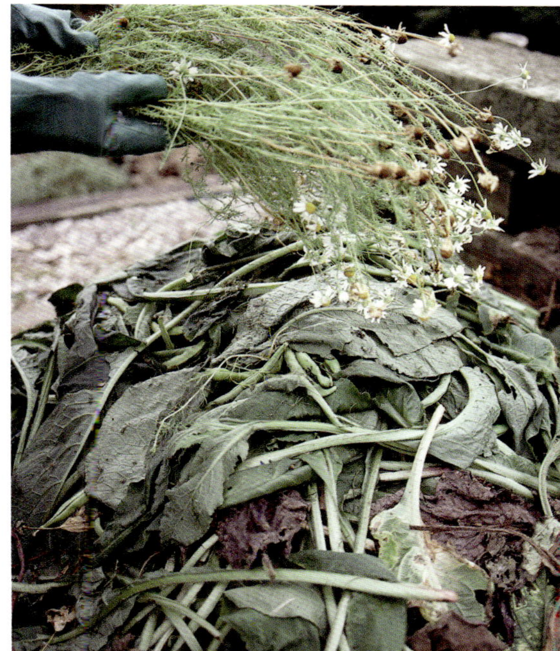

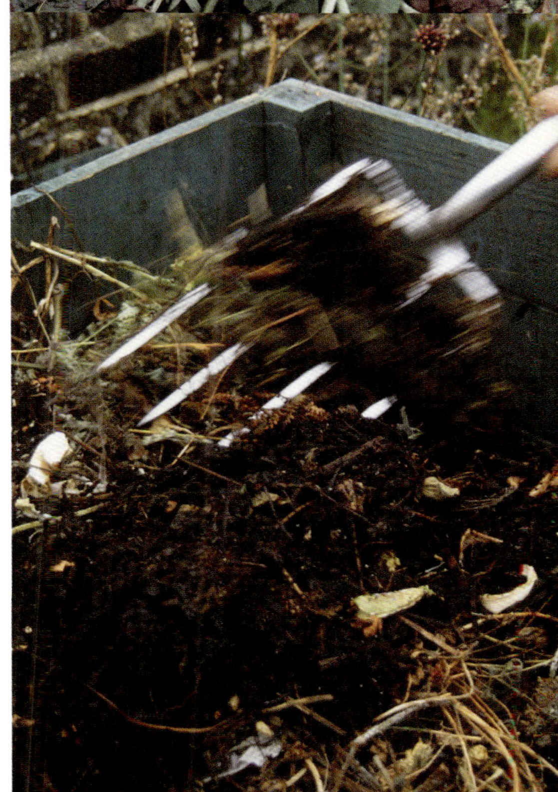

Sem pressa Se preferir um método menos trabalhoso, coloque primeiro uma camada de 30 cm de matéria orgânica. Aos poucos, vá colocando outros materiais, sempre de forma equilibrada, sem repetir muito. Lembre-se de que a diversidade é aliada nessa hora. Se a mistura ficar muito úmida, coloque pedaços de papelão picado. Se estiver muito ácida, adicione um pouco de calcário, o que diminui o ritmo da decomposição. Sempre verifique o adubo e misture.

Como fazer adubo com folhas

Se houver grandes quantidades de folhas, faça o adubo aos poucos, já que as folhas demoram muito para apodrecer, basicamente sob a ação de fungos. Recolha as folhas e umedeça-as se estiverem secas. Coloque-as em um saco plástico e faça pequenos furos. Guarde bem e depois de um ou dois anos use como adubo para enriquecer o solo.

Você sabia?

Quando restos de plantas mortas são decompostos por microrganismos e animais que vivem no solo, o húmus é formado, liberando minerais lentamente, que pode durar centenas de anos.

Em um solo fértil, o húmus e as partículas minerais se combinam, formando uma base porosa que ajuda a reter água, mantendo o solo úmido.

Para um solo rico e plantas saudáveis, utilize húmus de minhoca na hora do cultivo. As orquídeas se desenvolvem muito bem em solos tratados com húmus.

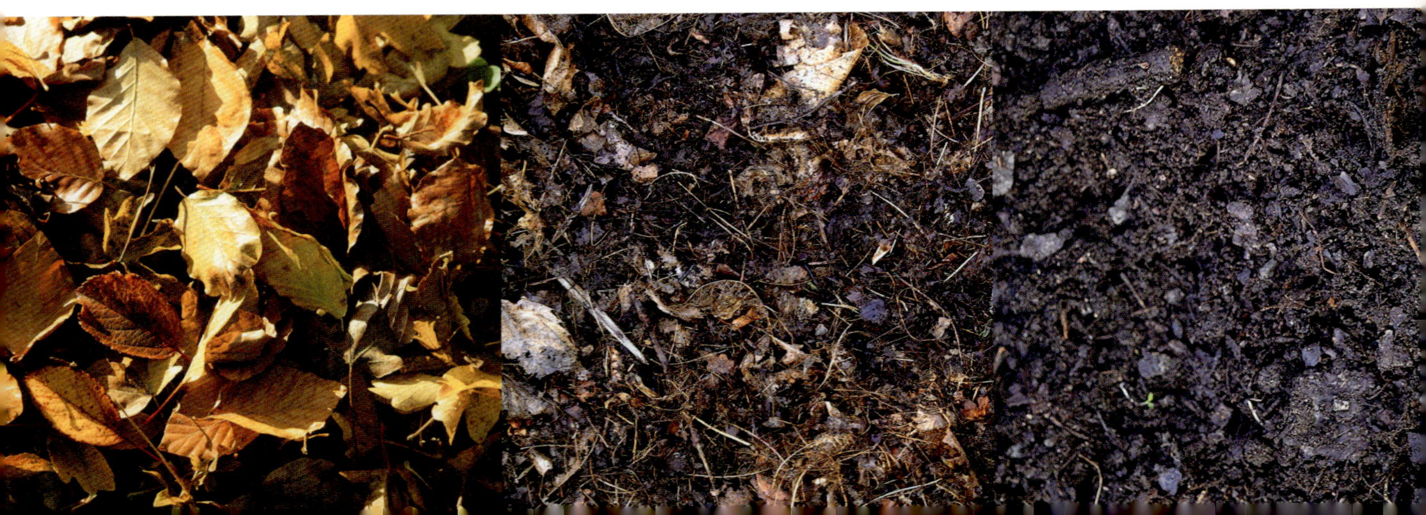

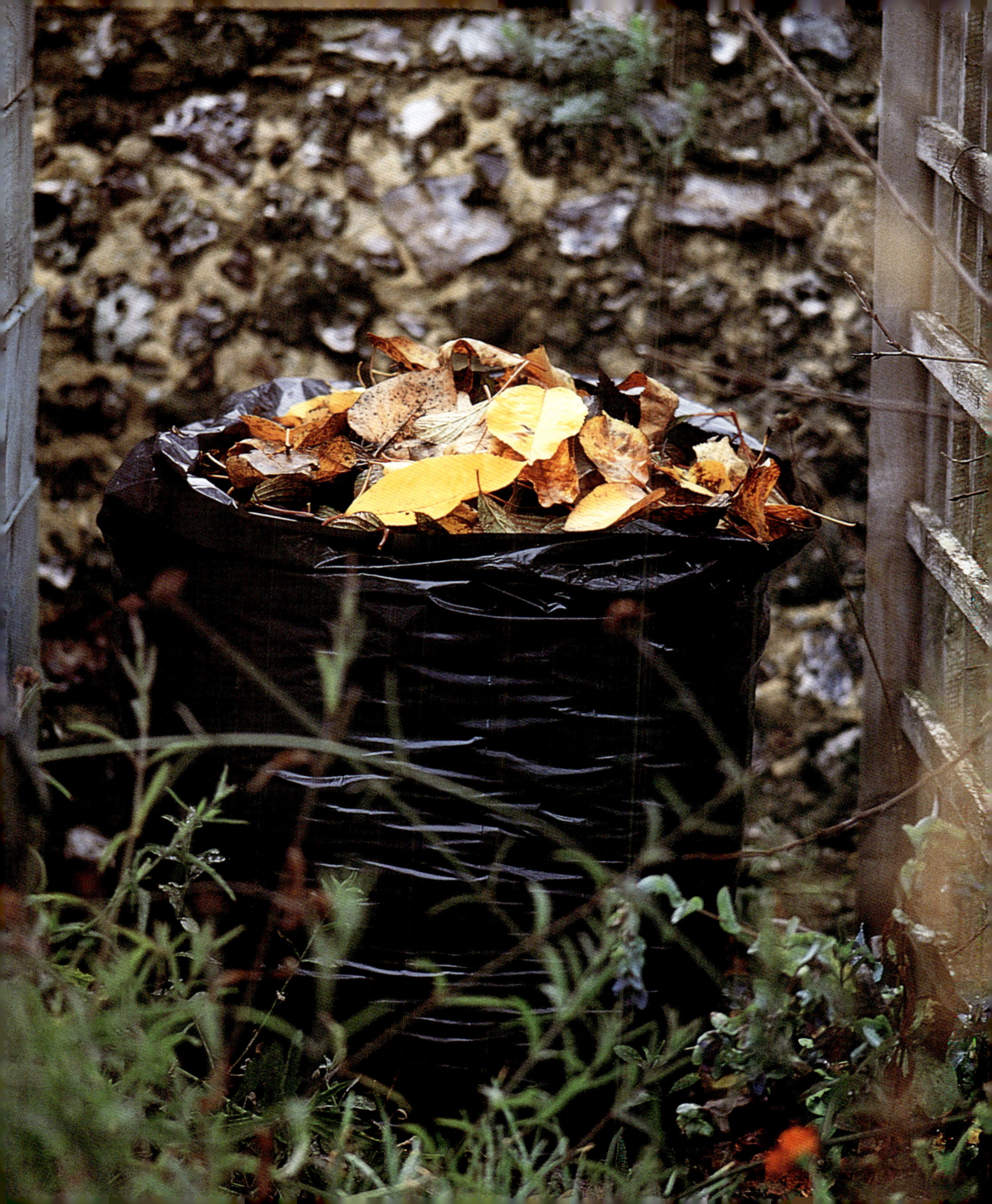

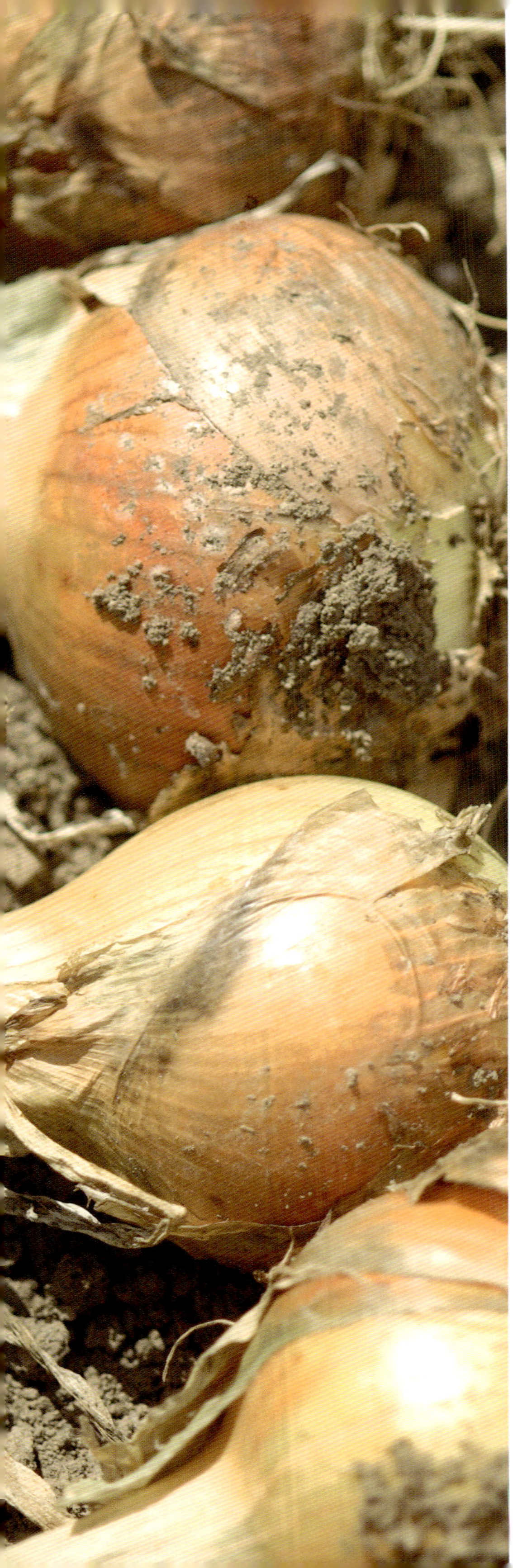

DA HORTA PARA A MESA

Se você tiver espaço e tempo disponível, dedique-se a plantar alguns legumes e verduras. Cultive os mais comuns, como cebolas e batatas, mas também algumas raridades. Assim que experimentar seus primeiros cultivos, você verá que vale a pena o esforço.

Se você é novato, comece plantando algumas variedades – batata, beterraba, vagem, abobrinha, abóbora e cebola – bem simples de cultivar, em especial as mudas. Se quiser dedicar uma boa parte do terreno para plantar, talvez seja necessário planejar primeiro.

Onde plantar

Legumes e verduras precisam de bastante luz para crescer, além de solo bem drenado e rico em matéria orgânica. O pH deve estar próximo de 6,5 (levemente ácido). Se não tiver muita área onde o sol bata, saiba que beterraba, espinafre, rabanete e brócolis crescem bem na sombra, mas a maioria precisa de pelo menos 6 horas de sol por dia.

É necessário que o solo esteja sempre úmido (mas não encharcado). Não plante próximo a árvores muito robustas, já que elas vão competir por água com os legumes e verduras. Regue sempre, prestando atenção em espécies "sedentas", como folhas verdes (espinafre, alface, repolho etc.) ou tomates, abobrinha, ervilha e feijão. Todos eles precisam de ar fresco, por isso o ideal é que o jardim seja bem arejado, mas sem muito vento.

O que plantar

Pesquise e leia sobre cultivos para saber o que se adapta melhor ao clima e ao solo disponíveis. Tomates, pepinos, milho, berinjela e pimentão precisam de calor para se desenvolver, enquanto a couve-flor não é uma boa opção para solos arenosos. A maioria das variedades precisa de bastante tempo para crescer e poder finalmente ser colhida. Enquanto espera, invista em culturas mais rápidas, como cebolinha, rabanete, espinafre e folhas verdes. As culturas que precisam de períodos longos, como os aspargos, devem ser plantadas isoladamente.

Como cultivar

Tradicionalmente, os vegetais são plantados em fileiras, com caminhos estreitos entre eles para permitir a passagem de pessoas na hora de regar, por exemplo. Esse método, porém, demanda bastante tempo e parte do solo pode ficar compactada. Plantar em faixas mais largas, formando morrinhos com a terra, é mais prático, pois permite que várias espécies sejam plantadas juntas. Essas faixas podem ser feitas na altura do solo – caso em que é necessário marcar bem os caminhos por onde se pode passar –, ou um pouco elevadas.

Planeje-se

- Se você possui pouco espaço ou tem dificuldade de trabalhar com culturas rotativas, siga apenas uma regra básica: não plante a mesma espécie seguidamente nem alguma da mesma família, especialmente se a última colheita não foi muito boa.

- Inclua legumes ou verduras que poderão ser colhidos por várias semanas seguidas, como alho-poró, nabo e brócolis. Quanto às espécies que nascem rápido, como alface e outras folhas verdes, não semeie todos os pés ao mesmo tempo, mas com intervalos de 5 semanas para que nasçam aos poucos. Isso garante sempre um pé fresquinho pronto para ser colhido.

- Alterne sempre os cultivos mais lentos e mais rápidos. Onde havia plantado batata, cultive alface, abobrinha ou milho, por exemplo.

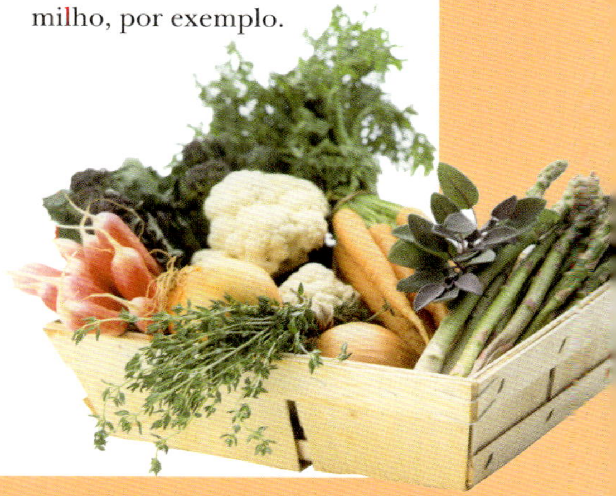

Culturas rotativas

O segredo para o crescimento de legumes e verduras orgânicos e saudáveis é a rotação de culturas. Essa técnica, na verdade bastante antiga, consiste em plantar espécies do mesmo grupo e certificar-se de que cada grupo não seja plantado no mesmo pedaço de terra pelo menos por 3 anos.

A maior razão para fazer isso é evitar pragas e doenças, que atacam plantas da mesma família. Além disso, a rotação mantém o solo sempre bem nutrido, pois combina a propriedade de cada uma das plantas: se uma libera muito nitrogênio, o indicado é cultivar depois, no mesmo lugar, uma que precise desse nutriente em grandes quantidades. O crescimento de ervas daninhas também é contido por esse método. Abóboras e batatas, por exemplo, desenvolvem muitas folhas externas que não deixam as ervas penetrarem no solo. Já com as cenouras, de folhagem mais leve, ocorre o oposto.

Faça um plano de 3 anos para seu jardim ou horta. Numere cada um dos grupos e aloque-os em um lugar. Depois, escolha os vegetais de cada grupo que quer cultivar. Agrupe as cenouras e as batatas. Calcule em quanto tempo cada espécie brotará e qual plantará em seguida.

Grupos principais

- **Brassicas** *(Brassicaceae/Cruciferae)* Neste grupo estão espécies de rápido crescimento, como rabanete, mostarda, rúcula, agrião, escarola, couve-de-bruxelas, repolho e acelga. A maioria permanece muito tempo no solo e quando para de nascer deve ser substituída.
- **Leguminosas** *(Leguminosae)* Feijão, ervilha, grão-de-bico, lentilha.
- **Batata** *(Solanaceae)* Batata, berinjela, pimentão, tomate.
- **Cebola** *(Alliaceae)* Cebola, alho-poró, alho, cebola roxa.
- **Cenoura** *(Umbelliferae)* Cenoura, nabo, salsão.

Outros legumes e verduras como os da família da beterraba *(Chenopodiaceae)*, das alfaces *(Cichoriaceae)* ou do milho *(Gramineae)* podem ser plantados em qualquer parte, antes ou depois da cultura principal.

Planeje uma rotação de 3 anos

Com um sistema rotativo, o solo está pronto para receber cada planta após 3 ou 4 anos.

Faça a lista daquilo que quer plantar e de quantos pés precisará.

Divida em grupos de acordo com a família botânica.

Perenes
Cultivos perenes como aspargos e alcachofras devem ser mantidos no mesmo lugar por diversos anos, pois demoram muito para estabilizar. Ervas perenes como alecrim também podem ser alocadas nesse mesmo grupo.

Grupo A Pode conter plantas da família *Brassicaceae (veja página ao lado)*, e o solo deve estar com um pH por volta de 6,5-7; portanto, aplique um pouco de calcário para preparar o terreno.

Grupo B Leguminosas, que ajudam a fixar o nitrogênio no solo, podem fazer parte deste grupo. Adube bem a terra no começo da estação de colheita.

Grupo C Inclua nesse grupo batata, cebola e cenoura, além de todas as espécies de suas famílias. De todos, esse é o que mais precisa de nutrientes, por isso adube bem a terra.

Mude os grupos de lugar a cada ano *(veja diagrama ao lado)*. Coloque o grupo A no solo que estava com plantas do grupo B, para que as folhas tenham bastante nitrogênio e cresçam.

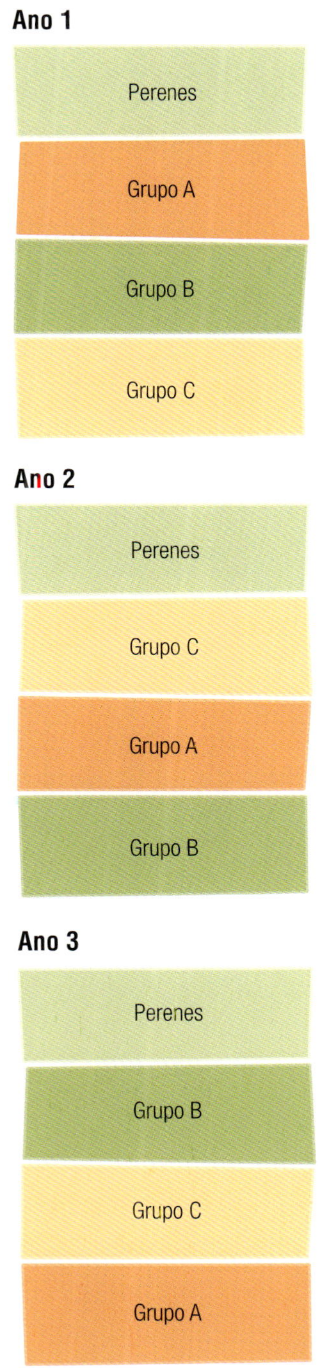

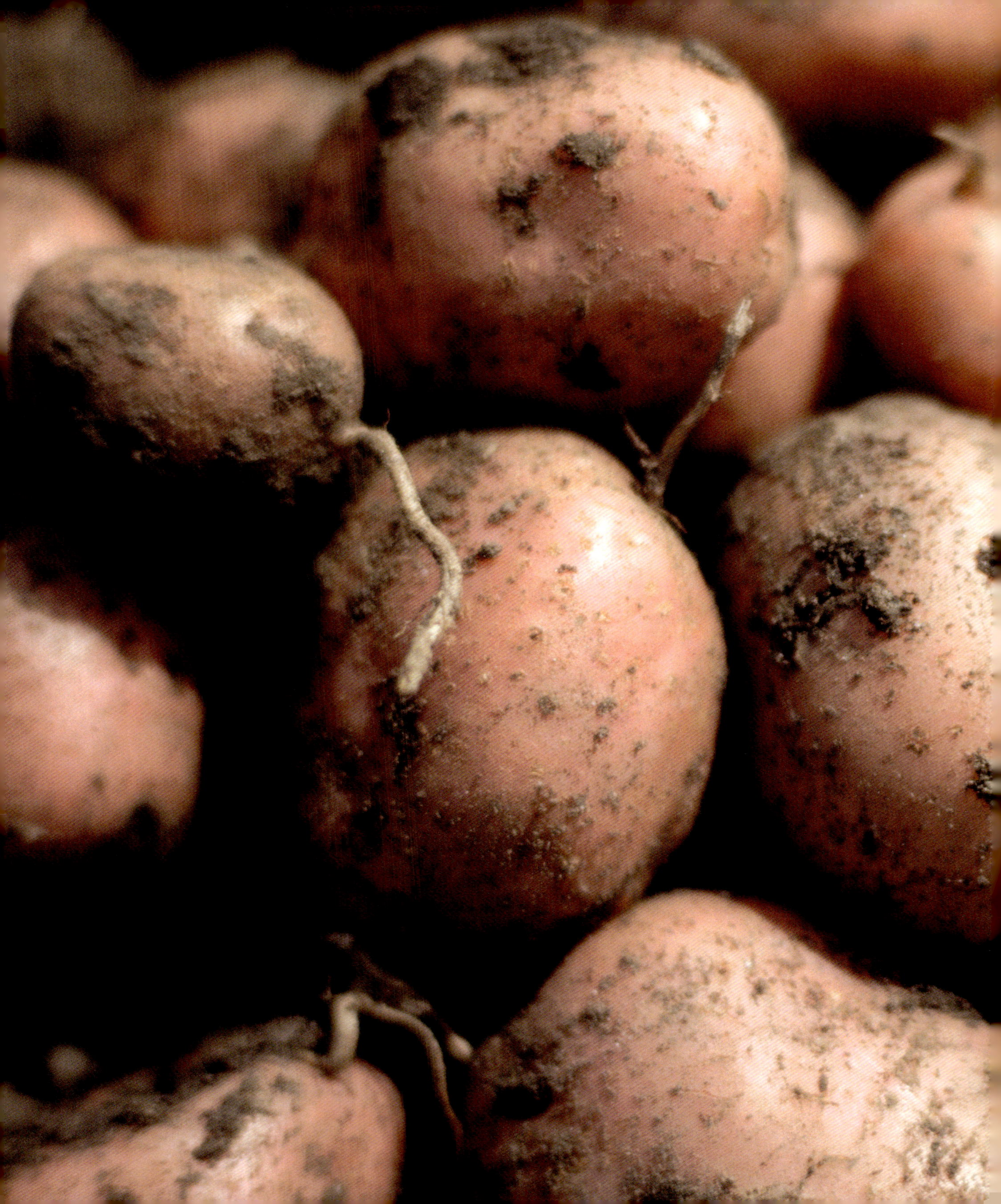

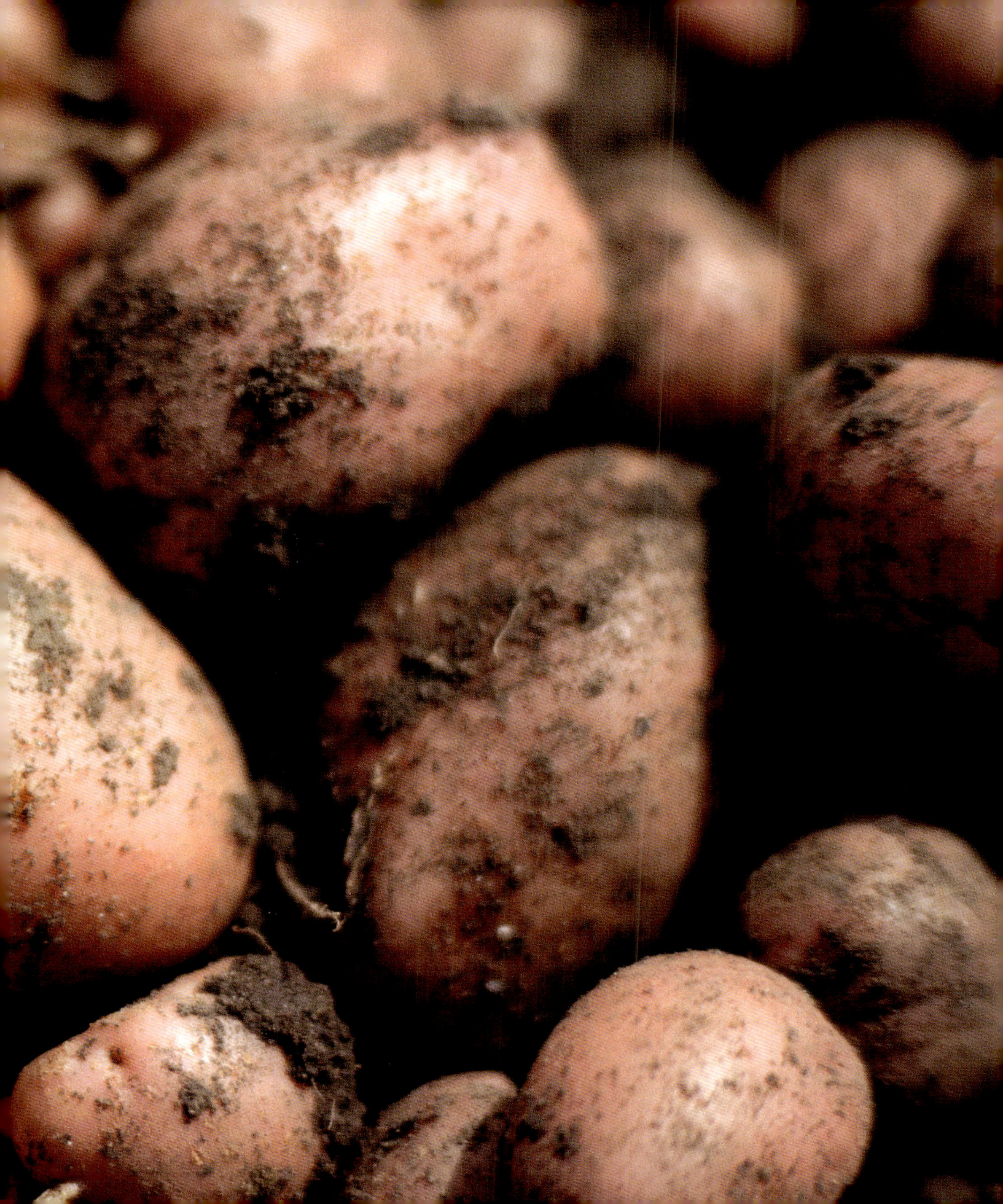

FLORES PARA DECORAR

As flores sempre foram usadas para enfeitar, perfumar e presentear. No Dia dos Namorados, cerca de 50 milhões de rosas são dadas de presente em todo o mundo. Porém, muitas dessas flores viajaram muito antes de chegar à floricultura. Por isso, manter algumas espécies no jardim pode ser uma boa opção para quem adora ganhar ou dar de presente um buquê.

As flores cultivadas em larga escala também são tratadas com diversos fungicidas e pesticidas, para garantir pétalas perfeitas. Essas substâncias causam problemas de saúde não só aos trabalhadores que lidam diretamente com esses venenos, mas também agridem o meio ambiente – os lençóis subterrâneos são contaminados.

Belas e puras

É possível plantar flores sem o uso de substâncias agressivas. Com um pouco de planejamento, dá para garantir uma variedade de flores em quantidade suficiente para encher um vaso a cada 2 ou 3 semanas, da primavera ao outono.

Proceda da mesma maneira que para o cultivo de vegetais e legumes. Cuide bem do solo, nutrindo-o com adubos orgânicos sem aditivos químicos. Assim, você terá certeza de que as flores irão exalar somente perfume, e não substâncias tóxicas.

A maioria das plantas precisa de bastante sol e solo bem drenado e fértil, e pode ser plantada em uma área especial ou em meio a outras culturas, mas não próxima a árvores com muita folhagem

As espécies mais práticas são as anuais, as bienais e as perenes.

Dicas de colheita

- Colha as flores nas primeiras horas do dia para que durem mais.
- Corte os talos com uma tesoura. Não torça o caule, pois isso diminui a vida da planta.
- Coloque em um vaso limpo com água fresca e troque-a a cada dois ou três dias.
- Aprenda a compor os vasos misturando flores diferentes. Algumas causam impacto com apenas uma unidade.

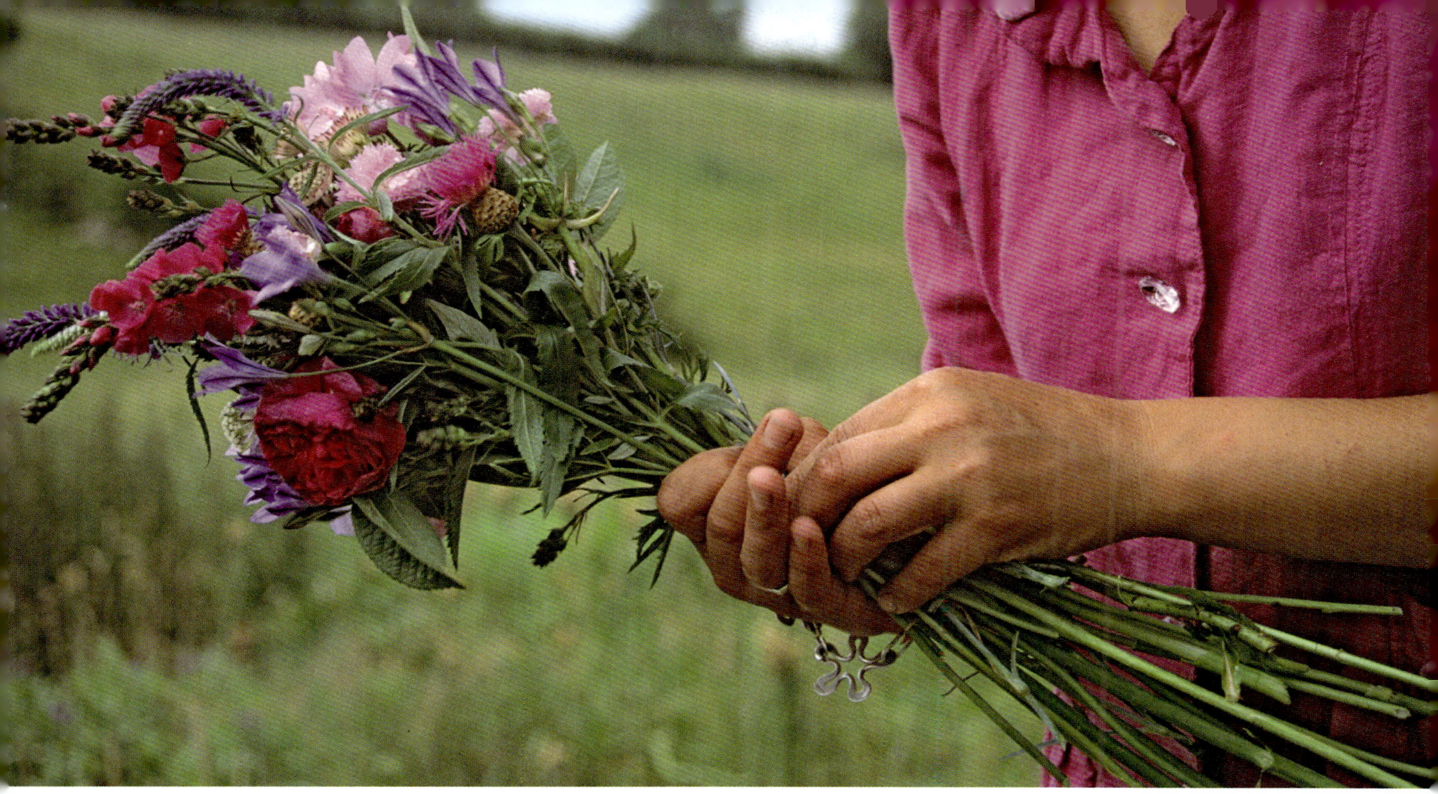

Tonifique as flores

Cultive algumas mudas de confrei para fazer um tônico natural para flores. Depois que o confrei já tiver 1 ano, corte as folhas de abril a setembro. Empilhe-as em um vaso com um pequeno buraco no fundo e cubra. Quando começar a formar líquido, escorra e dilua em água na proporção de 1:20. Ou guarde em um recipiente por até 1 ano.

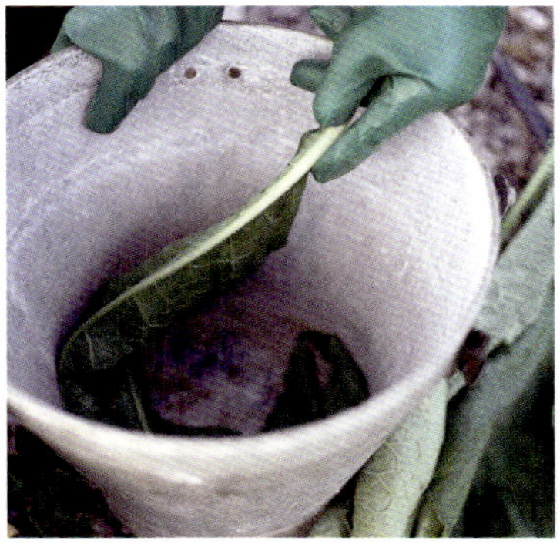

Outra opção é colocar 8 litros de água em um balde e acrescentar algumas folhas e pedras no fundo. Junte 600 ml de água da chuva, cubra e deixe onde bate sol.

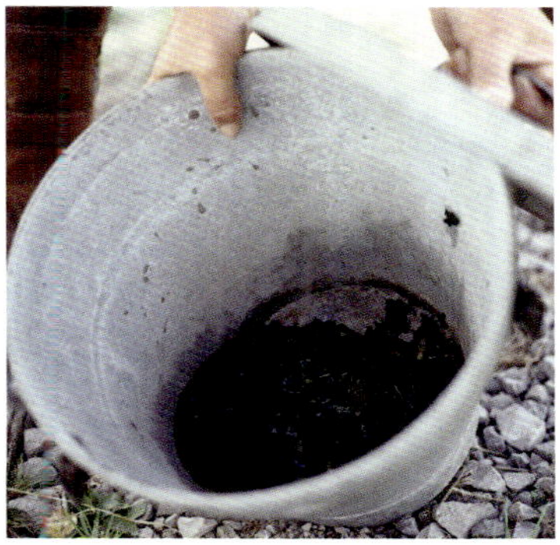

Depois de 3-4 semanas, retire o líquido e coloque em uma garrafa. Dilua 25 ml em 1 litro de água.

Na primavera, todas as flores devem abrir, especialmente narcisos, lírios e plantas de aguapé. Outras variedades como ervilha-de-cheiro e bipinatus devem ter as flores colhidas para estimular novos brotos.

Pesquise quais plantas resistem bem ao inverno para não deixar de ter algumas opções durante esses meses, além das perenes. Amor-perfeito, boca-de-leão, lírios, orquídeas, azuizinhas e tulipas aguentam bem os dias mais frios. Informe-se também sobre a maneira mais adequada de plantar, se é preferível mudas ou sementes.

Dados

- No Brasil, o estado de São Paulo concentra a maior quantidade de produtores de flores ornamentais. O Ceará, porém, é o maior exportador de variedades tropicais.
- Para se ter uma ideia de como muitas flores viajam longas distâncias antes de chegar ao vaso de uma casa, 85% das flores disponíveis nas floriculturas inglesas são importadas.
- Uma pesquisa com 8 mil floricultores da Colômbia, conhecida por suas belas rosas, mostrou que cada um foi exposto a 127 pesticidas diferentes, 20% dos quais banidos em alguns países, como os EUA.

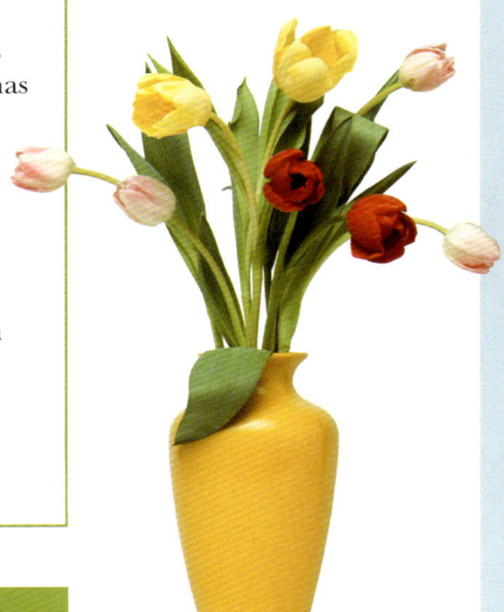

Faça sua coleta

Primavera

Bromélia
Copo-de-leite
Jasmim
Lírio
Narciso
Tulipa
Violeta

Verão

Angélica
Antúrio
Bico-de--papagaio
Boca-de-leão
Calêndula
Cáspia
Centáurea
Cravina
Ervilha-de--cheiro
Flor-de-lis
Gérbera
Girassol
Lisianto
Margarida
Peônia
Rosa
Sálvia

Outono

Angélica
Azaleia
Cravo
Crisântemo
Dália
Íris
Hortência

Inverno

Azulzinha
Begônia
Lírio
Orquídea
Prímula

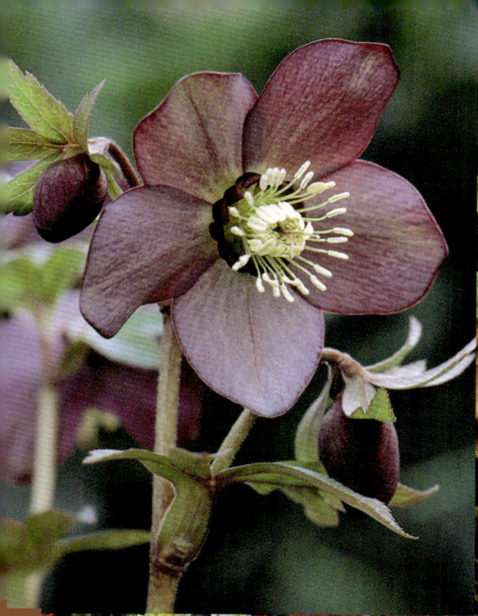
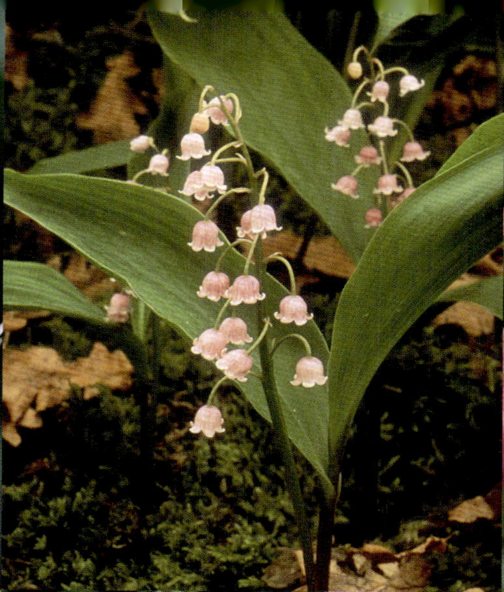
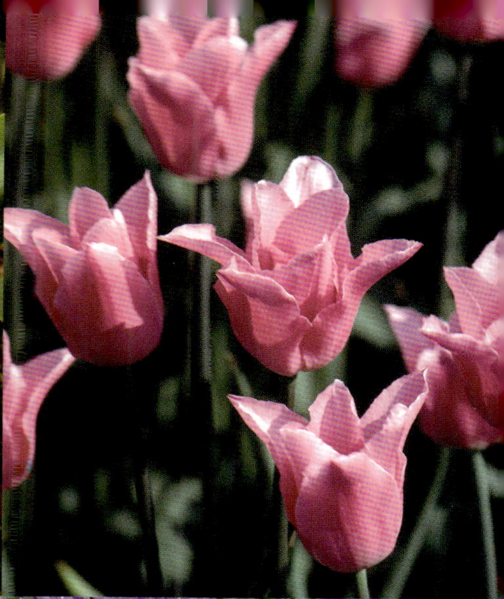
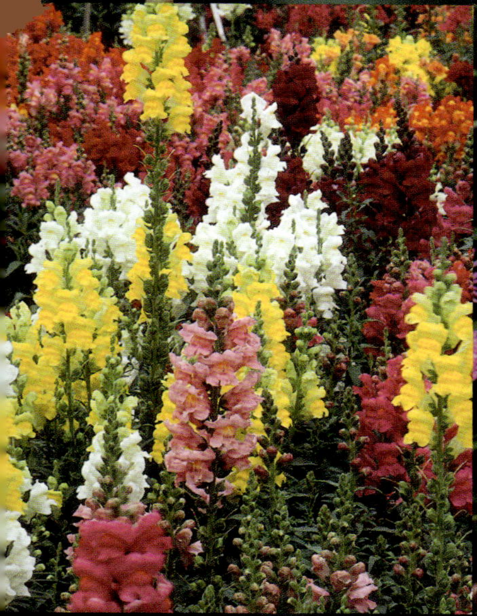
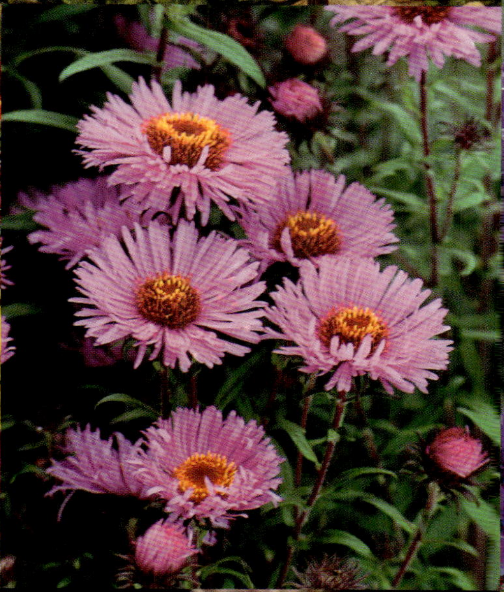
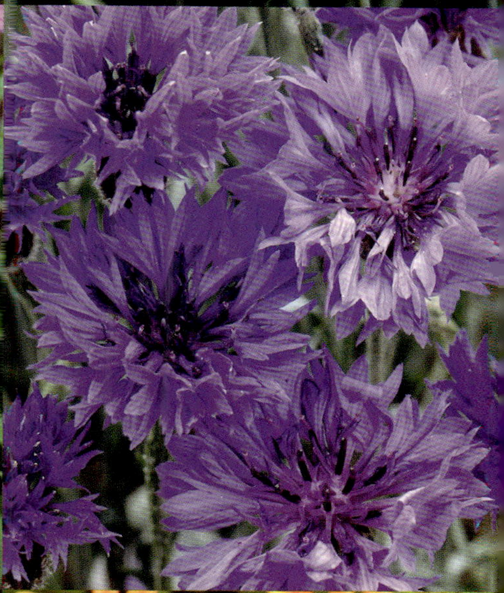
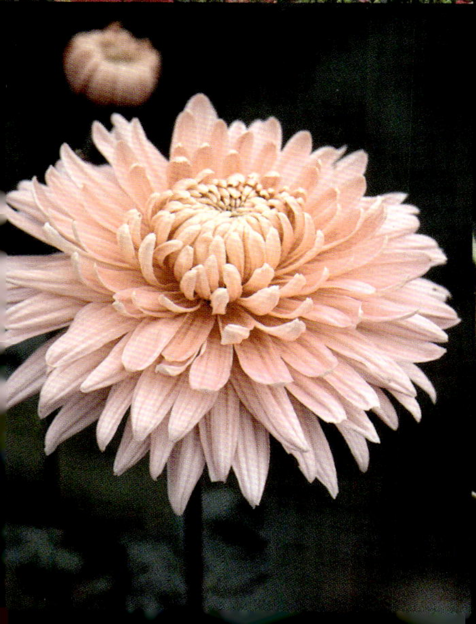
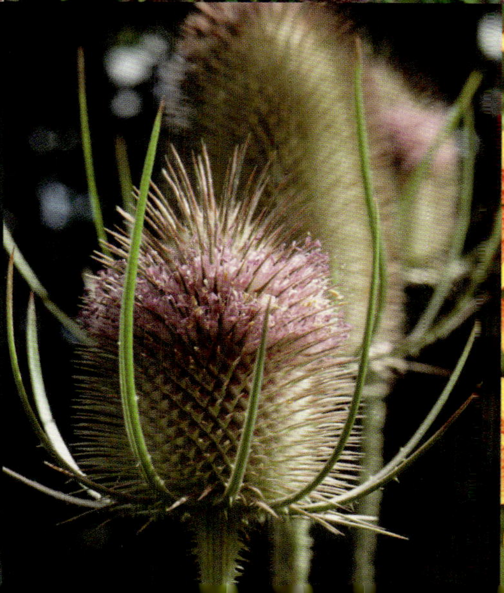
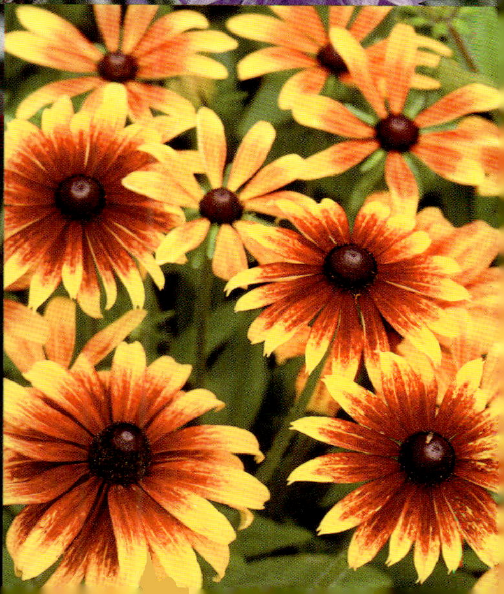

PLANTE UVAS

Com caules firmes e folhas grandes que escurecem no outono, as uvas *(Vitis vinifera)* são plantas trepadeiras que crescem bem em jardins, mas seu plantio fica limitado a lugares frios. No Brasil, a uva isabel *(Vitis labrusca)* é a mais cultivada. Esteticamente, ficam muito bonitas, seja em cercas, muros ou caramanchões.

Se você plantar um pé de uva em um cantinho ensolarado com o solo bem drenado e deixar crescer naturalmente, com certeza colherá os frutos. Se puder dedicar mais tempo à tarefa de cultivar parreiras, faça podas na planta todos os anos, mantendo-a em um suporte. Dessa maneira, haverá muitas uvas em até 3 anos para você usar da maneira que desejar: pura, em sucos ou na produção de vinhos, além de deliciosas geleias. Se bem cuidada, uma parreira pode dar frutos por 40 anos.

É muito importante que a parreira seja cultivada organicamente, sem aditivos químicos, para que as uvas fiquem bem doces e saborosas. Não dão trabalho e, uma vez bem estabelecidas, tiram seus nutrientes das camadas mais profundas do solo. Elas não sobrevivem em solos muito úmidos ou ricos em nitrogênio. A temperatura também não deve ficar abaixo dos 10ºC no momento em que os frutos estão amadurecendo.

A parreira gosta de:

- **Solo bem drenado** sem ervas daninhas perenes, com pH entre 6,3-6,8. O ideal é que o solo seja preparado antes do plantio com adubo para jardim e algumas pedras, se for mais compactado. Algumas variedades não crescem em solos alcalinos.
- **Lugares ensolarados** É necessário plantar em local pelo menos 200 m acima do mar. Plante perto de uma parede ou cerca voltada para a face sul, sudeste ou sudoeste. As parreiras gostam de climas mais secos e quentes.
- **Ser regada regularmente** de início, para encorajar o crescimento das raízes.
- **Adubação** com composto para jardim, na primavera.

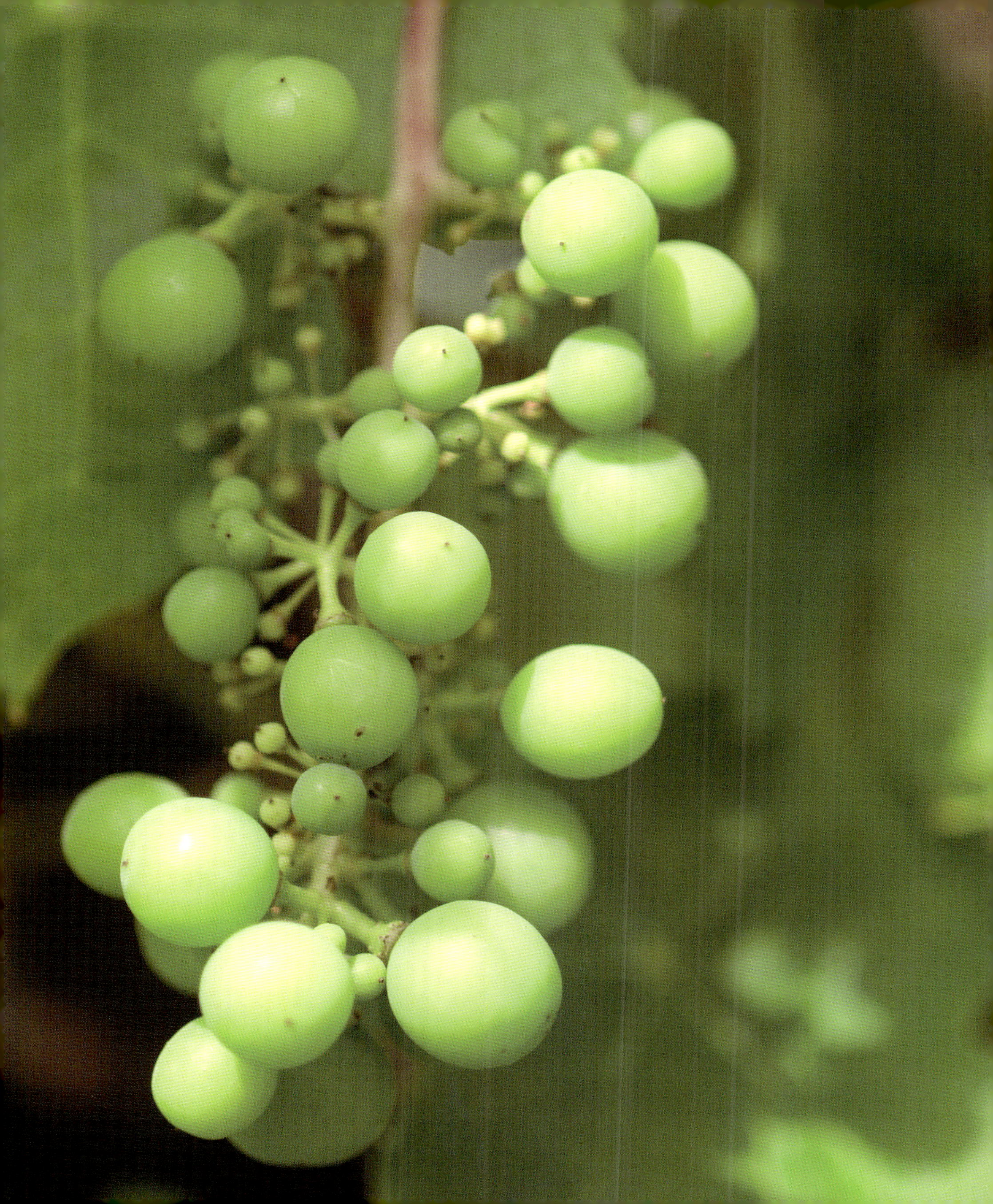

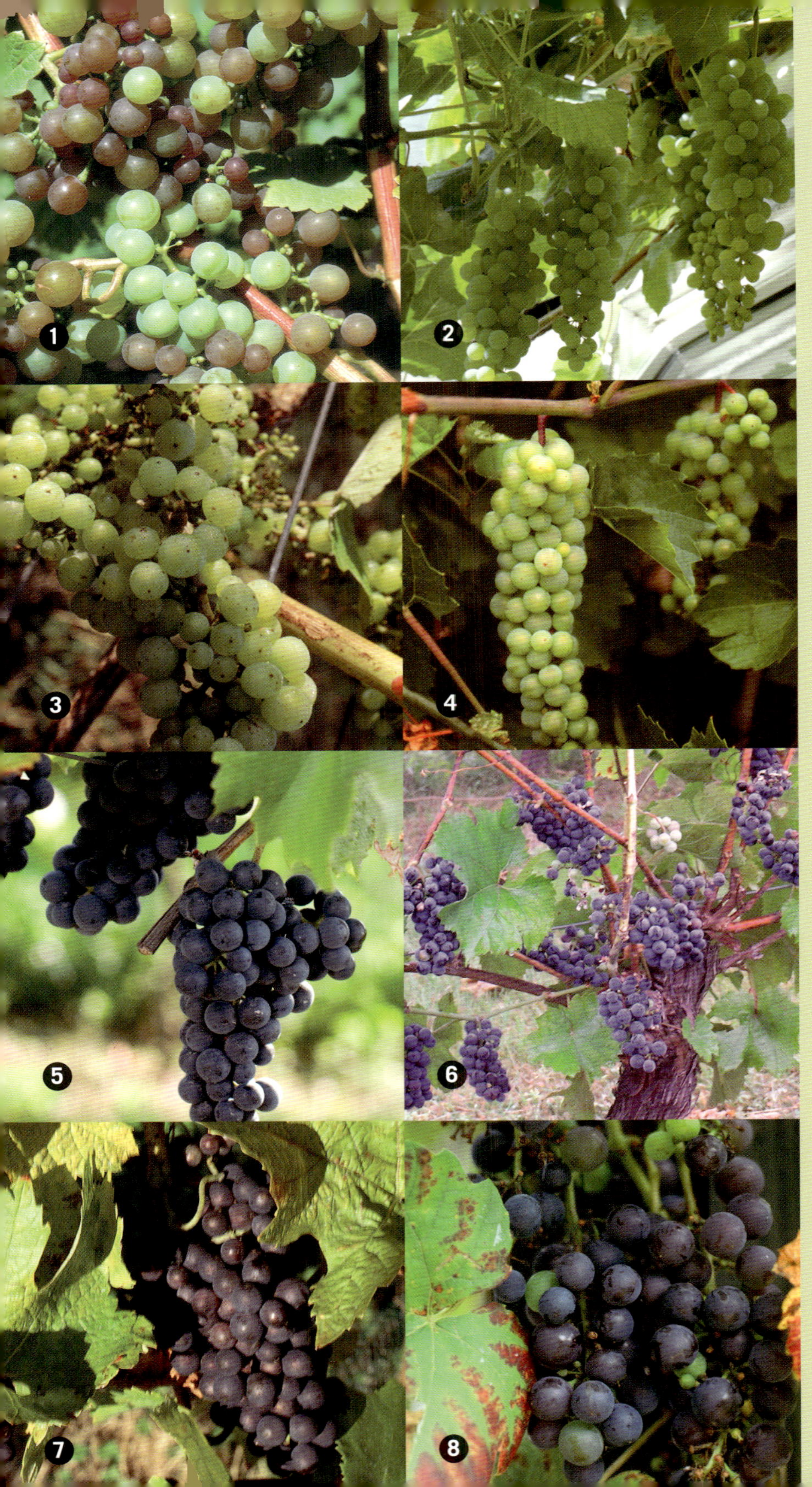

Variedades para plantar no jardim

A maioria das variedades de uva precisa de lugares mais secos e quentes para crescer. Informe-se com agricultores orgânicos ou em lojas especializadas para saber qual tipo cresce melhor no local onde deseja plantar. O tipo ideal vai depender da finalidade, se é para produzir vinho ou para consumir a uva fresca. Prefira as mais resistentes, pois as uvas são muito vulneráveis à ação de fungos.

Uvas verdes

1. Siegerrebe
2. Itália
3. Thompson
4. Niágara branca

Uvas escuras

5. Niágara rosada
6. Red globe
7. Rubi
8. Crimson

Comprar e plantar

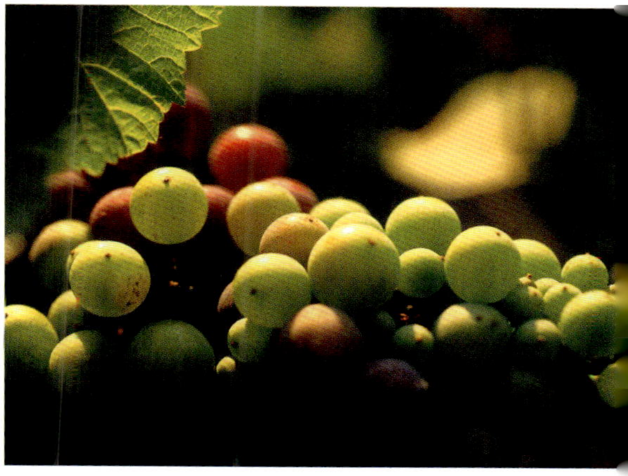

Mudas de parreiras vendidas por agricultores especializados são enxertadas em uma planta que tenha raízes já bem estabilizadas e resistentes à filoxera, um inseto sugador (no século 19 essa praga destruiu quase todas as parreiras da Europa). O mais indicado é conversar com o agricultor e comprar dele uma muda. As uvas de mesa – que compramos nas feiras e comemos – são maiores e mais doces. As uvas para fabricar vinho são menores e menos doces, embora algumas variedades possam ser consumidas como as de mesa.

As parreiras precisam de um suporte para crescer. Apoie-as em cercas, suportes feitos com varas de bambu e malhas de arame galvanizado, formando túneis. Se for fazer em uma parede, use também malhas de arame.

Ao comprar a muda, pergunte como deve ser feita a poda. Na maioria das vezes deve ser feita todo inverno e trata-se de uma questão fundamental, pois permite que a planta cresça de maneira saudável e dê frutos saborosos. Para tirar os cachos, use uma tesoura.

Maduras?

As uvas começam a amadurecer quando mudam de cor. Deixe-as no cacho até que fiquem bastante adocicadas, o que pode levar de semanas a meses, dependendo da variedade. A melhor forma de testar se estão no ponto é experimentando. Corte em cachos na forma de "T", para poder segurar pelo caule. Manuseie pouco, pois são delicadas, podendo romper e machucar facilmente.

A FORÇA DA LUA

Para agricultores orgânicos, o segredo de plantas fortes e saudáveis é manter o solo nutrido e fértil. Alguns acreditam que a lua também tem papel fundamental nas lavouras. Acredita-se que sua força gravitacional influencia a quantidade de umidade trazida para as camadas mais superficiais do solo e também as marés. O período da lua nova até a lua cheia, quando há mais umidade na terra, é o melhor para semear. O que vai da lua cheia até a lua nova seguinte, quando há menos umidade, é o ideal para podar.

Para tirar proveito das influências lunares, algumas pessoas fazem um planejamento de acordo com o calendário lunar. Os adeptos da agricultura biodinâmica, criada pelo filósofo austríaco Rudolph Steiner, também usam o calendário lunar, mas uma versão mais complexa, pois acreditam que as plantas são influenciadas pelos astros e estão relacionadas aos quatro elementos: terra, água, ar e fogo, dependendo da morfologia da planta. A semeadura deve ser feita de acordo com o signo do zodíaco associado ao elemento.

Os métodos biodinâmicos procuram manter o solo cheio de vitalidade, com muita adubação e preparações terapêuticas feitas a partir de plantas, minerais e materiais de origem animal. As plantas cultivadas assim são mais saborosas e vigorosas, garantem os seus adeptos.

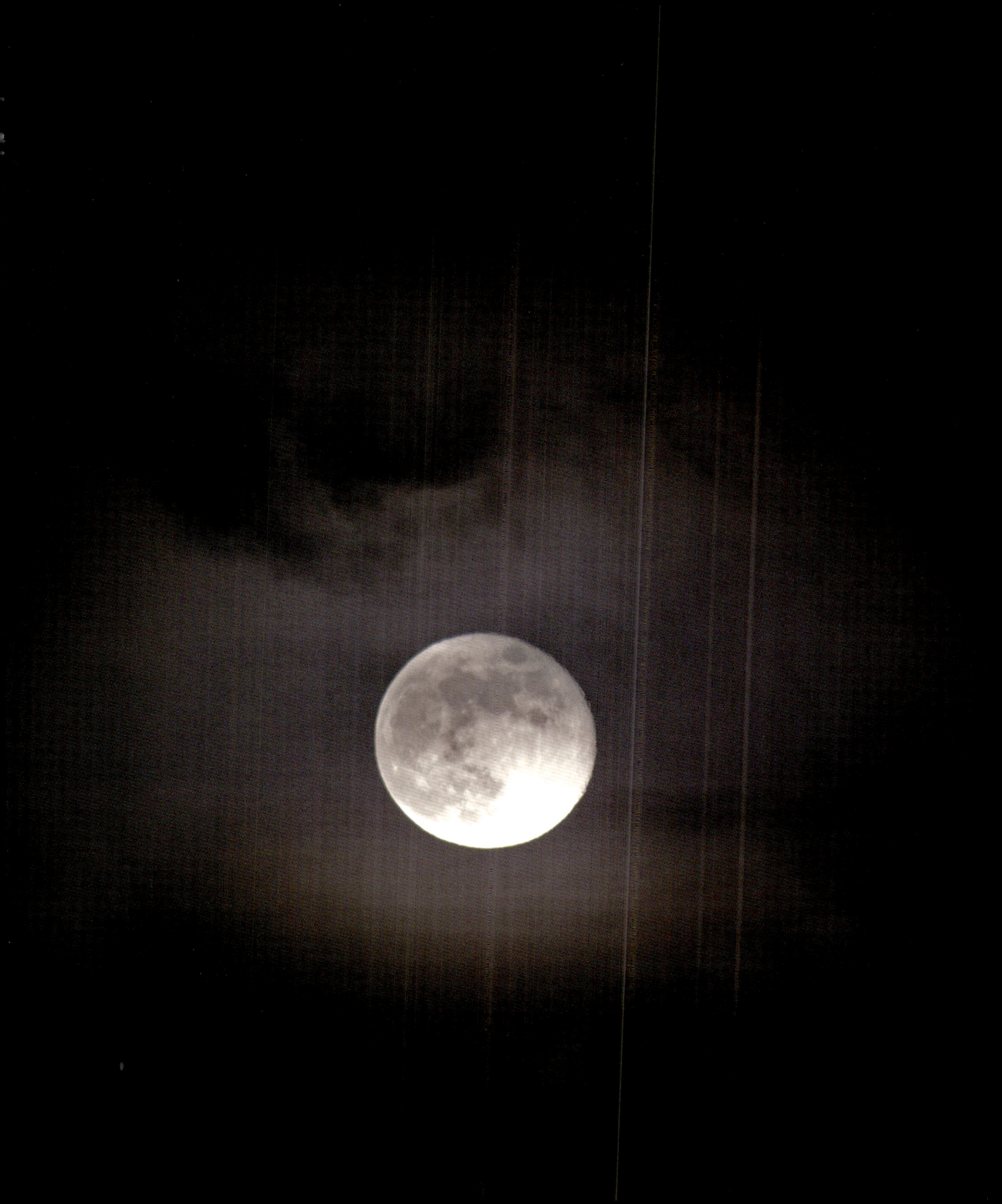

3 CATÁLOGO

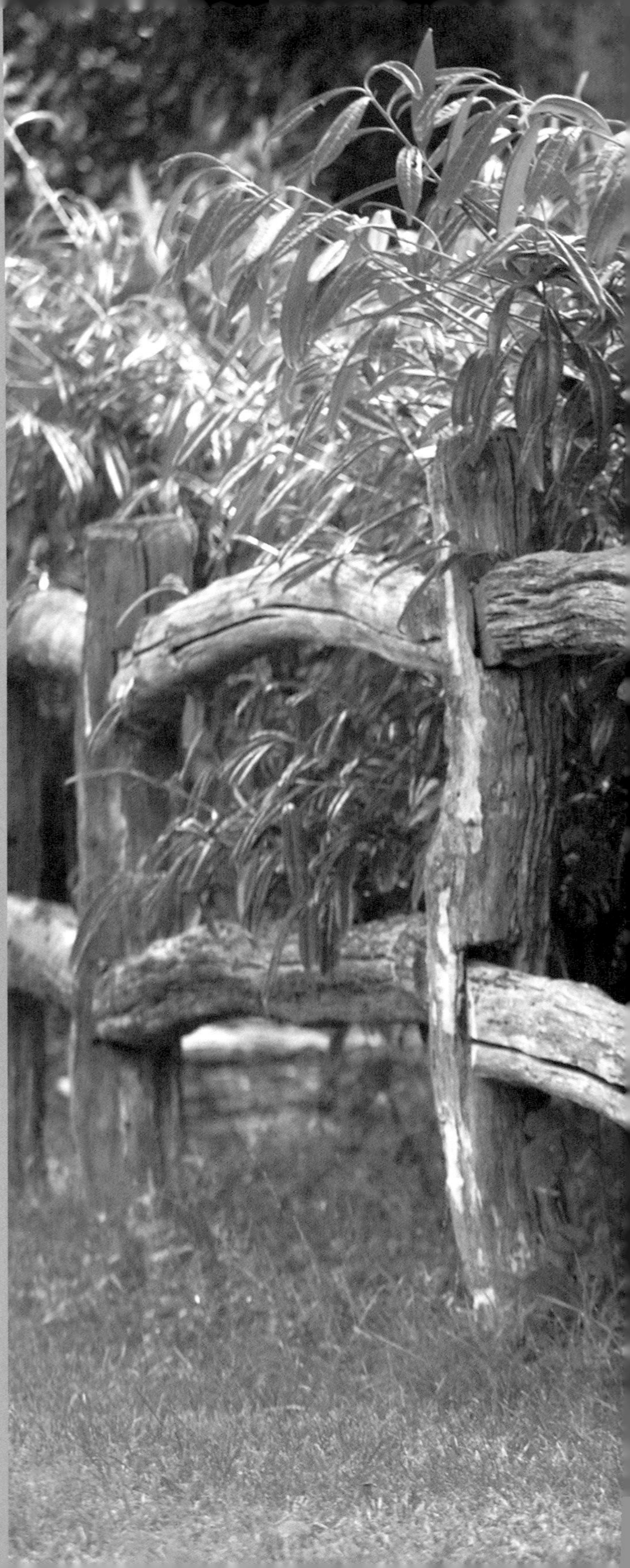

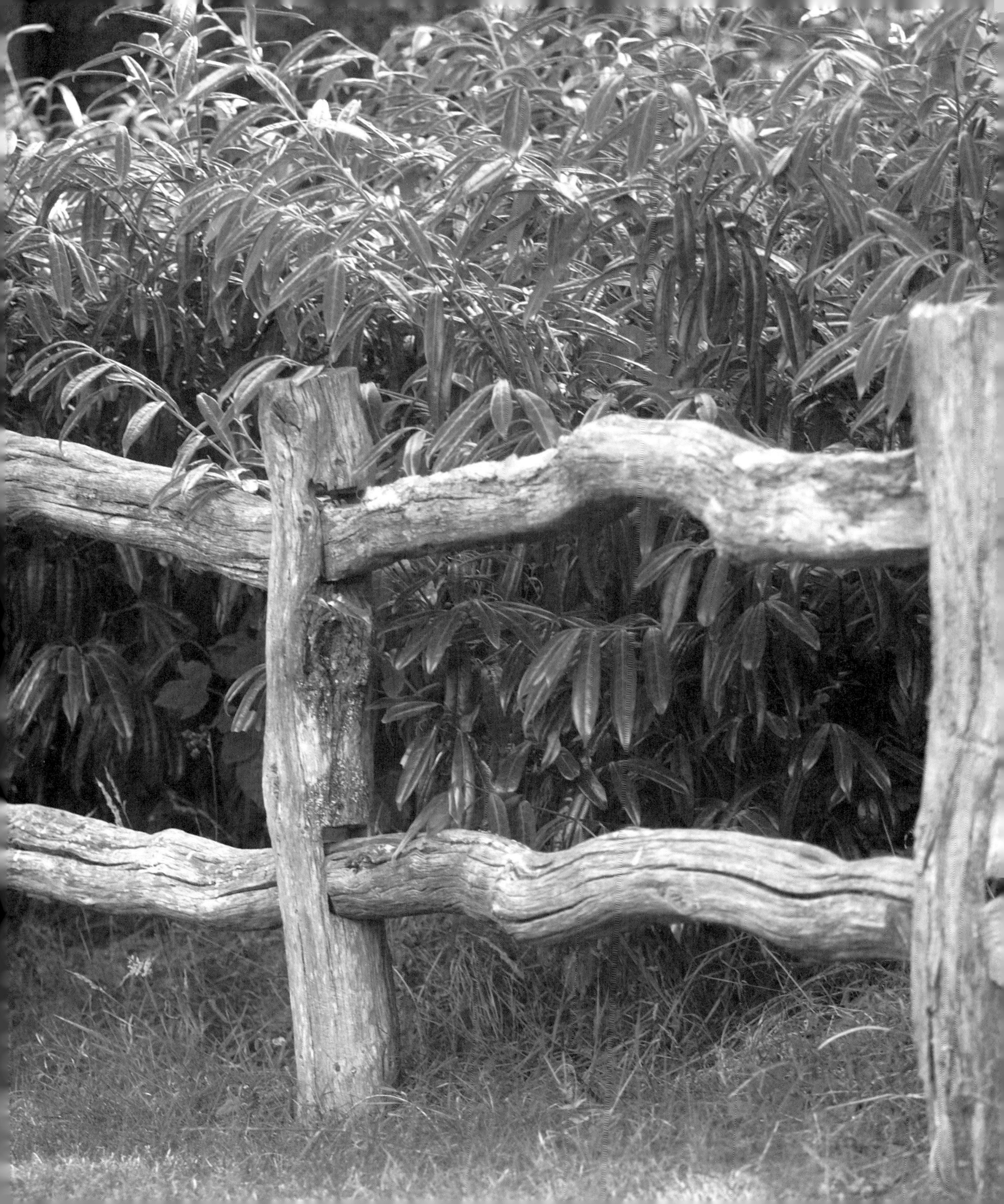

ONDE ENCONTRAR

Agricultura

Agricultura biodinâmica
http://sab.org.br/agric-biod

Agroecologia e agricultura familiar

Agroecologia em rede
www.agroecologiaemrede.org.br

Agroecologia no Espírito Santo
www.agroecologia.incaper.es.gov.br

Agroecológica Eventos e Publicações
www.guiabioagri.com.br

Associação Brasileira de Agroecologia
www.aba-agroecologia.org.br

Associação da Agricultura Biodinâmica
www.biodinamica.org.br

Instituto Oikos de Agroecologia
www.institutooikos.org.br

Portal Agroecologia
www.agroecologia.inf.br

Rede Ecovida de Agroecologia
www.ecovida.org.br

Revista Brasileira de Agroecologia da Universidade Federal do Rio Grande do Sul
www6.ufrgs.br/seeragroecologia/ojs/

Secretaria da Agricultura Familiar
http://portal.mda.gov.br/portal/saf/

União Nacional de Cooperativas da Agricultura Familiar – http://portal.mda.gov.br/portal/saf/

Coletores de água de chuva
www.agua-de-chuva.com
www.artechapas.com.br

Pesquisas agrícolas

Empresa Brasileira de Pesquisa Agropecuária
www.embrapa.br

Fundação de Amparo à Pesquisa do Estado de São Paulo (Fapesp) – www.revistapesquisa.fapesp.br (use a busca por temas)

Alimentação orgânica

Associação da Agricultura Orgânica
www.aao.org.br

Curupira – www.sitecurupira.com.br

Horta e Arte – www.hortaearte.com.br

Korin – produtos naturais e orgânicos
www.korin.com.br

Mãe Terra – produtos naturais e orgânicos
www.maeterra.com.br

Orgânica Alimentos
www.organicaalimentos.com.br

Planeta Orgânico
www.planetaorganico.com.br

Portal Orgânico – www.portalorganico.com.br

Rede de Agricultura Sustentável
www.agrisustentavel.com

Revista Orgânica
www.revistaorganica.com.br

Sítio A Boa Terra – www.aboaterra.com.br

Sítio do Moinho – www.sitiodomoinho.com

Bebês e crianças

Fraldas de pano

Babyslings – www.babyslings.com.br
Fralda Bonita – www.fraldabonita.com.br
Morada da Floresta – www.moradadafloresta.org/

Brinquedos educativos

ABC Brinquedos – www.abcbrinquedos.com.br
Brinq Mania – http://www.brinqmania.com.br
Pindorama Brinquedos
www.pindoramabrinquedos.com.br
Trenzinho – www.trenzinho.com.br
Tro-lo-ló – www.trololo.com.br

Marcas de roupas que oferecem linhas orgânicas

Baby Basics – www.babybasics.com.br
Camú-camú – www.camu-camubrasil.com.br
Ecobaby – www.ecobaby.com.br
Millebolleblu – www.millebolleblu.com.br
Petistil – www.petistil.com.br
You – www.youbymo.com

Casa

Construção e arquitetura

Casa Consciente – arquitetura e consultoria
www.casaconsciente.com.br
Conselho Brasileiro de Construção Sustentável
www.cbcs.org.br
Cria – Arquitetura sustentável
www.criaarquiteturasustentavel.com.br
Ecotelhado – www.ecotelhado.com.br
Engeplas – Engenharia de Reciclagem e Meio Ambiente – www.engeplas.com.br
Heco Design – Soluções sustentáveis
www.hecodesign.com.br
Instituto de Permacultura e Ecovilas do Cerrado
www.ecocentro.org
Instituto de Permacultura e Ecovilas da Mata Atlântica – www.ipemabrasil.org.br
Instituto para o Desenvolvimento da Habitação Ecológica – www.idhea.com.br
Soluções ecológicas – www.ecocasa.com.br
Viva Green – www.vivagreen.com.br

Madeira de plástico reciclado

Eco Wood – www.ecowoodrio.com.br
Plastilógico – www.plastilogico.com.br

Madeira de demolição

Barrocarte – www.barrocarte.com
Cencerros – www.madeirademolicao.ind.br
Imperium Brasil – www.imperiumbrasil.com.br
Originatta – www.originatta.com

Cosméticos naturais e orgânicos

Arte dos Aromas – www.artedosaromas.com.br
Blog com receitas naturais
http://cosmeticosorganicosnaturais.blogspot.com
Darome – www.darome.com.br
Folhata – www.folhatacosmeticos.com.br
Germinar – www.lojagerminar.com.br
Magia dos Aromas – www.magiadosaromas.com.br
Weleda – www.weleda.com.br

Energia

Acessórios abastecidos por energia alternativa
http://www.brasilhobby.com.br

Associação Brasileira de Energia Eólica
www.abeeolica.org.br
Associação Brasileira de Energia Solar
www.abens.org.br
Associação Brasileira de Energias Renováveis e Meio Ambiente – www.abeama.org.br

Carvão ecológico

Bricarbras – www.bricarbras.com
Ipassu Briquetes – www.ipaussubriquetes.com
Primatha – www.carvaoprimatha.com.br

Economia de energia

Dicas de economia de energia
www.ufscar.br/~perene/dicas.htm
Eficiência energética para casas
www.eficiencia-energetica.com
Instituto Nacional de Eficiência Energética
www.inee.org.br
Tabela de consumo e eficiência energética de produtos por marca – http://www.inmetro.gov.br/consumidor/tabelas.asp

Fabricantes de placas de energia solar

www.solarbrasil.com.br
www.solarterra.com.br
www.soletrol.com.br

Fabricantes de geradores eólicos

www.eolica.com.br
www.windpowerenergiaeolica.com

Informações gerais sobre sustentabilidade e meio ambiente

Ambiente Brasil – www.ambientebrasil.com.br
EcoAgência – www.ecoagencia.com.br
Ecodebate – www.ecodebate.com.br
Ecoprático – http://ecopratico.com.br
Greenpeace – www.greenpeace.com.br
O Eco – www.oeco.com.br
O Guia Verde – www.oguiaverde.com
Meu Mundo Sustentável
www.meumundosustentavel.com
Ministério do Meio Ambiente – www.mma.gov.br
Portal do Meio Ambiente
www.portaldomeioambiente.org.br
Portal do Meio Ambiente da Universidade Federal do Rio Grande do Norte – www.meioambiente.ufrn.br

Jardinagem e hortas

Dicas de cultivo e utensílios

Centro de Estudos e Promoção da Agricultura de Grupo – www.cepagro.org.br
Dicas de Jardinagem
www.dicasdejardinagem.com.br
Faz Fácil – www.fazfacil.com.br (clicar no link "jardins e paisagismo")

Hortinha – www.hortinha.com.br
Jardim de Flores – www.jardimdeflores.com.br
Jardineiro.net – www.jardineiro.net
Mudas de árvores
www.jardinagempaisagismo.com
O Meu Jardim – www.omeujardim.com
Paisagismo e Jardinagem
www.paisagismoejardinagem.com.br
Produtos sustentáveis – www.rumo.com.br

Produtos de limpeza orgânicos e naturais

Germinar – www.lojagerminar.com.br
Korin – www.korin.com.br

Reutilização e reciclagem

Coleta seletiva e solidária
www.coletasolidaria.gov.br

Materiais de pneu reciclado
www.arteempneus.org.br

Reciclagem de lixo
Indústrias de reciclagem – www.recicle.net
Informações sobre como, o que reciclar e coletas
www.compam.com.br
Lixo – www.lixo.com.br
Setor reciclagem
www.setorreciclagem.com.br

Reciclagem de lâmpadas
www.brasilrecicle.com.br

Reciclagem de plástico
www.plastivida.org.br

Recicláveis – www.reciclaveis.com.br

Onde descartar pilhas e baterias
Agências do Banco Real
www.bancoreal.com.br
Drogaria São Paulo
www.drogariasaopaulo.com.br
Lojas Mundo Verde – www.mundoverde.com.br

Para baterias de celular, consulte as páginas de operadoras de telefonia celular e fabricantes.

Roupas e tecidos ecológicos

Aradefe Malhas – www.aradefe.com.br
BS – www.bsbotoes.com.br
Ciclo Ambiental – www.cicloambiental.com
Instituto Semear – www.institutosemear.org.br
Natural Fashion – www.naturalfashion.com.br
PUC – www.puc.com.br
Reserva Natural – www.reservanatural.com.br
Social Web – www.socialweb.com.br
Unnafibras – www.unnafibras.com.br

Transportes

Associação Brasileira do Veículo Elétrico
www.abve.org.br
Bicicletada – www.bicicletada.org
Clube do Carro Elétrico
www.clubedocarroeletrico.com.br

ÍNDICE

Os itens em itálico indicam receitas. Frutas, legumes, verduras e ervas aparecem apenas com o nome usual, não o científico.

M

N

O

P

R

S

T

U

V

X

AGRADECIMENTOS

Os editores agradecem às seguintes pessoas por permitirem a reprodução de suas fotografias:

(a-acima; b-abaixo; c-centro; d-direita; e-esquerda; l-longe; t-topo)

7 Anthony Blake Photo Library: Ming Tang Evans. **19 GAP Photos Ltd**: John Glover (td); Maddie Thornhill (te) (cb). **Garden World Images**: T. McGlinchey (bd). **58 Alamy Images**: Pat Tuson (bd). **FLPA**: Nigel Cattlin (ce) (cd); Foto Natura Stock (c); Tony Wharton (bc). **59 FLPA**: Nigel Cattlin (cd) (ce). **Garden Picture Library**: David Cavagnaro (be). Garden World Images: H. Harrison (bc). **69 Garden Picture Library:** Friederich Strauss (e). **73 Alamy Images**: Stephen Vowles. **136 Garden World Images**: F. Davis. **141 Andrew Lawson. 143** www.wigglywigglers.co.uk. **150 Nicola Browne**: Designer: Isabelle Greene. **160 GAP Photos Ltd**: John Glover/Design: Land Art, Hampton Court Flower Show 2000. **163 DK Images**: Jacqui Hurst (bc). **170 Modeste Herwig. 172 GAP Photos Ltd**: John Glover (cd); Juliette Wade (bc). **Garden World Images**: (be) & A. Graham (bd); **The Garden Collection**: Torie Chung (tc). **Garden Picture Library**: John Glover (ce). **Garden Exposures Photo Library**: Andrea Jones (te). **Clive Nichols**: (c). **Cortesia da Thompson & Morgan** (td). **178 Clive Nichols**: Vale End, Surrey. **116 Garden Picture Library. 117 Cortesia de Jotul As. 206** Estatísticas de corte de flores fornecidas por *The Ecologist*. **210 Alamy Images**: Alex Hess (ceb). **Cephas Picture Library**: Peter Barr (ceb); John Davies (be). **Modeste Herwig**: (bc). **Ken Muir Ltd**: (tl). **Fred Lyon**: (ca). **Cortesia da Flag Hill Winery & Destillery, Lee, New Hampshire, EUA**: (cdb). **Photos Horticultural**: (td).

A **DK** agradece pela ajuda nas locações a:

Daphne Lambert da Penrhos Court, Kington (alimentos); Jane Howard (abelhas); Saskia Marjoram (flores para cortar). Ticlemore Cheese, Totnes; James & Karen Skevington.

A autora agradece a Annie Gatti, Erica Bower, Daphne Lambert, Matilda Lee, Pat Thomas e Robert Yarham; todos na DK e que trabalharam neste livro; *The Ecologist*; Richard e Kirsty; e a seu marido Zac.